CONCOURS DE LA SOCIÉTÉ DE THÉRAPEUTIQUE DOSIMÉTRIQUE
DE PARIS, EN 1896
PREMIER PRIX

THÉRAPEUTIQUE
DE L'AVENIR

LES DEUX THÉRAPIES
CLASSIQUE & DOSIMÉTRIQUE

ÉTUDE COMPARATIVE
PATHOGÉNIQUE, CLINIQUE & PHARMACO-DYNAMIQUE

PAR

LE Dr FERRAN (DE LYON)

Chevalier de la Légion d'honneur. — Ex-médecin-major de 1re classe
Ancien collaborateur à la *France médicale*, au *Lyon scientifique* et au *Progrès* (de Lyon)
Membre de plusieurs Sociétés savantes

PARIS
INSTITUT DOSIMÉTRIQUE
CHARLES CHANTEAUD, DIRECTEUR
54, RUE DES FRANCS-BOURGEOIS

1897

THÉRAPEUTIQUE DE L'AVENIR

CONCOURS DE LA SOCIÉTÉ DE THÉRAPEUTIQUE DOSIMÉTRIQUE
DE PARIS, EN 1896
PREMIER PRIX

THÉRAPEUTIQUE
DE L'AVENIR

LES DEUX THÉRAPIES
CLASSIQUE & DOSIMÉTRIQUE

ÉTUDE COMPARATIVE
PATHOGÉNIQUE, CLINIQUE & PHARMACO-DYNAMIQUE
PAR

LE Dr FERRAN (DE LYON)
Chevalier de la Légion d'honneur. — Ex-médecin-major de 1re classe
Ancien collaborateur à la *France médicale*, au *Lyon scientifique* et au *Progrès* (de Lyon)
Membre de plusieurs Sociétés savantes

PARIS
INSTITUT DOSIMÉTRIQUE
CHARLES CHANTEAUD, DIRECTEUR
51, RUE DES FRANCS-BOURGEOIS
1897

EXPOSÉ
DES
PRINCIPES FONDAMENTAUX
DE LA DOSIMÉTRIE

La Dosimétrie est une méthode médico-thérapeutique basée sur la Physiologie et la Clinique.

Elle a, pour principale application, l'emploi des alcaloïdes *à doses réfractées* et *exactement mesurées*, sous la forme de granules très solubles. (*Granules dosimétriques Ch. Chanteaud.*)

Ce mode d'emploi permet d'administrer les alcaloïdes à des doses relativement très considérables, d'une manière absolument inoffensive.

En instituant la médication dosimétrique au début des affections aiguës, on peut, *le plus souvent*, ramener la température à la normale ; la fièvre tombe ; les localisations organiques ne se produisent pas, *la maladie est jugulée*.

Dans les cas de fièvres infectieuses, éruptives, cycliques, la maladie évolue généralement d'une façon régulière, les éruptions se produisent facilement, les complications sont conjurées.

Dans les maladies chroniques, les grandes fonctions sont, autant que possible, régularisées, les forces vitales des malades sont soutenues avec énergie et persévérance.

Parmi les alcaloïdes, la strychnine *au 1/2 milligr.*, l'aconitine amorphe *au 1/2 milligr.*, et la digitaline amorphe au *milligr.* sont ceux dont l'action est la plus sûre.

Ces trois alcaloïdes combinés (*trinité ou triade dosimétrique*) constituent la formule défervescente la plus habituelle.

L'administration de ces trois médicaments est justifiée dans toutes les maladies *aiguës ou chroniques,* chaque fois que la température dépasse 38 degrés.

Ils doivent être donnés toutes les heures, toutes les demi-heures ou tous les quarts d'heure, selon l'urgence. Il faut persister *jusqu'à effet* (sueurs profuses), hardiment, sans aucune crainte. L'expérience a été faite des milliers de fois, sur l'homme et sur les animaux, sans jamais provoquer aucun accident.

Par analogie, et *par extension,* les médecins dosimètres emploient, *toujours à doses réfractées et mesurées à l'intensité de la maladie et aux forces du malade,* tous les autres alcaloïdes, et même tous les médicaments actifs.

La méthode dosimétrique, ainsi généralisée, permet d'obtenir sans danger des effets utiles d'une grande puissance.

Il appartient à tous les praticiens de contrôler ces affirmations.

Adopté, à l'unanimité, après trois lectures, par la Société de Thérapeutique dosimétrique de Paris, à la séance générale du 5 décembre 1894.

DÉDICACE

A MONSIEUR CHARLES CHANTEAUD

Chevalier de Charles III
Commandeur d'Isabelle la Catholique
Commandeur de l'Ordre du Christ du Portugal
Pharmacien de 1re classe à Paris
Fondateur de la Pharmacie dosimétrique

Cher Monsieur Chanteaud,

C'est à vous que je dédie cette œuvre vulgarisatrice suscitée par la Société de Thérapeutique dosimétrique *de Paris, dont vous avez été l'un des membres fondateurs, il y a vingt-quatre ans, dont vous êtes toujours la cheville ouvrière, et qui a si puissamment contribué à simplifier le grand problème de la thérapie appliquée.*

Dans ce problème, composé de trois termes inconnus: le malade, *la* maladie, *le* remède, *la dosimétrie, grâce à votre création du granule alcaloïdique, a supprimé le terme le plus obscur et le plus embarrassant, la* variabilité *du remède.*

Votre granule si attrayant, si aisément soluble, *représentant si bien comme remède le* minimum *de la matière et le* maximum *de la force, permettant d'influencer le dynamisme vital avec une précision mathématique, est devenu d'ores et déjà, par sa fixité et sa* précision, *l'instrument de rénovation de la médecine future.*

Depuis vingt-quatre ans qu'il est entre les mains des médecins des cinq parties du monde, jamais il n'a failli à sa mission, jamais il n'a donné de mécomptes. Grâce à lui, le médecin peut désormais, en tout lieu et en tout instant, faire œuvre énergique de thérapeute, et gouverner les hauts et les bas de la vitalité de son malade, comme le pilote gouverne la marche de sa barque au milieu de la tempête.

Dr FERRAN.

Lyon, le 24 décembre 1896.

LES DEUX THÉRAPIES
CLASSIQUE ET DOSIMÉTRIQUE

ÉTUDE COMPARATIVE

INTRODUCTION

Ce n'est pas seulement au lit du malade qu'on peut voir de grands pathologistes se montrer médiocres thérapeutes.. Cela peut se voir aussi dans la science et dans les livres classiques.

Depuis vingt ans, la *thérapie alcaloïdique dosimétrique* a fait des progrès énormes, tandis que la *thérapie classique* est restée stationnaire. De là, entre les deux, un écart exorbitant à peine croyable, et un état de choses des plus fâcheux.

C'est cet *écart énorme*, très regrettable pour tout le monde, et pour la médecine classique en particulier, existant même pour les maladies les plus communes, que nous allons essayer de mettre en lumière.

Il est même utile que le lecteur sache à l'avance que cet écart va être constaté partout, dans les maladies zymotiques et virulentes comme dans les maladies catarrhales; dans les maladies de l'enfance comme dans celles de la vieillesse, dans les affections organiques comme dans les maladies nerveuses.

Mais si la *thérapie classique* actuelle, en persistant à *se confiner* dans les vieilles ornières des siècles passés, s'est condamnée à une infériorité énorme comparativement à la *thérapie alcaloïdique nouvelle,* il n'en est pas de même, tant s'en faut, de toute sa partie médicale pathognomonique et pathogénique. Là, les progrès, quoique mal utilisés jusqu'ici, sont très réels et des plus sensibles.

Aussi, nos citations auront-elles toujours un double but. D'abord celui de montrer l'état actuel de la science sur la pathogénie de nos diverses maladies.

En second lieu, celui de permettre, par des *documents textuels* cités sans parti pris, de comparer exactement le fort et le faible de chacune des deux thérapies; et, en définitive, de les éclairer l'une par l'autre.

Le même examen comparatif permettra de constater aussi, sans que nous ayons à y insister, que l'écart qui s'est produit au point de vue de la puissance curative, s'est produit aussi au point de vue de la facilité des médications; tout cela pour le plus grand profit du malade et du prestige du médecin.

Après cet examen, chacun pourra apprécier avec connaissance de cause, combien les granules dosimétriques, grâce à leur petitesse et à leur solubilité, sont commodes et invariablement fidèles; comment, avec eux, les médications ne sont plus incertaines ou fictives, et comment même l'on peut, avec eux, remplir plusieurs indications à la fois.

Il y a longtemps que la médecine aspire à agrandir son rôle et à devenir sérieusement préservatrice.

Avec la thérapie dosimétrique, elle le pourra quand elle le voudra; et le médecin, reconquérant la confiance des familles, pourra devenir, dans son milieu, l'homme providentiel.

Ainsi que l'a très bien dit le savant et distingué docteur Poucel, chirurgien des hôpitaux de Marseille: « Le médecin ne doit « pas être seulement *guérisseur,* il doit être *préservateur.* Il doit s'appliquer à manier la vie comme d'autres manient la lumière, « la chaleur et l'électricité. » (1).

Mais il y a pas à se le dissimuler; un tel programme, qui deviendra de plus en plus réalisable, était bien malaisé à atteindre avec les anciens errements médicaux.

Il faudrait être aveugle pour ne pas voir que, par suite des découvertes microbiennes récentes, une pathogénie nouvelle

(1) *Le rôle du foie dans la genèse des maladies,* 1 vol. grand in-8° de 250 pages. 2e édition.

ayant surgi partout, en médecine comme en chirurgie, des indications nouvelles se sont également fait jour.

Or, c'est à ces indications nouvelles que la pharmacologie traditionnelle ne peut plus satisfaire, tandis que l'alcaloïdo-thérapie dosimétrique y satisfait admirablement. Les notions analytiques nouvelles sont surabondantes ; mais il n'existe pas d'enseignement principal pouvant les relier entre elles.

C'est ce qu'exprimait déjà il y a quelques années un auteur bien connu, faisant partie de l'enseignement et peu suspect de parti pris.

« L'école de Paris, dit Luton (de Reims), si tant est qu'il existe « une école de Paris, est figurée à l'heure présente par des « hommes d'un grand mérite individuel, mais sans principes « communs qui les relient entr'eux. Cet isolement, regrettable à « tous égards, dénonce bien l'anarchie des esprits et le désarroi « de la science ; et l'on est à se demander où est cette unité de « doctrine qui est à elle seule une présomption en faveur de la « vérité.

« La plupart, profondément versés dans l'anatomie patholo- « gique, ne voient que des lésions et des symptômes en rapport « avec celle-ci. Leur diagnostic physique ne laisse rien à désirer; « mais, condamnés à rester spectateurs passifs d'évolutions mor- « bides qui doivent leur sembler fatales, ils ne s'occupent que « peu de savoir s'il existe un art de guérir quelconque. » (1).

Pour compléter notre œuvre de thérapie comparée, et ne rien omettre, en fait de moyens scientifiques et pratiques, de ce qui peut être utile au médecin, nous allons y adjoindre, à titre de complément, les chapitres suivants :

1° Un aperçu des notions essentielles sur les quatre principaux alcaloïdes défervescents : aconitine, digitaline, vératrine et strychnine.

2° Un mémorial synoptique des indications et des propriétés des substances et granules dosimétriques dans les diverses maladies.

(1) Luton, *Etudes de thérapeutique*. p. 9.

3° Quelques notions utiles sur les avantages des granules dosimétriques employés en injections hypodermiques dans les éventualités urgentes.

4° Une courte notice sur les inhalations gazeuses *par voie intestinale*, médication précieuse qui, en bien des cas graves, ne peut être remplacée par aucune autre, et qui, à ce titre, mérite d'être conservée dans la thérapeutique.

LES DEUX THÉRAPIES
CLASSIQUE ET DOSIMÉTRIQUE

ÉTUDE COMPARATIVE

CONSIDÉRATIONS PRÉLIMINAIRES

En quoi la médecine dosimétrique diffère-t-elle de la médecine classique ? Telle est la question que nous posent souvent des confrères naïfs qui, se figurant qu'en dehors des facultés et des académies il ne saurait exister de progrès, ne connaissent de la dosimétrie que son emploi des alcaloïdes.

Ma réponse, à ce sujet, est invariable. Au point de vue physiologique et pathologique, la dosimétrie ne diffère en rien de la médecine ordinaire. Elle n'en diffère que par sa méthode thérapeutique beaucoup plus scientifique, et ses moyens d'action beaucoup plus parfaits.

En effet, la médecine classique, nonobstant sa belle prestance et ses grands airs, n'en est pas moins dépourvue de toute règle et de tout principe pour les doses *maxima* et *minima* de ses médicaments jamais identiques, toujours variables et toujours nauséeux.

L'on n'a, pour s'en convaincre, qu'à lire l'introduction de l'*Art de formuler*, du regretté maître Dujardin-Beaumetz, ouvrage spécialement écrit pour les jeunes débutants du doctorat.

« L'on ne trouvera pas dans ce livre, dit-il, un seul mot de la posologie médicamenteuse : c'est là un oubli absolument volontaire. « Malgré tous les efforts que l'on a faits pour fixer les doses maxima « et minima des médicaments, selon l'âge et la résistance des sujets, « et malgré les tables posologiques de Gaubius, de Cottereau, de

« Jung, de Huffeland, nous n'avons aucune règle générale s'appliquant « à la prescription des médicaments dans leur ensemble ».

La dosimétrie, au contraire, dans l'administration de ses granules, toujours attrayants et toujours inoffensifs pour l'estomac, est en possession d'une règle sûre, absolument physiologique et d'une application facile.

Cette règle, qui consiste à administrer les agents médicamenteux à très petite dose régulière et fréquente, répétée jusqu'à effet, donne les plus heureux résultats dans une infinité de cas où la vieille médecine est absolument impuissante.

Sans doute, les résultats pourraient être obtenus avec les potions et les teintures traditionnelles, si celles-ci avaient une action plus sûre et moins variable. Ainsi, en face d'une fièvre initiale symptomatique, un médecin dosimètre qui, n'ayant pas de granules à sa disposition, emploirait à dose convenable les teintures d'*aconit*, de *digitale*, de noix *vomique*, à la place de la triade dosimétrique (*aconitine, digitaline, strychnine*), pourrait certainement obtenir des résultats antipyrétiques.

Mais combien peu de malades auraient l'estomac assez robuste pour supporter longtemps une médication aussi écœurante, répétée toutes les demi-heures ou tous les quarts d'heure.

Autant les granules, avec leur prompte solubilité, sont légers pour l'estomac, autant les teintures *digitalées* et autres sont horripilantes et mal supportées ! Or, pourquoi infliger des supplices médicamenteux aux malades lorsqu'on peut les leur épargner avantageusement ? Que de fois le médecin n'est appelé que beaucoup trop tard, par suite de l'horreur des malades pour les préparations galéniques !

Qu'est-ce que la maladie ?

Qu'est-ce que le médicament ?

L'idée qu'on se fait de la maladie dépend de celle qu'on se fait de la vie. Aussi, de même que l'on ne saurait concevoir la maladie en dehors de l'homme malade, de même l'on ne saurait concevoir la vie en dehors de l'être vivant.

Or, quelle est la qualité essentielle de l'être vivant ?

Pour nous, c'est celle d'être un *transformateur* de matière. Et l'être est d'autant plus parfait que cette matière transformée est plus complexe.

Le végétal *transforme*, à son profit, la matière minérale du sol et de l'atmosphère.

L'animal *transforme* la matière végétale, minérale et animale.

L'homme, grâce à son intelligence, *transforme* tout, la matière inanimée comme la matière vivante, les végétaux comme les animaux, il modifie, à son profit, la nature entière. Il supprime les ténèbres de la nuit. Il emmagasine les éléments de la foudre et les *transforme* en messagers internationaux ! Que ne peut-il modifier les courants pyromagnétiques du globe ! Il serait alors le roi de la terre !

Lorsque, dans une usine, nous voyons fonctionner des couples voltaïques, nous savons que l'électricité dynamique qui en dérive est le résultat d'une *transformation* de matière métallique en matière dynamique.

De même, dans tout être vivant, le maintien de la vie ne peut s'accomplir qu'autant que celui-ci en trouve les éléments moléculaires et dynamiques dans les matières qu'il *transforme*.

Chez les animaux, cette transformation ne porte que sur les divers ordres de matière moléculaire et atmosphérique.

Chez l'homme, elle porte en surplus sur les matériaux impalpables qui composent le domaine des connaissances intellectuelles, morales et physiques.

Nous ne mentionnons ce troisième ordre de transformation que pour être complet. Il fait mieux comprendre comment le moral influe d'autant plus sur le physique que l'homme est plus sensible, plus intellectuel et plus moral; et comment l'homme s'éloigne de la matérialité et de l'animalité d'autant plus qu'il développe ses facultés psychiques.

En tant que transformateur de matière, il est évident que l'homme puise les éléments pondérables et impondérables de son individualité physique dans les aliments élaborés par l'estomac, et dans la combinaison de ceux-ci avec l'oxygène de l'air.

Tant que ces deux ordres de matériaux sont normaux et bien équilibrés, la vie et la santé se maintiennent.

Mais si ces matières, une fois introduites, sont rebelles à la *transformation* ainsi qu'à l'*élimination*, les fonctions respiratoires et digestives sont aussitôt troublées; la maladie comme la mort peut s'ensuivre.

La maladie est donc le résultat d'un obstacle quelconque à la fonction transformatrice par laquelle la vie se maintient et se perpétue.

Par la même raison, toute substance susceptible de lever cet obstacle sera un *médicament*. C'est, présentée en mode biologique, la même idée que celle de Dujardin-Beaumetz qui nomme médicament « toute substance susceptible de produire un effet curatif ».

Nous avons parlé tout à l'heure d'*élimination*. C'est que l'acte vital se compose d'une double série de fonctions : 1° *absorption* et *assimilation*; 2° *élimination* et *rejet*; et il est indispensable pour le maintien de la santé que ces deux fonctions s'équilibrent dans un ordre toujours parfait quoique toujours variable et toujours relatif.

En effet, ce balancement n'est pas seulement relatif aux saisons et aux climats; il est encore relatif aux trois grandes périodes de la vie: la *croissance*, la *maturité* et la *décroissance sénile;* et elle donne de suite l'explication de la *pathogénie* morbide dans chacune de ces trois grandes périodes.

Ainsi, pendant l'enfance et la puberté, l'élimination par la peau et par les poumons étant à son minimum, il ne se produit, à très peu d'exception près, ni de dartres, ni de phtisie pulmonaire pendant cette période. Mais dès que la croissance est terminée, si les matériaux gazeux éliminés, soit par la voie bronchique, soit par la voie cutanée, sont malsains, les conséquences ne tardent pas à se faire sentir.

En revanche, cette période de croissance où la puissance d'absorption est à son maximum, est privilégiée sous le rapport des affections zymotiques et parasitaires. C'est la période des fièvres éruptives.

La période de *maturité* est une période mixte, où l'*intégrité* des fonctions organiques est essentiellement subordonnée à la qualité des matériaux moléculaires, bons, douteux ou mauvais, qui sont entrés dans la composition des tissus et des liquides organiques. Elle est subordonnée, en outre, aux éléments septiques ou parasitaires qui peuvent advenir intérieurement.

Quant à la période de *décroissance* et de *sénilité*, elle est d'autant plus accélérée ou plus retardée que le mouvement biologique de *transformation* se maintient plus ou moins à son degré normal. Tout le secret de la longévité consiste à continuer d'emmagasiner des matériaux irréprochables et à maintenir à son summum d'activité le jeu de tous les organes essentiels. Il arrive alors que l'usure et l'élimination des matériaux caducs, se continuant normalement, il se fait une place toute naturelle à leur renouvellement.

Or, c'est de ce renouvellement plus ou moins intense que dépend l'abondance ou la pénurie de nos fluides vitaux; absolument comme dans les couples (voltaïques) de Daniel, la quantité de fluide dynamique obtenue dépend de la quantité de molécules de zinc qui ont été oxydées.

D'autre part, ces deux ordres de fonctions *assimilatrice* et *éliminatrice* nous tracent de suite la différence qui existe entre l'*aliment* et le *médicament*. Le premier agit en nous d'une façon d'autant plus parfaite, qu'il est mieux assimilé et qu'il apporte des molécules plus pures et moins putrescibles.

Le médicament, au contraire, se montre d'autant plus parfait qu'il est mieux éliminé. « Il est une loi thérapeutique que l'on ne doit pas « oublier, dit Dujardin-Beaumetz (1), c'est que les médicaments

(1) *L'art de formuler*, p. 111.

« n'agissant thérapeutiquement qu'autant qu'ils sont éliminés. Lorsque « cette élimination *fait défaut*, l'effet thérapeutique cesse pour faire « place aux effets toxiques ».

Pour assurer ces diverses fonctions, ainsi que la perpétuité et la mobilité de l'être, il fallait divers organes :

Organes de l'absorption qui sont ceux de l'appareil bucco-digestif avec leurs annexes, *foie, pancréas, glandes salivaires.*

Les organes de l'élimination qui sont : les intestins dans leurs parties inférieures, l'appareil urinaire et l'appareil sudoral comprenant toute la surface cutanée.

Il y a les organes mixtes, absorbateurs et éliminateurs simultanément, tels que les poumons et le foie.

Les organes constitutifs et moteurs de la charpente humaine.

Les propulseurs et véhiculateurs des liquides vivants : cœur, artères, veines, vaisseaux lymphatiques.

Les organes conducteurs et distributeurs de la sensibilité et du mouvement assurant la régularité des diverses fonctions organiques.

Enfin, les organes des appareils moteur et reproducteur.

D'après ce simple exposé, il est facile de classer les maladies dans un ordre biologique, commençant par les affections générales fébriles, atteignant d'emblée l'organisme tout entier.

A. *Affections générales infectieuses et fébriles non communicables : Fièvre muqueuse, Fièvre intermittente.*

B. *Affections infectieuses communicables : Fièvre typhoïde, Choléra, Fièvre jaune, Variole, Rougeole, Scarlatine.*

C. *Affections gastro-intestinales : Dyspepsies, Gastralgies, Gastrites, Entérites, Dysenteries.*

D. *Affections des annexes digestifs : Foie et Rate.*

E. *Affections de l'appareil respiratoire : Rhinites, Laryngites simples, Laryngites diphtéritiques, Bronchites, Broncho-pneumonies, Pneumonies des adultes, Pneumonies des vieillards.*

F. *Affections des membranes de glissement : Pleurite, Péritonite, Péricardite.*

G. *Affections des organes d'excrétion urinaire : Néphrite, Albuminurie, Lithiase rénale, Diabète, Cystite.*

H. *Dermatoses (aiguës et chroniques) : Érésypèle, Eczémas, Dartres.*

J. *Rhumatismes et Affections du cœur.*

K. *Maladies inflammatoires des centres nerveux : Méningites, Myélites.*

L. *Affections nerveuses apyrétiques : Névroses, Hystérie, Chorée. Épilepsie,*
Névralgies, Hémicranie.
Traitement préventif et curatif du Mal de mer.

M. *Maladies des organes de la génération : Uréthrite, Orchite, Métrite.*

CAUSES DE MALADIE

VOIES ET TERRAINS MORBIFIQUES

Nous avons dit que la *maladie* provenait toujours d'une *altération* des *actes transformatifs* assurant la formation du plasma sanguin et des globules vivants; transformations affinées en *dernier ressort* par nos cellules organiques, douées de la double faculté d'absorption et d'élimination.

Quelles sont les causes de cette altération *morbifique?* Elles sont très nombreuses et peuvent entrer dans l'organisme par quatre voies principales :

La voie gastro-intestinale, la voie pulmonaire, la voie cutanée, enfin la voie du *reflux* des matériaux non éliminés.

Dès que la vie cellulaire se trouve amoindrie par un trouble fonctionnel, et que le plasma est devenu *trop acide* ou *trop alcalin*, les germes de toute sorte que nous portons en nous ou qui nous entourent, trouvant ce milieu favorable « y pulluleront comme pullulent les « germes de la transformation alcoolique ou lactique, suivant que la « solution de moût de raisin ou de moût de grain est acide ou alca- « line.

« Si le terrain devient acide ou seulement moins alcalin, survien- « dront les staphylocoques, les pneumocoques, les pleurocoques, les « méningocoques; microbes du furoncle, de l'anthrax, du phlegmon, « du coryza, de la grippe, de la pleurésie, de l'endocardite, etc.

« Disons, toutefois, que peut-être ces maladies inflammatoires « sont-elles susceptibles de se développer spontanément, lorsque le « sang, trop chargé d'*acides* ou de *ptomaïnes*, devient irritant pour « les tissus à l'égal des microbes ou de leurs poisons solubles.

« Dans ces conditions il pourra se produire une endastérite, par « exemple, qui amènera la desquamation de l'*endotherium* vasculaire, « comme se desquamme l'épithélium de la partie droite des tubes

« urinifères au contact d'une urine trop acide, *sans intervention de* « *microbes;* de même qu'on voit cette desquamation se produire dans « tous les cas d'irritation rénale, après l'absorption de la cantha- « ridine.

« Le microbe de la fièvre typhoïde préfère un terrain scrofuleux « comme celui de l'érésypèle préfère un terrain acide ; mais ils ne « sont pas exclusifs, pas plus que celui de la dipthérie. Ceux des « néoplasmes malins attaquent surtout les arthritiques. tandis que « ceux de la syphilis, ceux des fièvres intermittentes, de la septi- « cémie, du choléra, etc, paraissent prospérer dans les deux ter- « rains. (1) »

La cellule, en face de ses ennemis microbiques, n'est pas sans moyens de défense. Partout où vit une cellule se trouve un ferment diastasique, qu'on peut extraire de l'eau de lavage de cellules de levure. Cette diastase sert à la cellule « soit pour se nourrir et se « multiplier, soit pour attaquer et se défendre, soit pour détruire son « ennemi, comme dans le *phagocytisme.* — C'est là sa principale arme « de combat. (2) »

Ainsi, grâce à l'énergie de la vie cellulaire, tant que l'organisme reste dans son état normal, il y a pour lui, si l'on s'en rapporte aux plus récentes découvertes, deux puissants moyens de défense :

1° L'état bactéricide de nos humeurs ;

2° Le phagocytisme cellulaire et globulaire.

MALADIES FÉBRILES GÉNÉRALES

Dans toutes les maladies, et dans celles-ci tout particulièrement, la dosimétrie a pour principe le célèbre aphorisme d'Hippocrate : « PRINCIPIIS OBSTA ». En face d'une maladie commençante et d'une *fièvre initiale*, elle n'admet pas l'expectation. Elle n'admet pas, que sous prétexte de bien établir le diagnostic, on laisse la fièvre continuer sa course et produire des lésions organiques irréparables.

Ayant sur la médecine classique l'immense supériorité de pouvoir juguler ou mitiger énormément cette fièvre, il en résulte, pour le malade, une atténuation immédiate des affections les plus graves.

Le mot *jugulation* est peut-être un peu fort, parce qu'on n'arrête pas toujours la marche d'une fièvre grave, comme celle d'une vipère

(1) Docteur Poucel. *Influence du foie dans la génèse des maladies*, p. 23.
(2) Ibidem, p. 25.

à qui l'on coupe la tête; mais il est expressif et vrai au fond. Une fièvre dont on atténue la gravité des quatre cinquièmes, au plus bas mot, peut bien être considérée comme jugulée.

Pour ma part, je l'ai obtenue non seulement dans beaucoup de fièvres typhoïdes, et je suis bien certain de n'avoir pas fait d'erreur de diagnostic; mais encore dans un cas de phtisie pulmonaire arrivé à sa *période ultime*, où le pouls arrivait tous les jours à 140 pulsations! Je ne l'ai obtenu que momentanément, c'est vrai, mais je ne visais pas autre chose qu'une simple expérience, qui ne pouvait qu'être favorable au malade; et j'avoue que le résultat a dépassé de beaucoup mes prévisions et mes espérances. Je donnerai, à propos de la pthisie pulmonaire, l'historique de ce cas singulier.

Pourquoi nos sommités médicales, se refusent-elles, *à priori*, à admettre cette jugulation? Pourquoi ne mettent-elles aucun empressement à le vérifier? C'est ce que je ne me charge pas d'expliquer. Mais cette négation ne prouve rien. — Du moment qu'un fait existe, l'univers entier se liguerait pour le nier, que cela n'infirmerait en rien son existence.

De tout temps, les idées nouvelles ont rencontré la résistance des corps constitués. Quelle opposition les cénacles médicaux n'ont-ils pas faite aux *deux* promoteurs des doctrines parasitaires! Quelles luttes *Pasteur* n'eut-il pas à soutenir pour faire triompher le *panspermisme* sur *l'hétérogénisme* de *Pouchet* et des *matérialistes organiciens* des deux académies?

Les assemblées, surtout, sont essentiellement irresponsables. Elles ne voient jamais qu'il y aurait plus d'honneur et de profit à examiner une idée que de s'exposer à avoir à la subir.

C'est dans l'entraînement de ces opinions préconçues, flottantes et courantes, qu'on voit des auteurs, très estimables d'ailleurs, émettre des assertions comme celles-ci : « en médecine, nous ne jugulons rien, « pas plus la *pneumonie* que la *fièvre typhoïde* (1) » Double erreur; car, à leur début, ces deux affections sont manifestement jugulables. La première, au moyen du jaborandi ou de la pilocarpine qui, à dose répétée, peut faire *rejeter au dehors* tous les *pneumocopes* salivaires et sublinguaux, promoteurs de la pneumonie (2). La seconde, au moyen de la *triade alcaloïdique antifébrile*, qui en a donné des milliers de preuves.

Bien plus, toutes les affections zymotiques et microbiques sont jugulables à leur début; il ne s'agit que de trouver un antiseptique qui éteigne leur développement.

(1) Dujardin-Baumetz. *L'art de se formuler* p. 183.
(2) Voir les observations à l'appui à l'article Pneumonie des adultes,

Qu'on le veuille ou non, la notion microbique nouvelle, bien qu'elle ne soit plus la notion simpliste des premiers temps, du moment qu'elle a déjà envahi toute la *pathogénie nosologique actuelle*, ne tardera pas à changer du tout au tout la face de la thérapeutique.

Si cela n'apparait pas très clairement encore dans les manuels récents de médecine, c'est qu'ainsi que nous aurons à le constater plus d'une fois, la logique n'y est pas toujours observée, et que la pratique ne correspond pas toujours à la théorie.

En ce moment, nous ne sommes qu'aux débuts de cette vaste pathogénie vivante et *septicémique*, bien que feu le professeur Peter, peu suspect de *microbolatrie*, ait déjà mis en principe : « que dans « toute fièvre continue, c'est l'infection de l'organisme qui est le phé- « nomène primordial et celui qu'il faut combattre. » Aussi, est-il à remarquer que jusqu'ici, dans l'emploi des antiseptiques internes, la vogue et les essais ont tenu plus de place que de raisonnement.

Au point où en sont les notions générales en matière d'antiseptie, ce n'est pas seulement le microbe que l'on recherche pour le tuer ou pour paralyser ses effets ; c'est son lieu d'implantation et de reproduction, c'ast-à-dire l'organisme lui-même, qu'il s'agit de rendre invulnérable et inattaquable.

En effet, ainsi que l'ont prouvé les travaux et discussions de l'Académie de médecine, dans l'année 1886, la plupart des pathologistes, tout en admettant que presque toutes les maladies proviennent de microbes spécifiques préexistant soit dans le milieu externe, soit dans le milieu organique interne, ont reconnu également que bien des affections et complications peuvent provenir aussi, soit des ptomaïnes et toxines sécrétées par les microbes, soit de leucomaïnes et autres matériaux de rejet générés par nos tissus.

Mais, ce qu'ils ont reconnu par dessus tout, c'est que, dans toute éventualité, c'est toujours l'état biologique de l'organisme qui est la base et la condition de la maladie, et qu'il ne survient pas de maladie tant que la résistance de l'organisme est suffisante.

A l'exception de quelques fièvres virulentes, telles que la fièvre typhoïde, les fièvres éruptives, etc., où l'on peut combattre directement l'invasion et la pullulation des microbes, le plus souvent le rôle du médecin se borne à fortifier l'organisme et à le rendre invulnérable aux atteintes des ferments. des spores et de toute l'engeance microbiques. Or, cela n'est possible qu'avec des antiseptiques *toniques* puissants bien tolérés et susceptibles d'influencer favorablement tout le système circulatoire et tous les tissus. Plusieurs alcaloïdes remplissent bien cette fonction ; mais tel n'est pas le cas de plusieurs substances d'origine chimique vulgairement employées jusqu'ici, telles que la créosote, l'acide phénique, le naphtol, l'acide salicylique, le salol, le gaïacol, avec les innombrables combinaisons qui peuvent en être obtenues et dont nous inonde la prolifique Allemagne. Ces composés qui appartiennent tous à la grande famille des carbures hydrogénés, n'agissent qu'à fortes doses, et bien loin d'augmenter la vitalité des globules sanguins, leur sont, pour la plupart, éminemment hostiles.

L'arsenal dosimétrique, au contraire, nous offre plusieurs produits granulés d'une ténuité extrême, d'une très grande puissance, et si bien tolérés par l'appareil digestif et par l'organisme, que cette tolérance ressemble à une assimilation. Tel est le cas de la *quassine*, de l'*hellénine*, de la *juglandine*, de l'*arbutine*, et surtout de l'*arséniate de strychnine*, le plus puissant et le plus précieux de tous les antiseptiques internes.

Parmi les quatre premiers, à la fois toniques généraux et antiseptiques intestinaux, la *quassine* seule est universellement utilisée. C'est regrettable. Nous croyons que les trois autres sont tout aussi précieux dans leur genre, et susceptibles de rendre les plus grands services.

L'*hellénine*, par exemple, n'est pas seulement un excellent modificateur des affections broncho-pulmonaires, c'est aussi un antiseptique intestinal puissant et bien toléré.

Nous en dirons autant de la *juglandine*, qui représente et résume les éminentes vertus de la feuille du noyer.

Enfin, l'*arbutine* est un alcaloïde extrêmement précieux, aussi bien pour les maladies de l'appareil digestif, que dans les catarrhes urinaires, si fréquents chez les vieillards,

Mais pour ces deux alcaloïdes, le dosage ancien, qui était trop faible, a été heureusement modifié par M. Charles Chanteaud et porté de un milligramme à un centigramme.

Cette réforme était nécessitée par cette circonstance que désormais les propriétés antiseptiques des alcaloïdes seront de plus en plus recherchées et utilisées.

L'on sait aujourd'hui que nos cavités buccales et gastro-intestinales regorgent, en tout temps, de microbes et de microphytes puisque, rien que pour la bouche, le micographe Vignol n'en a pas compté moins de dix-neuf espèces.

Mais l'on sait aussi que la majeure partie de cette population larvée est détruite par les sucs salivaires, gastriques et intestinaux tant que ces sucs digestifs sont à l'état normal.

Mais, que par suite de fièvre, ou pour une autre cause quelconque, ces sécrétions viennent à être altérées, immédiatement les microbes se donnent libre carrière.

De là, les lourdeurs d'estomac, les productions gazeuses anormales, les flatulences, les dyspepsies de toute nature.

De là aussi, l'utilité de modificateurs inoffensifs et puissants agissant sous un petit volume.

Dans la fièvre typhoïde, par exemple, quels services ne pourrait-on pas retirer de la *juglandine* associée au besoin à l'*helléníne* ou à la *quassine*, tout en ne négligeant pas le lavage intestinal par le sedlitz Charles Chanteaud. Ces alcaloïdes sont préférables aux extraits de quinquina, parce que tout en ayant une aussi grande puissance antiseptique, ils excitent mieux la fonction biliaire et provoquent un relâchement intestinal salutaire au lieu de provoquer la constipation.

Si, allant du simple au composé, nous poursuivons la gamme des granules antiseptiques, nous les constatons en si grand nombre que tout l'arsenal dosimétrique y passerait au complet, attendu qu'on peut affirmer, hardiment et *à priori*, que toute substance antifébrile est antiseptique.

D'abord, la *quinine* et les sels *salicylates, valérianates, arséniates.* Puis, l'arséniate de fer, l'arséniate de soude, l'arséniate de caféine, l'arséniate d'antimoine et enfin l'arséniate de strychnine déjà nommé.

Parmi les antiseptiques purement végétaux se rangent l'*hydrastine*, la *caféine*, l'*aconitine*, la *gelsémine*, la *vératrine*, le *tannin*. Dans le règne minéral, nous trouvons le *sulphydral*, ou *sulfure de calcium*, l'*iodoforme*, le *calomel*, le *phosphure de zinc*, l'*acide salicylique*, les *iodures d'hydrargyre*, le *valérianate de zinc*.

« Jusqu'ici, dans le problème à résoudre au lit du malade, le « médecin s'est trouvé en présence de trois inconnus : le *malade*, la « *maladie*, le *remède*. La Dosimétrie supprime absolument cette der- « nière inconnue; avec elle, le remède devient un agent chimique- « ment pur, représentant le *minimum de la matière* et le *maximum de* « *la force*, et permettant ainsi d'influencer le dynamisme Vital avec « une précision mathématique, en introduisant dans les éléments « cellulaires, des substances parfaitement assimilables et destinées « à faire prévaloir la physiologie normale sur la physiologie patho- « logique.

« C'est là, bien évidemment, la meilleure et même l'unique façon « de triompher de la maladie (1). » *Impossible de résumer d'une façon plus saisissante l'immense progrès apporté dans la thérapeutique par l'alcaloïdie dosimétrique. En face des perspectives ouvertes par ce progrès, qui pourrait douter de l'expansion future et de l'avenir de la Dosimétrie?*

(1) *De la congestion chronique du foie dans la genèse des maladies*, par le docteur Poncel, chirurgien des hôpitaux de Marseille, 2e édition, p. 209.

MALADIES GÉNÉRALES INFECTIEUSES FÉBRILES

NON COMMUNICABLES

FIÈVRE MUQUEUSE — FIÈVRE PALUSTRE

Les notices concernant les fièvres infectieuses, fièvre palustre, fièvre typhoïde, fièvres éruptives, fièvre jaune, choléra, n'ayant pas encore vu le jour dans le Manuel Debove et Achard, nous allons, pour notre étude comparative des deux thérapies, classique et dosimétrique, emprunter la partie classique au Manuel du professeur Dieulafoy (7e édition), également récent. . . . . . .

Nous ne citerons que pour mémoire la *fièvre catarrhale* et la *fièvre muqueuse*. L'on sait que la première se caractérise par cette particularité, que nonobstant un mouvement fébrile très intense, la muqueuse linguale reste toujours humide et nette.

D'habitude les soins hygiéniques et familiaux suffisent à la guérison, néanmoins il est des cas où cet état fébrile peut avoir une durée de sept à huit jours et plus, et alors il n'est pas superflu d'avoir la possibilité de se débarrasser au plus vite de cet état morbide. Or, rien n'est plus facile en ajoutant aux infusions diffusibles habituelles 1 granule d'aconitine toutes les demi-heures, jusqu'à effet, après exonération préalable de l'intestin.

La *fièvre muqueuse* n'est pas toujours aussi bénigne et d'aussi bonne composition. Il est des cas où elle présente les allures d'une fièvre typhoïde bénigne, mais avec des exacerbations fébriles parfois intenses. Aussi le traitement dosimétrique antifébrile, aconitine, digitaline, arséniate de strychnine, ou bien arséniate de quinine, 1 granule de chaque toutes les demi-heures, jusqu'à effet, leur est-il particulièrement applicable, et triomphe-t-il aisément.

FIÈVRE PALUSTRE

INSUFFISANCE ET INCONVÉNIENTS DU SULFATE DE QUININE DONNÉ ISOLÉMENT

Le paludisme est, parmi les maladies infectieuses, celle qui occupe le plus vaste domaine sur la surface du globe, et la fièvre palustre, presque toujours intermittente. ne sévit pas seulement dans les contrées et localités marécageuses, on la voit apparaître dès qu'on creuse ou qu'on remue des terres vierges.

La périodicité régulière des accès avait déjà fait soupçonner la nature vivante de l'agent infectieux, lorsqu'en 1880, le chirurgien militaire Laveran découvrit les *flagella* de l'hématozoaire qui porte son nom.

Ce microbe se présente le plus souvent sous la forme de corps sphériques animés de mouvements protéiformes ; d'autres fois sous la forme de corps en croissant et de corps en rosace ; et enfin sous la forme de filaments mobiles appelés *flagella*.

La présence des parasites, dit le *Manuel Dieulafoy*, produit un travail congestif et irritatif qui se traduit par des lésions phlegmasiques, surtout dans les organes qui leur servent d'habitat, comme la rate et le foie.

Les altérations du foie sont toujours plus tardives que celle de la rate ; et comme la congestion se fait surtout en surface, le foie prend la forme d'un gâteau aplati.

La fièvre intermittente, la fièvre rémittente, la fièvre *pernicieuse* sont les manifestations habituelles du *paludisme aigu ;* tandis que les fièvres quartes, les fièvres larvées, les névralgies intermittentes, la cachexie anémique appartiennent davantage au paludisme chronique.

Au reste, dans les deux cas, les lésions diffèrent très peu. A l'état aigu, elles se caractérisent par la présence de pigment mélanique dans le sang, dans les réseaux capillaires où il s'embolise, et dans le parenchyme de la rate où les globules altérés se détruisent. — A l'état chronique, les lésions gagnent en étendue et en profondeur et amènent des dégénérescences plus ou moins considérables et plus ou moins graves. — Les reins et les poumons eux-mêmes peuvent également être atteints. — Passons au traitement.

TRAITEMENT CLASSIQUE

« Le médicament spécifique du paludisme, c'est la quinine. « On peut constater directement l'action des sels de quinine sur « les parasites en mélangeant une goutte de sang renfermant des « éléments parasitaires avec une goutte d'une solution faible de « sulfate de quinine; les mouvements des grains pigmentés et « ceux des filaments mobiles disparaissent rapidement, et l'on « n'observe plus que des formes cadavériques des éléments para- « sitaires.

« Le quinquina et la quinine sont par excellence les médica- « ments de l'infection palustre. Supposons d'abord le cas le plus « simple : un individu est atteint de fièvre intermittente légitime, « tierce ou quotidienne. Comment faut-il procéder? — On com- « mence par prescrire un purgatif, puis on administre 75 centigr. « ou un gramme de sulfate de quinine. Cette quinine doit être « divisée en deux doses : une dose sera donnée le plus loin pos- « sible de l'accès à venir et l'autre dose sera donnée quatre ou « cinq heures avant le retour supposé du l'accès.

« La même médication sera continuée pendant quatre ou cinq « jours, pendant une semaine, puis on la suspend. Si les accès « de fièvre reparaissent, on a recours au même traitement.

« Le même traitement est applicable à la fièvre palustre « *rémittente*. Comme la rémittence est presque toujours accom- « pagnée de symptômes gastriques ou bilieux, on commence par « prescrire un vomitif, et l'on donne la quinine à la dose de « 75 centigr. à un gramme par jour, en choisissant, autant que « possible, le moment de la rémission.

« En cas de fièvre grave et *pernicieuse*, comme les accès sont « souvent subcontinus et subintrants, on administre la quinine « en plein accès à doses élevées (2 à 3 grammes) par la voie sto- « macale, ou en injections sous-cutanées suivant la formule sui- « vante : bromhydrate de quinine 2 grammes, alcool 4, eau dis- « tillée 10.

« On injecte, au moment voulu, une ou plusieurs seringues de « Pravaz de cette injection un peu profondément dans une région

« riche en tissu cellulaire. Le médicament confié à l'absorption « cutanée arrive sûrement à destination. En présence d'un palu- « disme aigu à forme pernicieuse, on peut même administrer la « quinine par tous les moyens possibles à la fois, voie stomacale, « injections cutanées, lavements et frictions.

« Mais dans bien des cas, surtout quand le paludisme est « invétéré, quand le malade a eu déjà plusieurs atteintes du mal, « la *quinine* n'a *plus* la même efficacité. Il faut donc alors lui « substituer le *quinquina* qui, dans bien des circonstances, *est* « *supérieur à la quinine.*

« On prescrit tous les matins 8 grammes de poudre de quin- « quina jaune dans du café noir ou dans un verre de limonade, « en ayant soin de remuer longtemps la poudre dans le liquide. « On peut encore donner le quinquina sous forme d'électuaire, « ou mélangé à du sirop d'écorce d'oranges amères (1).

« Cette médication, quinine ou quinquina, doit être répétée « huit jours de suite, et, à partir de cette époque, on distance les « doses suivant la méthode de Trousseau, en laissant peu à peu « des deux, trois et quatre jours d'intervalle.

« Dans quelques circonstances, ayant à traiter des fièvres « palustres qui résistaient au quinquina et à la quinine, j'ai ob- « tenu de très bons résultats avec des injections sous-cutanées « d'une solution d'*acide phénique* au cinquantième. Chaque se- « ringue Pravaz contenant en moyenne 4 centigr. d'acide phé- « nique, on pratique plusieurs injections par jour, de façon à « introduire de 10 à 12 centigr. d'acide phénique par jour.

« Les préparations arsenicales donnent également de bons « résultats à la dose de 1/2 centigr. d'arséniate de soude pris tous « les jours au moment des repas. Il en est de même des prépa- « rations ferrugineuses.

« L'hydrothérapie bien conduite rend aussi les plus grands « services, mais il ne faut pas débuter par des douches trop « froides qui peuvent réveiller les accès... »

(1) On peut le prendre aussi à l'état d'alcoolé à dose de une à deux cuillerées à café dans une infusion de café très chaude, la chaleur agissant à titre de diffusible. J'en ai vu de très bons effets en marche au 1er chasseurs d'Afrique (1868), soit comme préventif, soit comme curatif.

TRAITEMENT DOSIMÉTRIQUE

Nous n'avons rien à dire sur les diverses prescriptions de ce traitement classique qui, en tant que traitement quinique, est parfait. Mais il a néanmoins un grand défaut. C'est celui de laisser croire aux futurs docteurs et aux jeunes confrères, qu'en dehors des préparations quiniques ou arsenicales, il n'existe plus d'autre alcaloïde fébrifuge. Or, c'est là une lacune énorme.

D'abord, on peut poser en principe que tous les antiseptiques nécrophytiques sont fébrifuges, et ils le sont d'autant plus que leur action nécrophytique est plus grande. Sous ce rapport, le nombre des fébrifuges est extrêmement considérable, car il s'étend depuis les alcools, les éthers et les camphres, jusqu'aux alcaloïdes inclusivement ; car tous les alcaloïdes et sels alcaloïdes sont plus ou moins nécrophytiques et fébrifuges.

Le premier à mettre en ligne est l'*arséniate de strychnine*, bien supérieur par ses propriétés nécrophytiques au sulfate de quinine, dont il décuple l'action fébrifuge lorsqu'on les administre ensemble (1), et qui agit sur toutes les fibres de l'organisme et par conséquent sur le foie et la rate, en outre de son action antiseptique par ses *propriétés excito-motrices* bien connues. Il y a donc là deux actions différentes, mais qui se complètent.

L'arséniate de strychnine en granules est un médicament d'une commodité et d'une énergie d'action exceptionnelles, qui le rendent précieux non seulement dans l'hygiène et les maladies des vieillards, mais encore dans la série innombrable de nos affections infectieuses et parasitaires.

Pourquoi la médecine classique n'utilise-t-elle pas ces magnifiques propriétés ? Pourquoi n'utilise-t-elle pas davantage dans la force modificatrice qui résulte de leur union, les propriétés antipyrétiques de l'aconitine, digitaline, vératrine, brucine, arséniate et ferro-cyanate de quinine, propriétés telles que nulles autres substances ne peuvent y suppléer, même de bien loin...?

(1) Comme fébrifuge, l'arséniate de strychnine n'est inférieur au sulfate de quinine que parce qu'il ne peut être administré qu'à doses mille fois moindres. Mais cette infériorité peut être compensée par l'administration de doses plus fréquentes, dont l'innocuité est parfaitement reconnue par suite de la solubilité parfaite de ces granules qui empêche toute accumulation. Comme efficacité anti-palustre, un milligramme d'arséniate de strychnine équivaut largement à 10 centigr. de sulfate de quinine.

Ce sont là des questions où nous ne voulons pas entrer. Mais nous avons le droit de constater le fait, ainsi que l'*infériorité énorme* qui en résulte pour la *thérapie classique*, et nous le constatons! (1)

La dosimétrie ayant sur la médecine classique l'avantage de pouvoir par ses divers alcaloïdes remplir plusieurs indications curatives, même au début et pendant la période des accès, il en résulte déjà une grande atténuation pour l'accès suivant, de sorte que le dit accès de fièvre peut être arrêté avec une quantité de sulfate de quinine beaucoup moindre.

C'est une erreur de croire que les hautes doses massives de sulfate de quinine soient inoffensives pour l'estomac, surtout lorsqu'il faut les répéter presque chaque jour pendant des semaines et des mois. L'expérience, et une expérience cruelle, est là pour nous démontrer le contraire chez une infinité de malades qui ne guérissent ou n'ont atténué leurs accès périodiques qu'au prix de dyspepsies ou de gastralgies très douloureuses.

Lorsque les accès fébriles coïncident avec un état saburral, la première indication est de donner un vomitif. S'il n'y a qu'une simple constipation on pourra se borner à administrer une grande cuillerée ou deux de sedlitz Ch. Chanteaud. Mais, dans les deux cas, il est indispensable de débarrasser les voies digestives, sous peine d'entraver l'absorption des médicaments.

Quant à l'accès lui-même, voici son traitement alcaloïdique :

Dès le premier indice *du frisson*, l'on donnera l'acide phosphorique ou l'hypophosphite de strychnine, 1 granule toutes les demi-heures jusqu'à réaction ; — l'accès qui suit sera d'autant plus court que cette période sera plus courte. — Dans la période de *chaleur*, on modérera la fièvre par l'*aconitine* jusqu'à l'apparition de la sueur ; dans cette période de sueur on reviendra à la strychnine ; et plus tard, dans l'intervalle de l'apyrexie, on continuera le traitement par la quassine et la strychnine administrées conjointement.

Dans les cas ordinaires, 5 à 6 granules d'hydroferrocyanate de quinine, plus un d'arséniate de strychnine, donnés ensemble toutes les heures (et même quelquefois toutes les deux heures), pourront être suffisants.

(1) Voir à la fin du volume, la notice spéciale sur l'aconitine, la digitaline, l'arséniate de strychnine et la vératrine.

Mais si la fièvre est de nature vraiment palustre, ou quelque peu invétérée, il sera nécessaire non seulement d'administrer les granules sus-indiqués toutes les heures, mais encore d'y ajouter chaque fois 1 ou 2 granules d'arséniate de quinine, ou bien l'on remplacera le ferrocyanate de quinine par le salicylate de même base.

Dans les névralgies intermittentes, c'est le bromhydrate de quinine qui conviendra le mieux ; dans les rhumatismes de même nature, c'est le salicylate ; et dans les spasmes intermittents, c'est le valérianate. La céphalalgie, parfois très intense, de même que l'insomnie seront efficacement combattus par quelques granules d'arséniate de caféine associés à ceux de codéine.

La quassine est souvent indiquée, soit comme tonique, soit pour stimuler l'appétit et les forces digestives.

Cependant, dans les cas de fièvres pernicieuses, surtout si l'accès arrive d'emblée et à l'improviste, l'on ne devra pas hésiter à recourir aux doses massives de 1 gramme et 1 gr. 50 de quinine sans préjudice de la strychnine, et l'on pourra même recourir à la voie hypodermique, pour peu qu'on juge la voie stomacale insuffisante.

La fièvre rémittente ne réclame pas d'autre traitement que celui de la fièvre intermittente. Comme dans cette dernière, les plus fortes doses de sels quinique et strychnique seront données au moment des courtes apyrexies, en ayant soin de combattre les symptômes morbides dans chacun des stades de la fièvre.

L'intermittence, quelque faible ou prononcée qu'elle soit, est toujours le grand indice de la médication quinique, soit qu'il s'agisse d'un *accès larvé*, ou d'un simple *accès névralgique* viscéral ou céphalique.

En résumé, est-il besoin d'une conclusion ?

Même dans cette question de la fièvre intermittente, la plus commune et la plus banale de nos maladies, l'infériorité de la thérapie classique n'est-elle pas, sous tous les rapports, évidente et notoire ?

FIÈVRE THYPHOIDE

Le bacille de la fièvre typhoïde, découvert par Eberht et Klebs, a été étudié particulièrement par MM. Meyer, Friedlander et Graffky.

Suivant ce dernier auteur, c'est surtout dans le foie et la rate des typhoïques que le bacille pathogène se rencontre le plus fréquemment.

Presque tous les auteurs reconnaissent à la marche de cette maladie trois périodes qui sont d'autant plus distinctes que l'affection a été moins influencée par les médications.

TRAITEMENT CLASSIQUE

D'après le manuel de Dieulafoy, les bains froids constituent le traitement par excellence.

« Je pose d'abord en principe, que tout malade atteint de « fièvre typhoïde doit être soumis aux bains froids.

« Dès les premiers jours de la fièvre typhoïde, alors même que « les taches rosées lenticulaires n'ont pas encore apparu, tout « individu qui, dans nos climats, est pris de fièvre avec cépha- « lalgie, insomnie, épistaxis, inappétence, abattement, élévation « croissante de la température avoisinant le soir 39 degrés ; cet « individu a probablement la fièvre typhoïde, il est passible des « bains froids.

« Attendre, pour donner les bains froids, que les taches rosées « aient apparu, que la température ait atteint 40 degrés, c'est « attendre trop longtemps ; *on perd un temps précieux* à donner la « quinine ou autres médicaments, et l'on ne se décide que trop « tard à plonger le malade dans l'eau froide.

« L'efficacité des bains froids est d'autant plus active, qu'ils « sont donnés à une époque plus rapprochée du début de la ma- « ladie. Cette assertion me parait indiscutable, car je l'ai bien « souvent vérifiée.

« Quand on nous amène à l'hôpital un malade qui en est déjà « au 12e ou 13e jour de sa fièvre typhoïde, les bains froids n'ont

« pas chez lui la même efficacité que chez le malade qui est traité « à une époque moins avancée. En effet, les bains froids n'ont « pas seulement une action bienfaisante sur les *symptômes du mo-* « *ment*, ils agissent également sur les *symptômes de l'avenir* ; c'est- « à-dire qu'ils transforment en une maladie bénigne de moyenne « intensité une fièvre typhoïde qui aurait pu être fort grave.

« Passons maintenant à l'application. La baignoire étant « dans la chambre du malade, près de son lit, on prépare le bain à « 24 degrés centigr. — On met le malade tout nu dans son bain, « et aussitôt on ajoute progressivement une assez grande quan- « tité d'eau froide, pour abaisser la température du bain à 22 de- « grés, à 21 et à 20 degrés. A mesure que l'on ajoute de l'eau « froide, on retire du bain une égale quantité d'eau.

« Ce procédé a l'avantage de modérer l'impression très pé- « nible et le frisson qui accompagnent le bain lorsqu'il est donné « d'emblée à 20 degrés.

« Le malade doit rester dans son bain de 12 à 15 minutes. Pen- « dant la durée du bain, l'on tient sur sa tête des compresses « d'eau froide, et l'on peut lui frictionner le corps et les mem- « bres.

« Au sortir du bain, le malade qu'on n'a pas essuyé, est placé « tout ruisselant d'eau dans une couverture de coton ; on le « couvre suffisamment, on lui fait boire une légère infusion de « thé chaud avec une cuillerée de cognac et on le laisse bien « tranquille.

« La moyenne des bains est de quatre à huit par 24 heures (jour « et nuit), suivant le degré de température.

« La balnéothérapie doit être continuée pendant toute la du- « rée de la fièvre typhoïde. »

Quelle est cette durée moyenne de cette fièvre ? L'auteur ne le dit pas, mais nous savons qu'elle est généralement de quatre à cinq semaines.

— « Une autre indication de premier ordre doit être remplie ; « il faut alimenter et faire boire les malades. Pour cela, *rien ne* « *vaut le régime lacté,* qui est à la fois aliment, boisson et diuré- « tique.

« Sous l'influence de ce double traitement, bains froids et « boissons abondantes, aqueuses et vineuses (bouillon de viande, « bouillon de légumes, œufs crus), les urines sont belles et clai-

« res; le malade qui, avant le traitement, ne rendait que trois à « quatre cent grammes par jour d'urines sédimenteuses, rend « maintenant deux et trois litres d'urines normales. Cette diurèse « abondante, par laquelle le poison est peu à peu éliminé, est « un des meilleurs éléments de pronostic.

« Contre la céphalée du début, l'antipyrine est un excellent « médicament; on la donne à la dose d'un à deux grammes en « 24 heures par sachets de 0,50. — Les purgatifs sont indiqués au « début; mais plus tard, à la période des ulcérations intestinales, « il faut être prudent et ne donner que des lavements froids ou « des laxatifs doux.

CONSIDÉRATIONS CLINIQUES

Nous avons tenu à tout citer intégralement, d'abord par esprit d'impartialité, et en second lieu parce que certaines considérations ne manquent pas d'intérêt dans le traitement par l'eau froide.

Mais que dire en face de cette conviction si profonde et presque naïve du savant professeur, se figurant qu'en dehors de la balno-thérapie, il n'existe pas d'autre traitement digne de ce nom ! !

Il est vraiment regrettable, au point de vue humanitaire, comme au point de vue du progrès, que M. Dieulafoy n'ait pas vu à l'œuvre le traitement *alcaloïdo-dosimétrique;* sa conviction aurait diamétralement changé de pôle, et son admiration pour la méthode antityphoïque de Brand serait descendue à un degré bien proche de zéro.

J'ai connu bien des personnes ayant été traitées par cette méthode. Toutes en avaient conservé un souvenir amer, un souvenir de frayeur !

Sans compter qu'en dehors des hôpitaux, chez les simples particuliers, il n'est rien moins que commode d'avoir à baigner un malade toutes les trois ou quatre heures, jour et nuit, pendant des trois et quatre semaines ! C'est un traitement qui est loin d'être à la portée de tout le monde.

Sous ce rapport, comme au point de vue curatif, il est à cent piques au-dessous du traitement dosimétrique. Il y a entre ce traitement de Brand et le traitement dosimétrique, toute la différence d'un traitement *suspensif* à un traitement *abortif*. Je vais le démontrer.

Sans contredit, le traitement balnéaire *arrête la pullulation* des microzymes ; mais il ne les tue pas. Il ne neutralise même pas leurs sécrétions toxiques ; c'est une simple suspension du travail pullulatif.

Le bain frigorifique arrête la pullulation zymosique absolument comme les douches et pulvérisations d'eau glacée modèrent ou suspendent la *fermentation* dans une cuve de vendange.

Les microzymes sont simplement paralysés dans leur action momentanée ; mais ils restent très vivants, et dès qu'on cesse de les tenir en laisse par l'eau froide, ils se remettent en marche et se reproduisent.

Comme leur vitalité n'est pas indéfinie, et que normalement elle finit par s'user au bout de quatre à cinq semaines, il s'ensuit que la convalescence arrive d'autant plus vite que les globules sanguins ont gardé assez de vitalité pour prendre vigoureusement le dessus et achever la déroute de ces microbes.

Voilà tout le secret de la curation par les bains froids, et il est facile de comprendre pourquoi leur action est énormément plus efficace lorsqu'elle s'exerce dès le début.

Loin de nous l'idée de nier l'utilité de l'eau froide ; elle peut être d'un secours très précieux dans les cas très graves, en bains, en lotions, en lavements réitérés, etc. Mais c'est tout.

Une chose très certaine, c'est que, contrairement à ce qui se pratiquait autrefois, c'est dès le début, et avant que les microzymes aient envahi l'organisme, qu'il faut combattre la fièvre typhoïde.

Pour ma part, j'ai eu l'occasion de soigner bien des fièvres typhoïdes *à leur état naissant* et j'ai pu me convaincre que lorsque les antiseptiques sont administrés énergiquement à cette période, la jugulation est parfaitement possible. Si je ne craignais de fatiguer l'attention du lecteur, j'en pourrais donner les preuves détaillées les plus péremptoires.

Dans la médecine traditionnelle, il s'en faut de beaucoup que l'administration des médicaments soit toujours faite de la façon la plus profitable. Ainsi pour les médicaments antiseptiques et antipyrétiques, ce n'est pas en procédant par trois ou quatre fortes doses journalières qu'on peut atteindre le mieux le but poursuivi. Non-seulement ce but curatif n'est pas atteint, mais encore on a l'énorme inconvénient de rebuter l'estomac.

Les antiseptiques, de même que tous les alcaloïdes, n'agissent efficacement qu'à petites doses successives (continuées jour et nuit jusqu'à effet) et d'autant plus rapprochées que l'action à produire doit être plus prompte et plus intense. La démonstration est facile; l'on n'a qu'à essayer.

C'est là tout le grand secret des succès de la thérapie dosimétrique, biologique par dessus tout. *C'est la pierre angulaire de la médecine future*, et à mes yeux *la plus belle découverte de la médecine moderne.*

TRAITEMENT DOSIMÉTRIQUE

Au moment où, après la période prodromique, la fièvre commence, les microbes ont déjà infecté l'organisme par leurs sécrétions toxiques et se sont reproduits en nombre redoutable; en sorte qu'il est des cas où, dès le début de la fièvre, la température arrive à près de 40 degrés.

En pareil cas, alors même qu'on parvienne par le traitement dosimétro-alcaloïdique à atténuer très notablement la fièvre et à abaisser de suite la température d'un degré, l'on ne peut espérer une jugulation complète et définitive.

Pour que la défervescence complète commence, il faut que les toxines microphytiques aient été éliminées et que les micro phytes aient eux-mêmes été anéantis, soit par les agents antiseptiques employés, soit par phagocytisme, soit par les deux à la fois.

Dans son traitement par les bains froids, *Dieulafoy* a mille fois raison d'insister sur l'utilité des boissons abondantes, et d'une diurèse énergique, attendu que l'élimination des toxines doit être une condition essentielle de guérison. Évidemment, c'est là une indication de la plus haute importance, à laquelle on doit songer, quel que soit le traitement que l'on emploie.

Le traitement dosimétrique a, sur tous les autres, l'immense avantage de pouvoir arrêter la fièvre, c'est-à-dire l'amener à un degré peu noscif et peu dangereux. Il est à la fois antipyrétique et nécrophytique, attendu qu'il fait baisser tout à la fois le mouvement fébrile et la température; de sorte qu'avec lui, à moins de cas de détérioration organique exceptionnels, la mortalité est à peu près nulle.

Je sais bien que tout cela peut être contesté et mis en doute... par M. Dieulafoy tout le premier; mais le fait, reconnu depuis longtemps par une multitude de médecins dosimètres, le fait, dis-je, n'en existe pas moins, et, tôt ou tard, il faudra s'y rallier ou le subir.

Outre ma propre pratique et les documents du Dr d'Oliveira Castro, auteur et praticien du plus haut mérite, j'ai là sous mes yeux trente-trois observations de fièvre typhoïde, dont sept du Dr Boyron (1) et vingt-six du Dr Bourdon de Méru (2), la plupart très intéressantes soit comme gravité, soit comme traitement. *Tous ces cas*, grâce au traitement dosimétrique, sont arrivés à guérison sans accident et sans à-coup, en moitié moins de temps que par n'importe quel autre traitement.

Le traitement dosimétrique doit débuter toujours, et ici plus que jamais, par l'exonération de l'intestin qu'il y a toujours lieu de débarrasser de ses matières fermentescibles. Nulle substance ne remplit mieux ce rôle que le sedlitz Ch. Chanteaud, donné le matin à la dose d'une cuillerée à soupe ou d'une cuillerée à café, suivant l'effet à produire. On devra même le donner à petites doses, tous les matins, comme laxatif et comme modificateur intestinal.

Quant aux granules défervescents (*bien connus*), ce sont l'*aconitine*, la *digitaline*, la *vératrine*, et l'*arséniate de strychnine* ou bien la *brucine*, qu'on peut alterner, l'un ou l'autre, avec la *quinine*, ferro-cyanate de quinine ou salycilate de même base.

Dans les cas graves, on donne les quatre granules ensemble tous les quarts d'heure, jusqu'à effet, c'est-à-dire jusqu'à défervescence moyenne et abaissement de la température à 39 degrés. La fréquence des doses étant basée sur l'intensité de la fièvre, on les espacera à mesure que l'effet curatif sera obtenu.

On devra toujours, après les granules, donner une tasse de boisson agréable, lait coupé, limonade vineuse, orangeade, etc., et insister auprès du malade sur les avantages qu'il y a pour lui à boire fréquemment et à avoir toujours la bouche et l'estomac humectés.

(1) La *Dosimétrie*, année 1895, n° 10.
(2) *Traitement dosimétrique de la fièvre typhoïde.*

Il est des cas où, l'intervention médicale s'exerçant dès la période initiale, la défervescence est obtenue dès le second jour et se maintient ensuite avec une extrême facilité, c'est-à-dire avec des doses très espacées.

Mais il est d'autres cas où, par suite de conditions inverses, la défervescence n'est obtenue avec continuité qu'au prix de doses rapprochées et persévérantes pendant des six, sept et huit jours.

Il y a là une similitude très grande avec ce qui se passe avec le traitement de Brand, lorsqu'on ne peut obtenir qu'un soupçon et un sursis de défervescence qu'à la condition de renouveler le bain froid toutes les trois heures, jour et nuit.

Mais, en même temps que le traitement dosimétrique, rien n'empêche d'employer les lotions froides générales au moyen d'une grosse éponge simplement imbibée d'eau froide, qu'on promène toutes les heures ou toutes les deux heures sur le torse et le long des membres.

Avec ce simple adjuvant, combiné avec les lavements froids, l'on peut obtenir des soustractions de calorique considérables et maintenir la température au-dessous de 39 degrés ; et pendant ce temps, la défervescence s'établit peu à peu avec des doses plus éloignées. Dans les cas très graves, l'on peut même au besoin recourir aux bains froids.

Il y avait un adage de l'ancienne médecine, qui disait que dans la fièvre typhoïde, il fallait surtout faire durer le malade plus que la maladie. Cela est vrai avec tous les traitements lorsque les débuts de la fièvre n'ont pas eu de remède plus efficace que l'*expectation*.

Même dans les cas les plus graves, l'on obtient par l'alcaloïdothérapie méthodique une défervescence momentanée plus profonde et plus efficace que celle des bains froids. Ce traitement dissipe les symptômes nerveux, améliore la langue, rend les urines limpides et abaisse l'hyperthermie.

Dans les cas où l'on jugerait à propos d'augmenter, dès le début, les effets nécrophytiques des alcaloïdes défervescents, on peut, avec avantage, adjoindre à ces derniers soit les granules de sulfhydral (2 granules toutes les deux heures ou 1 granule toutes les heures), soit ceux d'hellénine, soit ceux d'iodoforme.

Tous les trois sont des nécrophytiques s'éliminant par les bronches et purifiant par cela même les voies respiratoires.

Il est à noter qu'avec le traitement dosimétrique l'absorption des liquides alimentaires et tonifiants peut toujours s'effectuer sans discontinuité d'un seul jour. Aussi, tant pour ce motif que par suite de l'administration de la strychnine qui fait, en quelque sorte, partie du traitement, l'adynamie ne survient-elle qu'exceptionnellement.

Les épistaxis survenant soit au début, soit dans le cours de la maladie, sont toujours un symptôme grave et souvent un signe d'intoxication profonde.

On pourra les combattre efficacement par l'ergotine associée à l'arséniate de fer et quelquefois à l'arséniate de strychnine. Il en est de même pour le cas d'hémorrhagie intestinale.

Contre la céphalalgie, c'est l'aconitine et le camphre monobromé qui réussiront le mieux. — Dans les vésanies et les troubles de la mentalité, ce sont les granules d'hyosciamine et ceux de valérianate de caféine et de fer qui devront avoir la préférence.

Enfin, dans les convalescences difficiles, la quassine, la pepsine, l'arséniate de fer, l'hypophosphite de chaux pourront être d'une extrême utilité.

CHOLÉRA

Inconnu en France et en Europe avant la grande épidémie de 1832, le choléra commence à revêtir, depuis les deux dernières invasions, des formes de moins en moins graves, de sorte que la différence très tranchée qui existait sous ce rapport entre le *choléra indien* et le *choléra nostras*, s'est fortement atténuée dans ces derniers temps.

Son caractère parasitaire, quoique universellement admis et avéré, n'est peut-être pas encore absolument défini. Après le *bacille virgule* de Koch, qu'on croyait être le seul coupable, en voici un autre, le *bacterium coli*, non moins malfaisant et surgi tout récemment.

« Le bacille cholérique, dit le *Manuel Dieulafoy*, est redou-
« table par le poison qu'il élabore. Il se rapproche en cela des
« bacilles de la diphtérie et du tétanos, qui élaborent, eux aussi,

« des toxines. Les toxines des bacilles cholériques sont multi- « ples. Ce sont elles qui provoquent la diarrhée, la coagubilité « du sang, les contractures, l'algidité. L'odeur produite par le « microbe cholérique se sent dans l'haleine des malades comme « dans les cultures artificielles du microbe, et elle rappelle l'odeur « de l'urine de souris. »

Il n'y a pas d'exemple jusqu'ici que ces microbes aient été transportés en vie par les vents, depuis leur berceau dans les Indes jusque dans nos contrées d'Europe. C'est toujours par les grands bateaux, dont l'atmosphère leur est favorable, et par des marchandises ou effets contaminés que se produit cette terrible invasion. Ce sont là des notions indispensables à connaître pour la prophylaxie.

Nous ne nous arrêterons pas à décrire les trois périodes caractéristiques de la maladie ; *invasion*, avec diarrhée prémonitoire ; période *algide* et période de *réaction*. Tout le monde les connait.

TRAITEMENT CLASSIQUE

« Quel est le traitement des cholériques ? Pendant la première « période, il faut combattre énergiquement la diarrhée. On donne « le sous-nitrate de bismuth, l'opium, le laudanum et l'eau de riz « albumineuse pour boisson. Contre les vomissements on prescrit « les boissons glacées, le thé au rhum, le vin de champagne. A la « première alerte d'algidité, on fait des lotions froides aromati- « ques, et l'on pratique des frictions avec des tampons de laine « imbibés de liniment chloroformé. L'acide lactique, à la dose de « 10 à 15 grammes par jour (Hayem), a donné de bons résultats. « L'injection de sérum artificiel dans les veines, préconisée par « Hayem en 1884 a été très largement pratiquée en 1892 ; elle a « donné un nombre de succès supérieur à celui qui avait été « obtenu antérieurement. La réaction, si elle est trop vive, sera « combattue au moyen de sinapismes, de compresses d'eau sur « la tête et de boissons sudorifiques. » C'est tout.

Nonobstant notre profond respect pour la science du maître... en face d'un traitement aussi simpliste, se bornant au bismuth opiacé, au sérum artificiel et à l'acide lactique, et où ne figurent ni agents antiseptiques ni agents névrosthéniques, nous avouons notre scepticisme ; scepticisme aussi complet que celui que peut y avoir M. Dieulafoy pour la dosimétrie.

Comme je l'ai déjà dit ailleurs, la thérapie classique, en se confinant dans la routine traditionnelle, ressemble à un habile horloger à qui on ne laisserait d'autres outils que ceux en usage chez les nègres du Congo.

Sous le rapport de la commodité et de la puissance des moyens, le simple exposé du *traitement dosimétrique* fera ressortir suffisamment *l'infériorité* énorme du *traitement classique.*

TRAITEMENT DOSIMÉTRIQUE

Ce traitement, disons-le de suite, s'est montré dans la dernière épidémie survenue en France, d'une efficacité aussi remarquable que prompte. Cela n'a rien de surprenant, étant donné que cette question de thérapie alcaloïdique a été depuis longtemps l'objet d'études approfondies de la part de professeurs et médecins alcaloïdistes des plus distingués ayant nom Burggraeve, Laura,, Félix Paquet, d'Oliveira Castro, etc. Je n'ai donc que l'embarras du choix parmi les documents susceptibles d'éclairer la *pathogénie* ainsi que les *indications* dans les cas d'attaque cholérique intense.

Jusqu'ici les microbes *cholériques* n'ont pas été rencontrés en dehors des liquides intestinaux et des couches superficielles internes de l'intestin.

« Dans les cas foudroyants et à terminaison rapide, dit le « docteur d'Oliveira Castro, il n'y a pas de lésions appréciables; « ce n'est que lorsque la maladie se prolonge qu'on observe des « signes d'irritation vasculaire, lésions évidemment secondaires, « déterminées par la maladie, et non par l'agent morbigène.

« Il semble donc que les lésions soient primitivement dyna« miques. Le microbe installé dans les replis intestinaux produit, « à l'extrémité des nerfs s'irradiant dans l'intestin, une modifica« tion telle... dans leur fonctionnement, que leur vitalité est « épuisée, leur action paralysée et leur équilibre dynamique « absolument détruit. De cette dépression dynamique primor« diale du grand sympathique résulte toute la série des autres « symptômes dont la succession s'explique d'une manière satis« faisante par les principes de la physiologie pathologique.

« C'est ainsi que la lésion commencée par les intestins, se « communique immédiatement, avec la rapidité des perturba« tions nerveuses, à toute l'économie. »

Des expériences physiologiques directes ont démontré l'influence des nerfs sur les sécrétions intestinales. Lorsqu'ils fonctionnent régulièrement, l'intestin reste simplement lubréfié; lorsque, au contraire, ils sont paralysés ou détruits, l'intestin se remplit d'une abondante transudation séreuse,

Les effets de la peur sur la sécrétion intestinale et le relâchement nerveux de l'intestin sont bien connus, aussi bien sur l'homme que sur les animaux. L'animal effrayé tremble, sa peau se refroidit et pâlit, une diarrhée séreuse s'établit aussitôt et les sphincters relâchés laissent échapper les urines et les matières fécales. Une forte appréhension produit momentanément les mêmes effets. La matinée d'une bataille connue à l'avance, est toujours agrémentée d'un posement de culotte à peu près général.

Il est donc facile de comprendre combien il est urgent d'aguerrir les populations, ainsi que les familles, contre la peur du choléra, et de bien veiller à éviter les refroidissements de la nuit.

Il a été reconnu par diverses expériences, dit le Dr F. Paquet (1), que la vasoconstriction intestinale, ou paralysie du grand sympathique coïncide avec la vasoconstriction des régions cutanée et bucco-faciale; ce qui explique très bien la succession des symptômes : diarrhée, algidité, sécheresse de la bouche, perturbations cardiaques, crampes successives des muscles lombaires, pelviens, et thoraciques.

« En comparant la *microbiose* du choléra avec les autres ma-
« ladies zymotiques, dit le Dr d'Oliveira Castro, nous voyons
« qu'il y a entre elles une complète disparité de symptômes. Dans
« la variole, le typhus, la fièvre jaune, etc., la maladie est cons-
« tituée de deux éléments essentiels : la réaction de l'organisme
« contre *l'invasion* des parasites qui l'attaquent pour s'y fixer; et
« leur *élimination* comme corps étrangers. La maladie est donc
« générale, prolongée, cyclique.

« Dans le choléra, rien de semblable. Tous les symptômes
« sont aigus et font leur évolution en peu de temps. Il n'y a pas
« de réaction précédant l'élimination, et la maladie présente un
« degré de gravité, des symptômes et une marche si variables,
« que, *abstraction faite de sa cause*, l'élément principal de la
« maladie réside dans le système nerveux.

« Les microbes, en provoquant la transudation intestinale par
« paralysie vasomotrice, déterminent eux-mêmes leur propre éli-

(1) F. Paquet : *Le choléra et son traitement préventif*, Paris, 1883.

« mination, ou, pour mieux dire, leur évacuation. L'intestin « étant ainsi délivré de la présence des microbes, le reste de « l'évolution morbide est tout physiologique. Après la paralysie, « vient nécessairement une tendance plus ou moins efficace vers « la réaction, Les intestins s'irritent, s'enflamment; la tempéra- « ture s'élève et donne lieu à une maladie nouvelle, en quelque « sorte *curative*. Celle-ci n'est ni spécifique, ni contagieuse; pen- « dant sa durée, ni le sang ni les humeurs ne donnent des ino- « culations positives, ne confèrent aucune immunité, mais pré- « disposent plutôt à une nouvelle attaque. Le choléra proprement « dit se passe donc dans l'intestin, l'organisme n'intervient que « par sa sensibilité nerveuse.

« Que les nerfs intestinaux deviennent insensibles aux stimu- « lants et aux influences périphériques, le choléra passera presque « inaperçu. Telle est la raison de l'efficacité de l'opium dans « certains cas. C'est pour cela aussi qu'il est nécessaire de nous « borner à inciter l'énergie vitale et à diminuer la sensibilité « périphérique, sans chercher d'aucune façon à arrêter les éva- « cuations, qui sont l'unique moyen d'abréger l'attaque en élimi- « nant la cause.

« L'opium, très utile pour guérir certaines diarrhées simples, « mais pouvant devenir rapidement cholériques par modification « du liquide intestinal, devient nuisible lorsque le choléra est « déclaré parce qu'il augmente la durée du contact de l'agent « toxique avec l'organisme et quelquefois en fournissant à « l'attaque de nouvelles générations de microbes. »

Cette pathogénie, absolument exacte et scientifique, nous conduit aux conclusions suivantes : 1° Le germe cholérigène est un germe parasitaire se développant spécialement dans l'intestin et le liquide intestinal, après s'y être introduit par un de ses orifices supérieur ou inférieur.

2° Ce parasite et ses produits ont pour effet la paralysie des nerfs intestinaux qui, à leur tour, provoquent l'apparition des autres symptômes.

Elle nous trace aussi, en même temps, les grandes indications à remplir dans le traitement préservatif et curatif du *choléra*.

Parmi les moyens préventifs généraux, le plus efficace serait celui de détruire, dès le début de l'épidémie, toutes les déjections, d'abord chez tous les habitants malades ou suspects de la région contaminée, et en second lieu chez tous ceux qu'on astreindrait à la quarantaine.

Quant à la *prophylaxie* individuelle, elle consistera surtout, non-seulement à éviter l'introduction des germes dans le tube digestif, mais encore à rendre les liquides intestinaux rebelles au développement de ces mêmes germes.

On évitera donc d'aller à la garde-robe dans des lieux suspects et non désinfectés. On soumettra à la désinfection tout objet susceptible de transmettre des germes cholérigènes.

L'on ne fera usage que d'aliments cuits ou passés au feu, d'eau bouillie, d'eau minérale ou d'eau aiguisée de borate de soude dans la proportion d'un cinq millième.

Tous ceux qui approchent des malades devront faire usage, soit de pastilles de borax, soit surtout de granules de sulfhydral, un granule toutes les deux heures.

Eviter l'humidité de la nuit, ainsi que tout écart de régime et toute cause de refroidissement.

C'est un préjugé irréfléchi de croire qu'il soit nécessaire de s'abstenir de laxatifs en temps d'épidémie cholérique. L'expérience et une très large pratique ont prouvé le contraire (1) et démontré que les laxatifs salins, tels que le sedlitz Ch. Chanteaud à petite dose journalière, peuvent être, au contraire, très utiles en expulsant les matières fermentescibles et en vivifiant la muqueuse intestinale.

Tout ce qui concourt à maintenir l'équilibre physiologique et à augmenter la tonicité nerveuse devra être mis en pratique. C'est ainsi que l'arséniate de strychnine, à la dose de 3 granules par jour, pourra être très utile. Il en est de même de la *leptandrine*, conseillée par le Dr Paquet comme excitant des centres nerveux hépatique et intestinal, et qu'on peut à ce titre associer à la strychnine.

MOYENS CURATIFS

Il s'en faut de beaucoup que les antiseptiques soient inefficaces

(1) Le Dr *Essalden* écrivait, en 1849, à l'*Union médicale*, qu'il avait prescrit pendant l'épidémie cholérique des purgatifs et des éméto-catartiques par centaines, sans qu'aucun ait été suivi de choléra. Et il allait jusqu'à dire que l'usage des évacuants pouvait préserver beaucoup de personnes qui, sans eux, eussent pu succomber à une attaque cholérique. *Fonsagrives*, commentant cette opinion dans son traité de thérapeutique, approuve cet emploi des purgatifs.

contre le choléra, lorsqu'on peut les faire pénétrer dans l'organisme, soit par des frictions continues, soit par l'estomac, soit par des injections hypodermiques.

Dans l'épidémie de 1864, un des grands colons hollandais de Jova, *M. Van der Brock*, sauva un très grand nombre de ses employés indigènes en leur faisant avaler un quart de verre à un demi-verre d'alcool camphré.

Ce médicament se trouvant sous la main dans une infinité de ménages, c'est à lui qu'on a le plus souvent recours pour les frictions générales anticholériques. Ces frictions, lorsqu'elles sont faites avec méthode et persévérance, agissant comme stimulants par endosmose, ont pour effet de maintenir la circulation et, en *empêchant* la cyanose, de s'opposer à la diffusion des germes de la maladie.

Au dire de M. Mousset, élève de Pasteur, ce sont les frictions faites avec l'alcoolé de piments enragés qui, dans les Indes hollandaises, en 1864, donnèrent les meilleurs résultats.

Deux principales indications ressortent de la pathogénie biologique du choléra : 1° Expulser et tuer les microzymes; 2° maintenir la circulation sanguine et soutenir la vitalité nerveuse pour empêcher la paralysie des nerfs intestinaux. — On expulse pa les purgatifs, et en particulier par les purgatifs salins. On expulse et on tue par tout ce qui entrave la fermentation : granules de sulfhydral, d'iodoforme, d'arséniate de strychnine, de camphre bromé, de quassine, etc.

En face d'un cholérique pris au début, le traitement doit toujours commencer par un fort laxatif salin et se continuer, en même temps que les frictions stimulantes méthodiques, par les antiseptiques et les névrosthéniques, en tête desquels se place la strychnine, qui possède à un très haut degré les deux genres de propriétés.

C'est le médicament anticholérique par excellence, ainsi que l'ont démontré une multitude de guérisons, et en particulier celles obtenues par le Dr Florence, dans la dernière épidémie de choléra.

Mais, même en temps d'épidémie, il s'en faut de beaucoup que le médecin soit appelé dès le début de la maladie. Bien souvent il n'intervient qu'alors que la cyanose existe déjà, et que les vomissements continus empêchent toute absorption médicamenteuse.

Même en cas désespéré, la dosimétrie peut montrer une puissance exceptionnelle. Armé de son injecteur hypodermique et de sa trousse alcaloïdique (qui, en temps d'épidémie surtout) ne doit jamais le quitter), le médecin ne doit pas perdre une minute pour conjurer les phénomènes morbides par une *hypodermie* presque instantanée.

Voici le traitement qui a réussi au Dr Florence, dans des cas d'une gravité exceptionnelle, alors que le malade « manifestait « la plus profonde détresse par ses yeux enfoncés dans leur « orbite, le nez tiré et la peau parcheminée et violacée ; les pom- « mettes saillantes donnant à la figure l'aspect cadavérique, les « mains froides, le pouls imperceptible, les pieds glacés, l'estomac « et le ventre rétractés en forme de bateau. » (1).

L'injection pour calmer les crampes et les vomissements et relever la vitalité en pareil cas, est la suivante : *Hyoscîamine, aconitine, arséniate de strychnine, bromhydrate de morphine, cocaïne*, de chaque 6 granules qu'on fait dissoudre dans une cuillerée à café d'eau bouillante, avec addition de 15 ou 20 gouttes de chloroforme. On l'injecte en deux fois successives, au creux de l'estomac ou sur le pourtour épigastrique.

Ces piqûres sont suivies d'un lavement copieux de plantes aromatiques, très chaud, additionné de rhum, de madère, de laudanum, 10 gouttes, et de café fort. Le tout est gardé de trois à quatre heures et plus facilement.

L'on fait en même temps des frictions et des massages.

La formule hypodermique est quelquefois modifiée suivant les symptômes, et alors l'on ajoute soit la *digitaline*, quand il est besoin d'exciter la diurèse, de régulariser le cœur et de le tonifier; soit la *pilocarpine*, excitant cardiaque, thermogénique, liquéfiant, sécréteur, antidyspnéique ; soit le *monobromure de camphre*, comme anticéphalalgique, et ils sont ajoutés à la même dose de 5 à 6 granules.

Environ une heure après les piqûres et le lavement, une amélioration notable se produit par une diminution de plus en plus prononcée des crampes, des vomissements et du froid ; alors, les mêmes granules sont donnés par l'estomac, d'abord une de chaque tous les quarts d'heure, puis toutes les demi-heures. Puis, le second jour, par heure, à dix de chaque dans la journée,

(1) *La Dosimétrie* (nouvelle revue), n° 4, année 1893, p. 81.

Chaque matin, vers trois heures, on administre du sedlitz à dose laxative, puis on laisse le malade en repos jusque vers les huit heures et demie ; à ce moment, mêmes piqûres, même lavement, quelquefois quatre à cinq jours de suite.

En résumé, ce traitement consiste à agir vite, en ayant les remèdes sous la main, avec soi, et avec l'injection sous-cutanée alcaloïdique, à neutraliser les toxines et relever suffisamment la vitalité pour que l'absorption puisse se faire par le tube digestif. Si ce résultat n'était pas obtenu en une seule injection, on en pratiquerait une seconde. Après cela, le lavement aromatique très chaud, les frictions et massages, et les granules avalés méthodiquement achèvent la guérison.

La dose de strychnine à six granules, c'est-à-dire à 3 milligrammes, n'a rien que de très modéré. Le Dr Luton, de Reims, l'administrait hydermiquement par 5 milligrammes à la fois dans les cas de *delirium tremens*, injection qu'on répétait le soir à la même dose ; et dans des cas de ce genre, il m'est arrivé de l'employer avec succès et sans inconvénient à ces hautes doses.

Lorsqu'on assiste à l'éclosion cholérique et que la marche n'est pas rapide, l'administration réitérée, à court intervalle, des granules de calcium, pourra faire merveille, surtout après purgation préalable. En même temps l'on soutiendra la vitalité par les granules d'acide phosphorique et d'arséniate de strychnine.

S'il survient des crampes, elles seront combattues par le *camphre bromé*. S'il y a suppression des urines, on donnera la *digitaline*. De même la suppression de la sueur et l'élévation de la chaleur interne seront rectifiées par l'*aconitine*, et l'intermittence des symptômes par le *salicylate de quinine*.

Aussitôt que l'équilibre des fonctions nerveuses intestinales aura été rétabli et que le microbe aura disparu du *mucus entérique*, tous les symptômes gastriques, algides ou nerveux disparaitront, et l'on n'aura plus à traiter, c'est-à-dire à modérer les phénomènes de réaction.

Bien que dans les cas de choléra algide traités par M. Florence, où les injections hypodermiques ont triomphé de la maladie, l'association du *chlorhydrate* de *morphine* avec la *cocaïne* n'ait pas paru provoquer des phénomènes d'excitation céphalique, néanmoins nous croyons qu'il y a lieu d'y prendre garde, et de remplacer au besoin la morphine, soit par la cicutine, soit par la codéine, soit par les deux à la fois.

En somme, nous pouvons affirmer aujourd'hui en toute certitude que désormais, grâce à la dosimétrie, le médecin pourra ne plus rester désarmé en face d'une épidémie cholérique, et qu'en intervenant dès les débuts, la mortalité dans cette affection pourra être réduite à des proportions minimes, tout comme celle de la variole et de la fièvre typhoïde.

FIÈVRE JAUNE

Éminemment contagieuse et parasitaire, la fièvre jaune est endémique sur presque tous les parages de la mer des Antilles, du golfe du Mexique, de la Guyane, du Brésil et de la Nouvelle-Orléans. On l'a vu prendre quelquefois le caractère épidémique lorsqu'elle a été importée en Europe par des navires contaminés.

D'ordinaire, elle s'annonce successivement par des frissons presque toujours nocturnes, douleur subite et violente aux reins, céphalalgie, courbature générale, chaleur fébrile intense, visage rouge, soit ardente avec délire, vomissements et diminution des urines. Au bout de trois à quatre jours, rémission des symptômes avec jaunisse plus ou moins intense. Assez souvent, vomissements de sang noir, hémorrhagies généralisées.

TRAITEMENT CLASSIQUE

La prophylaxie, dit le manuel Dieulafoy, consiste en des quarantaines sévères et la désinfection complète des bâtiments contaminés. Lorsque le littoral est bordé de hauteurs, il suffit d'une altitude de 250 à 300 mètres pour qu'on soit à l'abri de la fièvre jaune.

« Le traitement curatif consiste à faire usage de purgatifs doux, « huile de ricin mélangée de jus de citron (Fuzier). On combat « l'hyperthermie au moyen de lotions froides aromatiques; on « prescrit les boissons acidulées et vineuses, les préparations de « quinquina, le champagne. »

A ne voir que l'ensemble de ce traitement curatif, serait-il possible d deviner qu'on ait affaire ici à une affection essentiellement contagieuse et parasitaire?

TRAITEMENT DOSIMÉTRIQUE

Ainsi que le fait remarquer avec juste raison, le Dr d'Oliveira Castro, cette affection, par sa nature et ses symptômes, se rapproche beaucoup de ceux de la fièvre rémittente bilieuse. Mais l'action morbifique porte davantage ici sur le foie et l'estomac, avec tendance aux hémorrhagies. De là l'indication du salicylate de quinine en première ligne.

Mais cet antiseptique seul, même administré à dose suffisante pendant toute la durée morbide, ne suffirait pas. Il faut lui adjoindre l'arséniate de strychnine, qui non-seulement décuple l'action de la quinine, mais encore prévient l'adynamie, tonifie l'estomac et arrête ou modère les vomissements. Si ces vomissements présentent un caractère inquiétant, on y adjoindra de suite les granules d'hyosciamine et de codéine, et en cas de rachialgie intense, ceux de bromhydrate de cicutine.

Je n'ai jamais eu à traiter de fièvre jaune. Mais j'ai eu occasion d'avoir sur cette maladie des renseignements écrits et verbaux très circonstanciés, par mon ancien camarade et ami Fuzier, qui, pendant l'expédition du Mexique, resta deux années consécutives médecin en chef de l'hôpital de la Vera-Cruz.

Avec l'ancienne thérapeutique, la médecine était bien désarmée. Avec la thérapie dosimétrique, il n'en est plus de même; mais il est essentiel de bien saisir les indications, car avec elle on a la possibilité d'y pourvoir presque instantanément.

Ici, la première de toutes consiste à arrêter l'action des microzymes le plus promptement possible. Mais n'oublions pas que toute administration médicamenteuse par l'estomac doit être précédée d'un léger purgatif qui débarrasse cet organe de ses matières fermentescibles.

Le choix des moyens est subordonné aux circonstances. Le plus souvent ce sera le sedlitz granulé Ch. Chanteaud; d'autres fois l'huile de ricin mêlée de jus de citron, mélange usité au Mexique. D'autres fois le podophyllin joint à la colocynthine ou à l'évonymine, qui présentent l'avantage d'entretenir la libération intestinale, tout en favorisant l'écoulement de la bile.

En résumé, l'indication antizymotique, à la fois antifébrile et antithermique, sera remplie par le salicylate de quinine et l'aconitine (1 granule de chaque, administrés toutes les demi-heures), et par l'arséniate de strychnine, l'arséniate de caféine et la quassine (1 granule toutes les heures).

Mais en présence d'un cas grave, évoluant avec des vomissements intenses, je n'hésiterais pas à employer la voie hypodermique, et à injecter ces cinq antiseptiques spéciaux ensemble à la dose de 5 à 6 granules de chaque, ainsi que l'a fait le Dr Florence dans le choléra.

En cas d'hyperthermie, on insistera sur l'administration de l'aconitine, en ajoutant au besoin des lavements froids,

Aux hémorrhagies qui commencent leur manifestation par le *vomito negro*, on opposera l'ergotine ou le salicylate de fer (2 granules toutes les demi-heures).

Contre l'insomnie et le délire, on donnera le camphre bromé (2 granules toutes les demi-heures)

Contre la suppression des urines, on emploiera la scillitine, en même temps que des boissons fraiches en abondance.

Enfin, dans la convalescence, c'est l'arséniate de fer et de quinine, ainsi que la quassine qui seront le plus souvent indiqués.

VARIOLE

Quelle est la pathogénèse de cette maladie ?

Bien que le germe de la variole n'ait pas encore trouvé de micrographe pour dresser son état civil, cette maladie particulièrement infectieuse et contagieuse n'en est pas moins universellement considérée comme *parasitaire*.

Ses quatre stades d'évolution : préparation invasive, éruption, suppuration, dessication, sont si caractéristiques qu'il n'est nul besoin de s'y appesantir.

La période prodromique n'offre d'abord que des phénomènes généraux communs à une infinité d'autres maladies, tels que douleurs de tête et des reins, inappétences et nausées, diarrhée ou constipation, qui n'ont rien de caractéristique. Ce n'est que lorsqu'on voit poindre sur la figure et sur le cou de petites élevures rougeâtres, semblables à des *sudomina*, que la maladie se dévoile. C'est l'annonce de l'éruption qui se fait en deux ou trois jours, et d'autant plus vite que l'éruption sera plus confluente.

Etant donnée la nature microbique de la maladie, c'est dès cette première apparition morbilleuse, et tout de suite, qu'il serait rationnel de commencer un traitement antiparasitaire et nécrophilique. Et celui-ci aurait certainement pour effet de diminuer l'intensité de la maladie.

Mais voyons d'abord quel est le traitement classique :

TRAITEMENT CLASSIQUE

« Les varioleux doivent être placés, autant que possible, dans « une chambre spacieuse et bien aérée, dit le *Manuel Dieulafoy*. « Si la variole est légère, on se contentera de prescrire quelques « boissons fraîches, des laxatifs légers, des bouillons, du lait, de « l'eau vineuse.

« Si la variole est intense, on joindra à ces moyens les prépa- « rations toniques ; on opposera l'opium aux accidents nerveux. « Si la fièvre est violente et si les paroxysmes sont accentués, on « prescrira le sulfate de quinine ou l'acide salicylique.

« Au moment de la suppuration, les plus grands soins de pro- « preté sont nécessaires ; il faut avoir deux lits dont les draps « sont fréquemment renouvelés. Les lotions d'eau tiède sont « indiquées. Dans le service de Trousseau, il nous arrivait fré- « quemment de placer le malade dans une baignoire, de l'arroser « rapidement avec trois ou quatre seaux d'eau à la température « de 25 degrés et de le couvrir ensuite tout mouillé dans une cou- « verture de laine.

« J'ai constaté les bons effets de ce traitement.

« M. Ducastel a mis en usage une médication éthéro-opiacée. « Tous les jours on prend une cuillerée d'une potion où l'opium « est associé à l'éther. Mais cette potion, souvent mal tolérée, peut « être remplacée avantageusement par 15 centigr. d'extrait gom- « meux d'opium par vingt-quatre heures, et par une injection « sous-cutanée, contenant 2 centim. cubes d'éther, faite matin et « soir. Ce traitement peut modifier heureusement l'éruption et « modifier la suppuration.

« Les moyens prophylactiques doivent être rigoureusement « employés, etc.....»

— Nous laissons au lecteur le soin de faire par lui-même ses réflexions sur la nature de ce traitement, de même que celui d'apprécier le degré probable de son efficacité antiseptique dans les varioles confluentes.

En opposant ici le traitement dosimétrique au traitement classique, je le répète encore pour qu'on le sache bien, nous n'avons pas besoin d'innover. Nous n'avons qu'à résumer les documents existants, et tout particulièrement un ouvrage justement couronné, il y a dix ans, par la Société de médecine dosimétrique (1), où la monographie thérapique de la variole est admirablement traitée.

TRAITEMENT DOSIMÉTRIQUE

Dans toute maladie infectieuse il existe deux facteurs : d'une part, le germe virulent ; de l'autre, l'organisme, qui offre à ce germe un terrain plus ou moins favorable ou plus ou moins rebelle. Alors même que nous ne puissions agir sur le germe, nous pouvons avoir prise sur le terrain d'implantation, soit par l'intérieur, soit par la surface externe de l'organisme.

Dans la variole (variole confluente), le travail morbide parasitaire est patent et se passe presque au grand jour, une fois que l'implantation diffuse est effectuée.

« Ces myriades de microzimes, avides d'air et de lumière, « s'acheminent vers la surface de la peau, déterminant ainsi des « altérations spéciales qui marquent le commencement de la « période d'*éruption*. Partagés par tribus et fixés dans la peau ou « dans les muqueuses, ils y vivent quelque temps en provoquant « une inflammation suppurative qui constitue la pullulation ; « celle-ci n'est qu'un acte de l'organisme pour éliminer les corps « vivants ou les cadavres des parasites, et ramener à leur état « d'intégrité et de santé primitive les tissus au sein desquels ils « ont achevé leur existence. »

Quant aux substances parasiticides, une des meilleurs qu'on puisse employer est le sulfhydral en granules, qui dans l'estomac se transforme en acide sulfhydrique et répand dans tout l'organisme ses propriétés éminemment nécrophytiques.

(1) *Éléments de Clinique et de Thérapeutique dosimétriques*, par le Dr d'Oliveira Castro.

L'expérience et les faits ont démontré que le sulfhydral, donné dès le premier indice de la maladie à dose suffisante et continuée jusqu'à effet, peut empêcher la pullulation microbique et mitiger énormément la violence des symptômes. Cet effet se produit d'autant mieux qu'on parvient davantage à saturer l'organisme du sulfure parasiticide. Mais tant que l'évolution éruptive et papuleuse se continue, il est indispensable de continuer la médication si l'on veut obtenir l'arrêt de l'épanchement liquide dans les papules.

Cependant, même après la *pustulation*, le sulfhydral, tout en ayant une moindre action, pourra encore empêcher les complications, détruire la mauvaise odeur, diminuer la fièvre et avancer la dessication.

Le sulfhydral, dosé à 0,1 centigr. par granule, est très bien toléré, à condition de l'administrer par 1 granule tous les quarts d'heure, ou 2 granules toutes les demi-heures, à dose filée et continue, jusqu'à ce que l'organisme en soit totalement imprégné, ce qu'on reconnait à l'odeur sulfhydrique qui s'exhale par la respiration.

Cependant il existe chez beaucoup de malades un maximum de saturation, indiqué par de l'oppression, des nausées et même un vomissement. Mais ce sont là des phénomènes passagers et sans importance.

En pareil cas, il suffit d'espacer la prise des granules, de les donner momentanément toutes les demi-heures ou toutes les quarante minutes, en administrant dans l'intervalle une boisson agréable, bouillon, lait, limonade vineuse, eau fraiche et pure, etc. Mais l'on ne doit pas discontinuer le remède, dont la cessation pourrait faire perdre les résultats obtenus. Les enfants ne sont pas plus impressionnés que les adultes, et l'on devra chez eux aussi continuer le remède jusqu'à effet.

« Nous avons administré le sulfhydral, dit le Dr d'Oliveira, de-
« puis la dose de 60 granules jusqu'à celle de 140 par jour, sans que
« nous nous en soyons jamais repenti, et sans que les malades
« aient jamais ressenti le moindre inconvénient de cette médi-
« cation ainsi conduite. »

L'on peut, à la rigueur, ne pas se borner au sulfhydral, et lui adjoindre, soit directement, soit en alternant les granules d'iodoforme, dont les effets antiseptiques, diffusibles et volatils sont similaires. Ces granules, à leur dose de 1 milligramme, ne peuvent, en aucune façon, avoir une fâcheuse influence sur le filtre rénal.

Avec le traitement dosimétrique, quel que soit le moment où le médecin est appelé, *la fièvre* et *l'hyperthermie* peuvent être efficacement réfrénées par la triade alcaloïdique (aconitine, digitaline et salicylate de quinine), qu'on peut alterner avec l'arséniate de strychnine. Il ne sera nul besoin de recourir aux lotions d'eau froide ni à 24, ni à 25 degrés, et le médecin évitera les commentaires malveillants du public, dont l'hostilité contre l'eau froide dans les fièvres éruptives est générale et si prononcée, qu'en cas d'insuccès, il peut être pris à partie très malencontreusement. Tout en ne partageant, en aucune façon, les préjugés du public à l'endroit de l'action de l'eau froide et de ses effets répercutifs, il ne me viendra jamais à l'idée de les employer, du moment qu'on peut s'en passer avantageusement. N'est-il pas plus avantageux, en effet, de couper, ou tout au moins de mitiger la fièvre dans ses causes productrices septiques, que par des moyens extérieurs qui ne procurent qu'une simple suspension ?

Un autre préjugé d'autrefois, ayant cours, même parmi bien des médecins, c'était celui de croire qu'à partir de l'invasion, on doit laisser la variole suivre son cours.

Prenez garde, disait-on, de faire rentrer la variole ! Comme si l'on pouvait faire rentrer une chose qui n'est pas encore formée ! Autant dire qu'il ne faut pas contrarier les microbes et arrêter leur essor dans leur travail de pustullation.

Il n'y a qu'un cas où l'on soit forcé de subir le mal effectué : c'est celui où vésicules et pustules se sont déjà produits lorsque le médecin est appelé, et qu'il n'a plus d'autre objectif possible que celui de s'opposer à la résorption des produits pustuleux, ainsi qu'à l'asphyxie cutanée.

Mais en fait d'antiseptiques favorables et commodes à prendre, la dosimétrie n'est pas à court. Outre l'arséniate de strichnine, indispensable pour soutenir la vitalité, l'on peut donner le salicylate de quinine, l'iodoforme, la vératrine, l'hellénine, la juglandine, etc.

« Les vomissements qui se montrent souvent dans les pre-
« miers jours, dit le Dr d'Oliveira Castro, rendent quelquefois le
« traitement difficile à cause du rejet des médicaments. Il faudra

« donc recourir à l'hyosciamine et à la brucine (1 granule de « chaque toutes les demi-heures) qui, en calmant l'irritabilité de « l'estomac, rendront possible la médication défervescente.

« On calmera la *rachialgie* par le tannate de cannabine « (1 gran. toutes les demi-heures).

« Lorsque l'éruption commence à se faire, on suspendra le « traitement défervescent, mais en continuant le sulfure de « calcium et le salicylate de quinine, car cette période s'accom-« pagne toujours d'une rémission fébrile.

« Nous devons avertir cependant qu'il est rarement néces-« saire d'avoir à formuler un traitement complexe, lorsque le « traitement dosimétrique intervient dès le début. Dans la plu-« part des cas, il suffira d'employer le sulfure de calcium avec « les défervescents pendant l'invasion, et le même avec la « strychnine et la quinine pendant l'éruption.

« La durée de la maladie sera notablement abrégée ; le ma-« lade souffrira moins, et la famille et le médecin seront délivrés « des craintes et des incertitudes où les jettent toujours une « maladie pour laquelle, au dire de M. Jaccoud, la mort est la « règle, et la guérison l'exception. »

ROUGEOLE

Maladie contagieuse dès le début, bien qu'elle le soit encore plus au moment de la desquammation. S'annonce, en outre par des frissons, malaise et fièvre, par des yeux larmoyants et rouges, et un catarrhe nasal et laryngé.

La rougeole est rarement grave par elle-même, mais elle est souvent dangereuse par le catarrhe bronchique qui l'accompagne et lui succède dans bien des cas.

TRAITEMENT CLASSIQUE

« Dans les formes habituelles de la maladie, dit le *Manuel* « *Dieulafoy,* le traitement consiste en soins hygiéniques. La « rougeole étant fort contagieuse, il faudra user pour les mor-

« billeux de procédés sérieux d'isolement et de désinfection « recommandés pour toutes les maladies contagieuses.

« Dans les cas où la rougeole revêt la forme maligne, typhoï- « que, délirante, hypertoxique, j'ai préconisé et mis en usage « avec succès le traitement par les bains froids. Et l'auteur cite « à ce sujet des cas fort graves guéris par cette méthode. Malgré « les bains froids, dit-il, la rougeole continue son évolution « normale ; on ne doit donc pas redouter de faire rentrer l'érup- « tion. Sous leur influence, la sécrétion urinaire se rétablit, ainsi « qu'il arrive toutes les fois qu'on traite par les bains froids les « *maladies infectieuses* à forme grave où la sécrétion urinaire « tend à diminuer ou à disparaître. C'est là un des agents les « plus puissants de l'efficacité des bains froids.

« — Les bains froids ne semblent avoir aucune action fâcheuse « sur le développement de la bronchite ou de la pneumonie « morbilleuse, ainsi que le démontrent les cas suivants. (Nous croyons inutile de les reproduire.)

« Ce qui est préjudiciable en pareil cas, c'est l'application « d'un vésicatoire, chez un malade dont la sécrétion urinaire est « déjà très amoindrie. En résumé, dès que l'infection rubéolique « revêt une notable intensité, les bains froids priment toute « autre indication.

TRAITEMENT DOSIMÉTRIQUE

N'ayant aucune prévention à l'encontre des bains froids, il ne nous répugne pas d'admettre qu'une telle médication ne vaille beaucoup mieux que l'expectation pure et simple. Mais l'on nous permettra de faire remarquer que cette médication ne remplit en aucune façon l'indication principale, qui est celle d'annihiler l'action de la cause première, c'est-à-dire les microzymes et leurs sécrétions toxiques.

Elle a, en outre, l'inconvénient de heurter un préjugé public très enraciné, qui n'admet même pas que dans cette maladie l'on puisse conseiller les boissons froides et les lavements froids antithermiques.

Avec l'*alcaloïdothérapie*, l'eau froide est inutile, et l'indication antithermique et antifébrile sont faciles à remplir.

Il n'y a qu'à prendre l'agent bactéricide dont l'efficacité a été surabondamment démontrée dans la variole et la diphtérie, c'est-à-dire le *sulfhydral* ou *sulfure de calcium*, et à l'administrer suivant la méthode dosimétrique. C'est la fièvre qui est toujours l'élément grave dans la *rougeole* comme partout. C'est elle qu'il faut combattre, en même temps que l'infection microbique, dès qu'elle devient intense.

Du moment que nous avons des moyens à la fois très simples et très efficaces contre les deux facteurs primordiaux de la malignité rubéolique, pourquoi aller s'adresser à l'eau froide qui n'est jamais qu'un moyen en quelque sorte palliatif et tout à fait suspect ?

Lorsqu'on administre le sulfhydral dès les premiers débuts des symptômes intenses, l'on peut généralement compter sur une atténuation telle que tout autre médicament est inutile.

Lorsqu'il en est autrement, l'on met en œuvre de suite la médication antifébrile : aconitine, digitaline, vératrine et brucine (1 granule de chaque toutes les demi-heures), et l'on voit bientôt la fièvre s'amender.

Mais il peut arriver qu'on ne soit appelé que pendant ou après la période d'éruption et alors qu'il s'est produit des complications.

Lorsque c'est pendant la période d'éruption, l'on doit donner de suite le sulfhydral, car l'indication antiseptique fondamentale subsiste encore, mais il suffira d'un granule toutes les heures.

S'il existe déjà des signes de catarrhe pulmonaire, l'on fera disparaître cette localisation éliminatrice en administrant de suite des granules de nitrate de pilocarpine, 2 par 2 toutes les cinq minutes, jusqu'à effet expulsif et diaphorétique. Il n'y a que deux cas de contre indication, c'est une asystolie très prononcée ou une faiblesse extrême. A défaut ou comme suite à la médication pilocarpique, l'on pourra s'adresser à l'émétine, à la scillitine ou au kermès.

S'il y a de l'adynamie ou des phénomènes ataxiques, on aura recours à la strychnine, au phosphure de zinc, au valérianate de quinine, à l'élixir de coca, etc.

La propension aux hémorrhagies, toujours très grave, sera combattue par l'ergotine, l'acide tannique et le salicylate d'ammoniaque (1 granule de chaque toutes les heures ou toutes les demi-heures.)

Dans la période de desquammation, c'est l'adynamie qui est à redouter et qu'on devra combattre par la *quassine*, la *strychnine*, l'*arséniate de fer*, le vin de coca et de quinquina, et enfin par un régime tonique approprié.

SCARLATINE

Cette maladie, toujours grave et insidieuse, débute par l'angine sans autres prodromes. Cette angine est caractéristique par sa rougeur écarlate sur la voûte du palais. Dans cette maladie, comme dans certains cas de fièvre typhoïde, l'élévation rapide de la température est un danger sérieux ; surtout à cause du préjugé vulgaire qui veut que la chaleur soit favorable au développement de l'éruption.

TRAITEMENT CLASSIQUE

« La scarlatine légère ou de moyenne intensité ne demande que « quelques soins hygiéniques.

« Les formes graves, à température très élevée, à prédomi- « nance nerveuse, seront traitées au moyen des affusions d'eau « froide, ou de bains froids...

« Le malade étant mis à nu dans une baignoire vide, on lui « jette 2 à 3 seaux d'eau à la température de 22 à 25 degrés, l'af- « fusion devant durer une demi-minute seulement. Ou bien l'on « place le malade sur un lit de sangle et, au moyen de deux « grosses éponges, on le lotionne rapidement avec de l'eau à « 20 degrés. Immédiatement après, le petit malade est placé tout « mouillé dans une couverture de coton. On lui donne une infu- « sion très chaude de thé, de menthe, et une réaction salutaire, « suivie de transpiration et d'abaissement de température, ne « tarde pas à se faire. On peut renouveler les affusions plusieurs « fois dans les 24 heures.

« L'acétate d'ammoniaque, 2 à 3 grammes dans une potion ; le « musc, 20 centigrammes à 1 gramme ; le sirop d'éther, le bro- « mure de potassium, rendent également quelques services dans « les formes nerveuses graves.

« Dès le début de la scarlatine, et en prévision de néphrite

« possible, le malade doit être mis au régime lacté. C'est là un « précepte essentiel. Non seulement je prescris le régime lacté « exclusif pendant la maladie, mais je le continue deux ou trois « semaines après la guérison.

« L'on évite ainsi, ou l'on atténue les complications rénales « tardives.

« Le traitement cantiseptique consisteà protéger la bouche et « le pharynx par des gargarismes saturés d'acide borique, par « des badigeonnages boriqués.

« Le traitement prophylactique consiste à isoler les scarlati- « neux pendant toute la durée de la maladie jusqu'après la des- « quammation... etc,. »

TRAITEMENT DOSIMÉTRIQUE

Dans cette maladie éminemment infectieuse et parasitaire, la *désinfection intérieure* par le sulfure de calcium, doit être pratiquée avec la même vigueur que dans la variole, même chez les enfants. L'on n'accordera de courtes trèves que lorsque l'organisme paraitra saturé.

C'est une médication bien plus tonique et salutaire que celle des lotions d'eau froide, aussi antipathiques aux familles que celles de la variole.

Le période initiale est souvent marquée par des frissons intenses avec adynamie, pour lesquels les granules d'arséniate de strychnine et le salicylate de quinine associés pourront être très utiles.

Contre la céphalalgie et la fièvre, on donnera l'aconitine et la vératrine à dose d'autant plus rapprochée que l'hyperthernie est plus considérable. Mais en aucun cas l'on n'abandonnera ni le sulfure de calcium, ni la strychnine qui, en tant que nécrophytiques, agissent aussi sur la fièvre.

L'angine sera combattue par la cocaïne dont on laissera les granules se fondre dans la gorge.

Contre les parotidites, l'on donnera les granules de pilocarpine à toutes les cinq minutes, jusqu'à effet expuitif et sudoral.

S'il y a de l'agitation nerveuse, on la calmera par le camphre monobromé. De même pour les vomissements contre lesquels on emploira les granules de codeïne et de sel de Grégory, 2 de chaque toutes les demi-heures, jusqu'à effet.

Contre les accidents urémiques, albumineux et anasasque, l'on emploiera, en même temps que la diète lactée, le sedlitz Ch. Chanteaud, pour activer le travail de dépuration, et l'aconitine et la digitaline, pour maintenir l'équilibre intestinal, indispensable pour une prompte convalescence.

MALADIES DE L'APPAREIL DIGESTIF

Si, d'après l'ordre des fonctions biologiques exposé ci-dessus, nous portons notre examen sur les fonctions des voies digestives, nous allons trouver du côté de la médecine classique la même infériorité et la même impuissance à remplir toutes les indications.

Que dis-je? l'infériorité est ici bien plus grande encore, à cause de la grossièreté de ses moyens d'action.

La meilleure méthode dans toute exposition, étant celle d'aller du simple au composé, nous allons passer en revue, d'abord les *dyspepsies* et les *gastralgies*, puis les *gastrites* et les *entérites* et, enfin, les *dysenteries*.

DYSPEPSIE

Les dyspepsies occupent une place très importante dans la pratique médicale ; c'est pourquoi, tout ce qui concerne leur traitement ne saurait trop nous intéresser.

L'on nomme *dyspepsie* toute difficulté de digestion provenant soit d'un trouble des mouvements de l'estomac, soit d'une altération quantitative ou qualitative des sucs nécessaires à la digestion.

La dyspepsie est souvent indirecte, c'est-à-dire produite par l'état morbide ou congestif d'organes en rapport avec le tube digestif, tels que le *foie*, la *rate*, les reins, l'utérus, le cœur, la vessie.

C'est pourquoi un examen plessimétrique est le plus souvent indispensable. Parfois, la dyspepsie tient à des causes appréciables plus directes, telles que l'abus de nourriture ou de boisson, mets trop épicés et irritants, insuffisance d'exercice corporel.

Le manuel Debove et Achard, par la plume du docteur Soupault, divise la dyspepsie en organopathique et fonctionnelle. Cette division est purement doctrinale; car la dyspepsie organique rentre dans la *gastrite* aiguë ou chronique. Et la preuve que cette division est de pure convention, c'est que lorsqu'il s'agit du traitement, l'auteur ne s'en préoccupe plus.

La sous-division en dyspepsie sthénique et asthénique, serait plus conforme à la réalité des faits, si l'auteur ne confondait dans les mêmes catégories et dans le même traitement la dyspepsie hypéresthéniqueet la dyspepsie hyperchlorhydrique.

Dans ces deux catégories, il est beaucoup de dyspepsies qui n'ont d'autre cause que l'abus du chimisme culinaire en usage dans beaucoup de restaurants des grandes villes. Ces dyspepsies cèdent très vite à un régime à prédominance végétale plus hygiénique et plus simple.

TRAITEMENT

Voici pour la thérapie classique : « Dans le traitement « de la dyspepsie asthénique, l'on ne doit pas oublier que « cette forme n'est souvent que la manifestation locale d'un « état général de *neurasthénie*, et qu'il est indispensable de relever « les forces du malade, si l'on veut obtenir une amélioration « sérieuse et durable. »

Pour améliorer les forces digestives, voyons quels sont les moyens :

« Pour exciter le muscle gastrique, on peut prescrire les « amers, qui passent encore pour réveiller l'appétit et exciter la « sécrétion gastrique. Les plus employés sont la gentiane, le « quassia amara et son alcaloïde la quassine, le colombo, le con- « durango, la rhubarbe, la noix vomique et son alcaloïde la « strychnine.

Celui-ci, qui, expérimentalement, s'est montré le plus efficace, peut se donner sous forme de *gouttes de Beaumé*, « d'extrait ou de poudre de noix vomique. On peut employer « aussi le seigle ergoté dont l'action sur les fibres lisses est bien « connue. On a conseillé aussi l'ipéca à petites doses. »

N'en déplaise à notre savant confrère, M. Soupault, mais nous sommes obligé de relever dans ses prescriptions un manque de logique très flagrant.

Puisque c'est sous sa forme alcaloïdique que la strychnine s'est montrée le plus efficace, et que sous cette forme l'on peut ne mettre en contact avec l'estomac qu'un petit nombre de milligrammes granulés très bien tolérés, pour quel motif conseille-t-il « la forme de *gouttes de Beaumé* ou d'extrait ou de poudre de noix vomique », toutes substances extrêmement nauséeuses, horripilantes pour l'estomac, et contenant des proportions de strychnine très variables et quelquefois toxiques ?

Ne sait-il pas aussi bien que nous à quel point la muqueuse stomacale est impressionnable et irritable dans la plupart des dyspepsies ? La routine traditionnelle est-elle donc une chose si sacrée qu'il faille s'y maintenir, même au détriment des malades et de leur guérison !

Il est aujourd'hui de bon ton de mentionner les opinions des docteurs allemands. C'est pour ce motif sans doute que nous voyons citer un certain docteur Klempérer qui, dans la dyspepsie, emploie la créosote (12 à 14 gouttes d'une solution alcoolique au 15e) ! Ajoutons qu'on la mentionne sans la recommander, et l'on ne nous dit pas s'il s'agissait ou non d'une dyspepsie parasitaire.

Depuis quelques années on abuse beaucoup de l'acide chlorhydrique, qui a toujours pour effet de détériorer les dents, et a rarement celui de guérir la dyspepsie. M. Soupault ne l'admet avec raison que dans les cas graves d'atonie digestive bien constatée.

Passons avec lui au traitement de l'hyperchlorhydrie :

« Dans celle-ci, dit-il, les crises gastralgiques constituent, au « moins au début, toute la maladie. Or, on admet qu'elles sont sous « l'influence d'un excès de sécrétion du suc gastrique.

« L'indication capitale est donc de supprimer la douleur en « supprimant l'acidité gastrique par les alcalins, soit le bicarbo« nate de soude, soit la magnésie calcinée, soit le phosphate « ammoniaco-magnésien, soit la craie préparée. Ces substances « seront données à doses élevées et la dose qu'on aura choisie sera « administrée en trois ou quatre paquets. Le premier sera donné « trois heures après le repas, au moment à peu près où débute la « crise douloureuse. Les autres seront pris successivement à « demi-heure d'intervalle. »

Ces conseils sont excellents. Mais il ne s'agit pas seulement de calmer la douleur. Il faut encore tarir la source de cette hyperchlorhydrie, et pour cela il est on ne peut plus utile de prendre, tous les matins au réveil, une à deux cuillerées à café de sulfate de magnésie, purifié par sublimation, granulé effervescent vulgairement connu sous le nom de Sedlitz Ch. Chanteaud.

Ce médicament présente l'avantage d'alcaliniser insensiblement la masse du sang et d'agir comme modificateur curatif sur les glandes peptogènes et mucogènes de l'estomac.

Bien que la Thérapie dosimétrique ne date pas encore d'un quart de siècle, elle possède dans ses œuvres cliniques des traités qui feraient le plus grand honneur à n'importe quelle littérature scientifique.

Tel est le cas des *Eléments de Thérapeutique et de clinique* du Dr *d'Oliveira-Castro*. C'est son article traitement, non pas en entier, mais sélectionné seulement dans ses parties essentielles, que je vais mettre en regard du traitement classique comme terme de comparaison.

« La digestion, dit-il, étant le résultat complexe de plusieurs actes fonctionnels, il suffit du trouble habituel de l'un d'eux pour qu'il y ait *dyspepsie*. »

C'est ainsi qu'il peut y avoir *dyspepsie buccale* par insuffisance de la mastication et de l'insalivation, et, par conséquent, insuffisance de la saccharification des substances amylacées. Ici, l'indication est facile à discerner et à remplir. Mais, en outre d'une mastication plus longue et des granules de diastase, et au besoin de pilocarpine en très petite proportion, le Sedlitz Charles Chanteaud sera le plus souvent très utile. Il devra même entrer dans le traitement de la plupart des dyspepsies.

« En premier lieu, il est indispensable pour débarrasser le « canal digestif des résidus alimentaires laissés par les digestions « imparfaites ; en second lieu, il agit comme alcalin et remplace, « sans désavantage, les eaux minérales alcalines. »

Mais c'est dans l'estomac lui-même que surviennent la plupart des perturbations. Tantôt, ce sont les tuniques musculaires qui sont atteintes dans leur vitalité, et, en ce cas, ce sont les mouvements péristaltiques qui deviennent trop faibles.

Alors les aliments ne sont plus assez mélangés avec le suc gastrique ; la chimification est plus lente et mauvaise, et il se produit des gaz qui distendent l'estomac et provoquent la dyspepsie flatulente, qui n'est autre chose qu'une dilatation stomacale.

Pour subvenir à ce manque de contractilité organique, que ne peuvent quelquefois faire revenir ni l'électrothérapie, ni l'hydrothérapie, la dosimétrie possède quelques alcaloïdes d'une très grande efficacité. Ce sont le *sulfate de strychnine* (1 à 3 granules avant le repas), la *brucine*, la *quassine*, l'*élatérine*, l'*hellénine*, la *juglandine*, dont les granules sont tous admirablement tolérés.

D'autres fois, c'est *l'exagération de la contractilité* qui en est cause et qui provoque des *vomissements* et des *éructations*. Cela arrive dans la grossesse aux 3e et 4e mois, et la thérapie classique n'a rien pour y remédier. La *dosimétrie*, avec ses granules d'*hyosciamine* (un seul à la fois) associés à la *brucine*, en vient facilement à bout.

D'autres fois, c'est la *sécrétion de pepsine* qui est insuffisante et empêche la peptonisation des substances protéiques. De là, leur séjour trop prolongé dans l'estomac ; de là, des fermentations putrides, des dégagements de gaz fétides, et finalement production de diarrhée avec borborigmes et coliques. L'usage de la *pepsine* et des *peptones* ainsi que le bon choix d'un régime approprié, peu azoté, pourront suffire dans beaucoup de cas. Mais l'on pourra recourir aussi avec avantage aux granules de *cocaïne* et de *quassine* associés.

Des perturbations digestives souvent rebelles sont celles de l'innervation. Elles engendrent la *gastrodynie* ou dyspepsie *gastralgique*, contre laquelle le *tannate de Cannabine* associé à la *codéïne* ou bien à l'*hyosciamine* à très petite dose, ou bien à la *morphine*, donneront les meilleurs sésultats.

D'autres fois, ce sont des perturbations de l'appétit, *anorrexie*, *boulimie*, *hétérophagie*, qui apparaissent.

L'*annorexie* réclame des traitements différents, suivant ses causes.

La *quassine*, la *pipérine*, la *vératrine* (2 à 3 granules avant le repas) sont en général les meilleurs excitants de l'appétit.

Dans la boulimie, l'on se trouve très bien de l'atropine (1 granule toutes les 3 heures) ; ou bien encore de la morphine s'il y a douleur.

Enfin, dans l'hétérophagie, l'on fera choix d'un régime sévère, en même temps qu'on administrera ensemble les granules d'hyosciamine et de strychnine.

Finalement, l'on peut se trouver en face de cas de *dyspepsie intestinale*, survenant soit par manque de bile, soit par atonie des intestins.

Dans les deux cas, l'on peut recourir avec avantage ; pour le premier, aux granules cholagogues, tels que l'*évonymine*, la *colocynthine*, la *quassine ;* pour le second, aux granules de *brucine, strychnine, quassine.*

Bien que le régime hygiénique et alimentaire soit de la plus haute importance dans la dyspepsie, nous n'y avons pas donné de développements, parce que c'est la partie que les médecins connaissent le mieux. C'est celle où ont toujours excellé les cliniciens et maitres classiques. Dans leurs œuvres ils ont d'autant plus insisté sur l'hygiène et le régime, qu'ils connaissaient l'insuffisance et les effets plus que médiocres des *médicaments galéniques.*

Beaucoup de ces préparations fatiguent l'estomac au lieu de l'alléger et, en aggravant le mal, finissent par être un objet de dégoût et d'horreur pour les malades. Aussi le triomphe de la dosimétrie n'est-il nulle part plus complet que dans les maladies du tube digestif.

GASTRALGIES

Pour tous les auteurs, la gastralgie est la névralgie des nerfs de l'estomac, c'est-à-dire du *grand sympathique* et du *pneumogastrique.*

Fréquente dans la dyspepsie, la goutte, l'anémie, la fièvre palustre, elle se signale souvent par une sensation de brûlure ou pyrosis résultant d'une hyperchlorhydrie.

« *Le Traitement* de la Gastralgie, dit le Manuel Debove et « Achard, comprend deux indications : 1° calmer la douleur ; 2° en « empêcher le retour.

« Pour calmer la douleur, l'application de sachets de glace ou « bien de vessies pleines d'eau à 40 degrés peut produire de bons

« effets. Dans les formes légères, l'eau chloroformée, l'éther peu-
« vent avoir une certaine action. Le chlorhydrate de cocaïne a été
« préconisé par Rosenshal dans la gastralgie d'origine gastrique.

« L'injection sous-cutanée de morphine est certainement le
« meilleur remède. L'on doit mesurer le nombre des injections et
« la quantité de morphine d'après la durée et la fréquence des
« accès douloureux.

« En dehors des accès, c'est un traitement étiologique qu'il
« faut instituer. Dans l'*anémie* : fer et arsenic ; dans les *névroses :*
« bromures, valériane, hydrothérapie. Dans l'impaludisme :
« quinine. »

Ici encore, avant de faire toucher du doigt les infériorités du traitement classique, qu'on nous permette de faire nos réserves au sujet des injections *sous-cutanées de morphine.*

Ces injections, quoique excellentes en soi, sont à redouter parce qu'elles ont pour résultat à peu près constant de conduire les *gastralgiques* au *morphinisme.* Il n'existe pas de maladie qui ait autant que celle-ci produit de *morphinomanes ;* de sorte que, chose triste à dire, les effets consécutifs, physiques et moraux du remède, sont cent fois pires que le mal ! Il faut donc les *proscrire* absolument, d'autant plus qu'on peut les remplacer par les *granules,* qui calment tout aussi bien, sans entraîner les mêmes inconvénients.

Il en est de la médecine classique comme d'un très bon ouvrier qui ne voudrait se servir que de mauvais outils. Que de cas, dans les *gastralgies,* où avec ses potions polychromes et ses pilules massives, elle est dans l'impossibilité de remplir la dixième partie de ses indications !

En voici un très fréquent. C'est celui où la gastralgie est due à une simple perturbation de la contractilité stomacale, c'est-à-dire à un simple déséquilibre des forces nerveuses présidant à la dilatation et à la contraction rythmique de l'estomac.

Cette cause est fréquente, soit qu'elle provienne d'une irritabilité exagérée de la muqueuse, soit qu'elle résulte, comme chez les sujets anémiés, d'une diminution de la contractilité.

Dans l'un comme dans l'autre cas, les granules d'hyosciamine et de strychnine, donnés soit simultanément, soit alternativement, suivant les cas, remédient très bien à cette perturbation fonctionnelle.

Leur effet d'ensemble correspond très bien à cette indication parce qu'il est rare que l'atonie ne réponde pas à un spasme compensateur, et *vice versa*.

Cette action régulatrice de la contractilité, ou plutôt de là *motricité péristaltique*, ne s'obtient pas seulement pour les fibres de l'estomac; on l'obtient également pour celles de l'intestin, pour celles du diaphragme, pour celles de l'iléon, pour celles de la vessie, pour celles de l'utérus. C'est une des plus belles conquêtes de la thérapie contemporaine, exclusivement due à la dosimétrie.

En présence d'un malade atteint de gastralgie, il est une investigation qu'on ne doit jamais oublier de faire, c'est celle de l'examen plessimétrique du foie et de la rate.

Comme cette recherche est généralement négligée, il est certain qu'un très grand nombre de gastralgies échappent journellement à leur véritable diagnose. Et, en effet, au dire très autorisé du Dr Poucel, qui s'est livré à des recherches et à des études très spéciales sur les engorgements du foie et la lithiase biliaire, sur 100 gastralgiques il n'y en aurait pas moins de 99 atteints de lithiase biliaire et de congestion hépatique.

En ce cas, on appliquera au plus tôt le traitement de la lithiase qui est à peu près le même que celui de la congestion chronique hépatique. Ce traitement consiste surtout à provoquer l'écoulement de la bile, et à soustraire le malade aux causes qui ont amené l'hypérémie hépatique.

Voir, à ce sujet, pour le traitement de la *congestion chronique* et celui de la *lithiase biliaire*, le chapitre qui leur est consacré.

Les agents les plus usités de ce traitement sont le sedlitz Charles Chanteaud; les lavements froids employés suivant la méthode de Krull; le podophyllin et le calomel; la colocynthine et la quassine, l'arséniate de soude et l'arséniate de strychnine; les eaux minérales alcalines de Pougues, de Vals, de Vichy, etc.

Grâce à la ténuité et à la solubilité de ses granules alcaloïdiques, toujours identiques et d'un effet certain, tels que ceux d'atropine, d'hyosciamine, de strychnine, de brucine, de chlorhydrate et de bromhydrate de morphine, de codéine, de sel de Grégory, de cannabine, de cocaïne, de cicutine, de chloral, de valérianate de caféine, de valérianate de quinine, d'hellénine, d'évonymine, de quassine, de juglandine, de ferrocyanate de quinine, etc., la thérapie dosimétrique possède ici une variété de moyens d'action les plus efficaces et incomparablement supérieurs aux quelques médicaments grossiers de la médecine classique.

Ainsi, pour n'en citer qu'un exemple : Dans les cas, assez fréquents, de gastralgies *hystéro-anémique*, où trouver en dehors de l'arsenal dosimétrique un agent qui équivale le valérianate ou l'arséniate de fer? Ou bien encore, dans les cas de gastralgie arthritique, ceux de colchicine ou de benzoate de lithine?

Avec la thérapie dosimétrique, chaque indication trouve sa médication précise et facile, ainsi qu'on peut s'en convaincre par le tableau suivant :

Gastralgie par déséquilibre nerveux. — Hyosciamine, strychnine, codéine.

Gastralgies avec lipothimies. — Valérianate de caféine, valérianate de fer, brucine, codéine.

Gastralgies avec vomissements. — Valérianate d'atropine, bromhydrate de morphine.

Gastralgie par dyspepsie. — Arséniate de soude, quassine, juglandine.

Gastralgie par arthritisme. — Colchicine, benzoate de lithine, régime végétal et lacté.

Gastralgie par hystéricisme. — Camphre monobromé, juglandine.

Gastralgie par myélite. — Révulsifs, cicutine.

Gastralgie par chlorose. — Hypophosphite de chaux, arséniate de fer, valérianate de fer.

Gastralgie par endémie paluste, avec intermittences fébriles. — Bromhydrate et ferrocyanate de quinine, arséniate de fer, hellénine, juglandine.

Ici encore, l'infériorité des moyens de guérison classique est telle que l'on ne pourrait y croire, si on ne le rendait absolument visible et palpable.

GASTRITES

Pour tous les pathologistes, sans distinction d'école, la gastrite aiguë est une affection caractérisée par des douleurs épigastriques, quelquefois par des vomissements glaireux et bilieux, toujours par une langue rouge, pointue et plus ou moins sèche.

Quelle que soit, en effet, sa nature, inflammatoire ou catarrhale, la muqueuse stomacale est toujours altérée, plus sensible, et facilement irritable, de sorte qu'en dehors des boissons mucilagineuses, lactées ou gazeuses, bicarbonatées, cette membrane est souvent intolérante à l'égard des préparations pharmaceutiques.

Nous laisserons de côté les formes légères où les boissons hygiéniques appropriées sont suffisamment efficaces.

« Dans les cas intenses, dit le *Manuel de Médecine* (Debove et « Achard), la première indication est d'évacuer l'estomac par un « vomitif (ipéca ou tartre stibié), ou simplement par un purgatif « (purgatif salin ou calomel). Deux ou trois jours après le vomitif, « il peut être nécessaire de donner un purgatif si la constipation « persiste; — s'il existe, au contraire, de la diarrhée, on la com- « battra par le bismuth, ou le colombo, ou le diascordium. « Jusqu'à complet rétablissement, le malade doit être soumis à « la diète, au lait ou au bouillon d'abord; puis à une alimentation « légère. Les boissons ordinaires seront l'orangeade, la citron- « nade, les eaux alcalines gazeuses. »

L'on voit qu'il n'est pas question ici des gastrites avec fièvre; et c'est avec juste raison, puisque la thérapie *classique* n'a nul agent antifébrile efficace à leur opposer.

Quant aux malades atteints de gastrite diarrhéique, heureux ceux dont l'estomac ne se met pas en antipathie ou en révolte contre le bismuth et le colombo !

TRAITEMENT DOSIMÉTRIQUE

Voyons maintenant, en regard de cette thérapeutique aussi vague que fruste, quelles sont, en résumé succinct, les ressources de la Dosimétrie.

« Dans la gastrite aiguë, lorsque domine l'élément inflamma-
« toire, nous le combattrons, de même que l'hyperthermie, par
« l'aconitine (1 granule toutes les demi-heures), et lorsque la
« fièvre sera revenue à une moyenne plus normale, on y joindra
« la vératrine.

« Le traitement commencera par une dose de sedlitz Ch.
« Chanteaud, dont on aidera l'effet par une solution plus faible
« du même sel, rendu plus agréable par l'addition de sucre ou
« d'écorce de citron, et qui servira de boisson ordinaire et de
« véhicule aux granules.

« Contre l'intolérance gastrique et le rejet des médicaments,
« l'on ajoutera les granules de codéine, 2 tous les quarts d'heure,
« jusqu'à effet, et si la douleur persiste, on aura recours aux
« granules de chlorhydrate de morphine.

« Si la fièvre présente des rémittences, nous associerons aux
« défervescents le ferrocyanate de quinine, 1 granule toutes les
« demi-heures. Et en cas de délire fébrile : granules de camphre
« monobromé.

« L'état saburral qui persiste souvent après la défervescence
« réclame la quassine, 1 granule toutes les deux heures.

« La constipation sera combattue ou prévenue par le sedlitz
« Ch. Chanteaud en citronnade, la diarrhée par la brucine et la
« codéine, 2 granules de chaque toutes les deux heures.

« Si la céphalalgie qui accompagne l'hyperthermie ne cède
« pas à l'aconitine, après l'abaissement de la fièvre, l'on aura
« recours au citrate de caféine, 2 granules toutes les demi-
« heures.

« Dans certaines constitutions médicales, les malades gué-
« rissent plus rapidement par l'administration, au début, d'un
« vomitif. Les cas qui réclament ce traitement ne sont pas des
« gastrites franches. Ce sont des catarrhes d'abord subaigus qui
« se convertissent en gastrites fébriles. On aura recours alors à
« l'*émétine*, 3 granules dissous dans de l'eau tiède, toutes les dix
« minutes jusqu'à effet.

« Dans les cas les plus aigus, la médication vomitive est
« rarement indiquée. Nous nous laisserons guider par l'état de
« la langue. Si elle est couverte de saburres épaisses, blanches et
« jaunâtres, l'émétique convient.

« Mais lorsqu'elle est rouge sur les bords, et plus ou moins

« sèche au centre, on peut faire beaucoup de mal en provoquant « les vomissements. Dans ce dernier cas, l'aconitine et le sedlitz « Ch. Chanteaud donneront les meilleurs résultats (1).

GASTRITE CHRONIQUE

Nous passerons rapidement sur la gastrite chronique ou catarrhe chronique de l'estomac, parce que la plupart des indications que cette affection présente, ont déjà été énumérées à propos de la dyspepsie ou de gastrite aiguë.

Cette affection résulte le plus souvent de deux lésions fonctionnelles principales, l'atonie des fibres contractiles et la diminution du suc gastrique. D'où l'indication, d'une part de la brucine et de la strychnine, et d'autre part celle de la pepsine. A ces deux indications principales viennent, le plus souvent, s'ajouter celle des toniques intestinaux, *jalapine* et *quassine*, celle de la diarrhée, celle des laxatifs salins, celle des éructations fétides, etc., etc.

ENTÉRITE AIGUE

C'est l'inflammation plus ou moins considérable de la muqueuse intestinale.

« Cette affection est extrêmement fréquente, dit le Manuel « Debove, et il n'est pas de maladie générale ou infectieuse qui ne « retentisse plus ou moins sur la muqueuse intestinale.

« Si l'on songe que non seulement l'intestin renferme un « certain nombre de microbes pathogènes dont la virulence peut « s'abattre sous des influences diverses; que cet organe est le « lieu d'absorption de substances irritantes ou toxiques produites « par une digestion anormale ou par les fermentations micro- « biennes, on conçoit que l'*entérite* soit d'une grande fréquence « et que sa pathogénie soit d'une complexité extrême. »

(1) D'Oliveira Castro : *Éléments de thérapeutique et de clinique*, p. 262.

Ajoutons que l'entérite, qui reconnaît à peu près les mêmes causes que la gastrite, est surtout fréquente chez les enfants en bas-âge. Elle survient chez eux toutes les fois que l'alimentation lactée n'est pas faite d'une façon normale, c'est-à-dire à l'abri des fermentations; et toutes les fois qu'elle n'est pas continuée jusqu'à la formation de la première dentition et des glandes salivaires concomittentes.

TRAITEMENT CLASSIQE CHEZ L'ADULTE.

« Diète, alimentation légère, repos au lit, cataplasmes laudanisés. *Opiacés* soustoutes les formes; *sous-nitrate* de *bismuth*, associé ou non au *salol* ou au *naphtol*, dans le but d'empêcher les fermentations intestinales. Pour calmer la soif, citronade ou limonade lactique à 2 °/₀ d'eau. Contre la fièvre : antipyrine ou bromhydratede quinine; contre l'adynamie : thé au rhum.

Entérite infantile. « Chez l'enfant à la mamelle, la diététique a également une grande importance. La diète hydrique, préconisée par Luton, de Reims, devrait en réalité commencer le traitement et être continuée pendant 24 heures; l'on obtient ainsi l'absence de matières fermentitielles.

« Bien des auteurs conseillent de donner des purgatifs dès le début de l'entérite : l'huile de ricin de 2 à 10 grammes, le sulfate de soude de 2 à 5 grammes; le calomel en paquets de 0 gr. 1, cinq à six par jour. (Mais l'auteur de cet article, M. J. Renaud n'en est pas partisan.) Il leur préfère le sous-nitrate de bismuth 1 à 4 grammes avec une goutte de laudanum, ou bien avec 10 gouttes d'élixir parégorique à l'extrait de ratanhia 2 à 4 grammes; la teinture de cachou et le tannin sont encore employés.

« Les antiseptiques intestinaux, salicylate de bismuth, benzonaphtol, salol, bétol donnent encore de bons résultats. »

Nous voulons bien admettre que toutes ces substances sont très bienfaisantes et qu'on peut prendre n'importe laquelle indifféremment. Mais ce n'est pas tout que de faire le choix du remède. Il s'agit en outre de le mettre en potion, en paquet ou en pilules, et pardessus tout de le faire accepter et ingurgiter par l'enfant à la mamelle. Dans la pratique, c'est un problème fort malaisé à résoudre, et il est regrettable que l'auteur distingué de cet article ne se soit pas occupé de ce côté essentiel de la question, d'autant plus que la liste de ces remèdes n'est pas finie.

« Contre les coliques, poursuit-il, on ordonnera les cata-« plasmes, les embrocations d'huile de camomille, l'application de « linges très chauds, l'élixir parégorique en surveillant l'action. — « Contre la fièvre, des injections sous-cutanées de bromhydrate de « quinine ; — contre l'adynamie, les bains synapisés, les injections « d'huile camphrée au dixième ; le vin de quinquina ou de « colombo ; contre l'incitation nerveuse, les bains tièdes, les « cataplasmes, les bromures, le chloral.

« M. Hayem a préconisé contre la diarrhée verte, l'acide « lactique à la dose de 2 grammes et plus par jour. — Cette « médication réussit dans un grand nombre d'entérites.

TRAITEMENT CLASSIQUE DE L'ENTÉRITE CHOLÉRIFORME INFANTILE

« Diète, eau stérilisée albumineuse, lait stérilisé coupé par « moitié avec l'eau de Pougues ou de Vals. — Opiacés et astrin-« gents. — Bismuth ou bien ratanhia. — Lavements d'ipéca, « 5 grammes pour 200 d'eau bouillie en deux fois. — Lavage de « l'estomac à l'eau bouillie ou à l'eau boriquée ; lavage de l'in-« testin de la même façon.

« A la période algide, recourir aux stimulants : bains syna-« pisés, de 5 minutes, à une température de 38°, suivis d'une friction « énergique avec une flanelle chaude ; de l'enveloppement dans « des linges chauds ; boules d'eau chaude en permanence ; « boissons alcooliques, injections sous-cutanées d'éther, de « caféine (10 à 15 centigrammes), d'huile camphrée. »

TRAITEMENT DOSIMÉTRIQUE DE L'ENTÉRITE

La fluxion entérique pouvant être provoquée par les causes les plus diverses, il ne faut en négliger aucune si l'on veut que l'intervention thérapeutique soit vraiment efficace.

Prenant l'excellent ouvrage du Dr Castro pour guide, nous allons énumérer ces diverses causes, en plaçant en regard les médications qu'elles comportent.

L'entérite peut provenir :

D'aliments mal digérés faisant office de corps étrangers et

irritant la muqueuse intestinale. — Pepsine, sedlitz Ch. Chanteaud, codéine.

De constipation habituelle. — Sedlitz Ch. Chanteaud, podophyllin.

D'irritation réflexe par refroidissement ou par lésion cutanée. — Aconitine, nitrate de pilocarpine.

D'irritation lithiasique d'origine biliaire. — Podophyllin, évonymine, quassine, eau de Vals.

D'irritation par infection palustre. — Sulfate et salicylate de quinine, hellénine, juglandine, arséniate de fer.

D'irritation par infection typhoïdienne. — Sulfure de calcium.

Entérite catarrhale avec fièvre — Aconitine.

Entérite avec diarrhée muqueuse. — Chlorhydrate de morphine, brucine.

Entérite avec coliques. — Morphine et hyosciamine.

Entérite avec ictéricie. — Seldlitz Ch. Chanteaud, jalapine, calomel.

ENTÉRITE CHOLÉRIFORME

Lorsque l'entérite prend le caractère cholériforme, le traitement est le même que dans le choléra épidémique, parce que la maladie se présente avec la même physionomie clinique, et n'en diffère que par une moindre intensité de symptômes.

Ainsi, les *vomissements* et la *diarrhée* seront combattus par le *chlorhydrate* de *morphine* et le sulfate de strychnine, 1 à 3 granules, tous les quarts d'heure, dissous dans une infusion stimulante.

Dans les cas urgents, l'eau sucrée très chaude suffisamment imprégnée d'élixir de Chartreuse, ou bien d'une cuillerée à café d'eau sédative, peut très bien faire office d'infusion stimulante.

L'*hypothermie* appelle les excito-moteurs dont le plus efficace est l'acide phosphorique (2 granules toutes les demi-heures).

Les crampes, si douloureuses, sont calmées par le camphre

monobromé, à 3 granules tous les quarts d'heure ; ou par l'hyosciamine (1 granule toutes les demi-heures.

Enfin l'adynamie réclame le vin de champagne frappé, si les vomissements persistent, et la continuation de la strychnine (1).

LA DYSENTERIE

SES TRAITEMENTS ACTUELS ET SON FUTUR SPÉCIFIQUE

Depuis une trentaine d'années, notre patrie a vu s'accroître, les unes après les autres, le nombre de ses possessions coloniales. En Asie, entre le Mékong et le fleuve Rouge ; en Afrique, entre les rives de la Medjerda et celles du Sénégal ; puis sur les immenses parages du Niger et du Congo ; et enfin en dernier lieu sur ceux du Dahomey et de Madagascar ; contrées très fertiles, mais également privilégiées au point de vue du *paludisme* et de la *dysenterie*.

Aussi, la dysenterie est-elle devenue une des maladies avec lesquelles nous avons le plus à compter et contre laquelle il est le plus urgent d'avoir à se prémunir. C'est la maladie contre laquelle ont à lutter tous nos soldats coloniaux, et tous les hardis pionniers qui ne craignent pas de s'aventurer dans ces climats plus ou moins insalubres.

C'est la dysenterie qui, la plupart du temps, nous les ramène, pâles et anémiés, bien avant l'époque fixée pour leur retour ; heureux encore lorsqu'ils arrivent jusqu'au seuil de la mère patrie. Contre cette maladie terrible, quels sont les moyens curatifs et prophylactiques de la médecine classique ? C'est ce que nous allons examiner.

Ce qui a fait jusqu'ici le danger de la dysenterie et les insuccès des médications, c'est tout d'abord que cette maladie, *essentiellement parasitaire* puisqu'elle *est contagieuse*, n'est pas et n'a presque jamais été traitée comme telle. En second lieu, parce que son siège morbifique, *le gros intestin*, n'est que très imparfaitement accessible aux médicaments externes, c'est-à-dire aux

(1) D'Oliveira Castro. — *Éléments de thérapeutique et de clinique*, p. 220.

lavements médicamenteux. Il en est ainsi, d'abord parce que les liquides injectés ne peuvent atteindre les parties de l'intestin situées au-dessus de la *valvule ileo-cæcale* où peuvent siéger des légions de nécrophytiques ulcéreuses, susceptibles de perpétuer la maladie. En second lieu, parce que, même dans les parties que les lavements atteignent, leur action est diminuée ou neutralisée par les matières alvines diarrhéiques.

Cependant, dans l'état actuel de nos connaissances médicales et de nos moyens d'action, les régions intestinales attaquées par les *microphytes*, de même que les lésions ulcéreuses, ne sont pas inaccessibles aux agents *nécrophytiques;* tant s'en faut; mais elles ne peuvent être atteintes que par des moyens récents peu appliqués jusqu'ici, et que nous allons faire connaître un peu plus loin.

La dysenterie, avons-nous dit, est une affection *parasitaire*. En effet, comment pourrait-elle ne pas l'être du moment qu'elle est universellement reconnue comme *contagieuse?*

C'est là un problème biologique dont nous laissons la solution à M. le Dr Gasser, l'auteur du savant article du *Manuel Debove et Achard* qui, après avoir reconnu la nature *infectieuse* de la dysenterie, n'admet sa nature *parasitaire* que comme une probabilité.

« Les influences saisonnières et individuelles, dit-il, les vices « de régime, la putridité du sol par les mares et les cloaques, sont « certes des facteurs importants; mais, à eux seuls, ils ne suffi- « raient pas pour produire la dysenterie. Mais ils permettent à la « maladie de se développer et de se propager, ils lui impriment « un caractère de permanence et de gravité.

« Ce sont des causes prédisposantes, des causes secondes, la « cause première déterminante devant résider *probablement* en « un *contage animé.* »

Ailleurs, il nous dit, avec juste raison : « Maladie certainement « *infectieuse*, la dysenterie n'est pas une maladie cyclique; sa « marche ne peut se prévoir que très vaguement et sa durée est « très indéterminée. Alors que dans les pays tempérés, elle évo- « lue, dans l'espace de huit à quinze jours, si elle est bénigne; de « deux à quatre ou cinq semaines, si elle est grave; elle peut, « dans les pays chauds, emporter le malade en quelques jours, « en vingt-quatre heures même, aussi bien qu'elle peut le tenir

« alité des mois entiers. Tout est subordonné à la cicatrisation « de la plaie intestinale, et nous avons vu que plus on s'éloignait « de la zone tempérée, plus nombreuses agissaient les causes « des lésions anatomiques (1). »

Qu'arrive-t-il, en effet, de cette affirmation dubitative touchant la *pathogénie parasitaire* de la dysenterie?

C'est que cette cause caractéristique restant douteuse et flottante, les indications et le traitement restent indécis, pour le plus grand embarras du praticien, obligé de faire de la médecine empirique alors qu'il pourrait faire de la médecine nécrophytique et plus curative avec une entière certitude. Voici la preuve que nous n'exagérons rien.

« Il n'existe pas de remède spécifique contre la dysenterie, dit « le *Manuel Debove ;* beaucoup de médicaments ont été employés « avec un égal succès, et leur nombre est si considérable que l'on « ne peut les énumérer tous ici. La médication calmante par « l'opium fut préconisée contre les épreintes et le ténesme ; mais « le symptôme douleur n'étant pas le plus important à combattre, « l'on s'adressa aux anti-diarrhéiques qui ne produisaient pas « de meilleurs effets, puisqu'il ne s'adressaient pas directement à « la cause de la maladie.

« La médication évacuante qui permet l'écoulement de la bile, « a donné et donne encore d'excellents résultats. Les purgatifs « doux, salins et cholagogues sont à recommander, notamment « le sulfate de soude et le calomel

« L'ipécacuanha rend de grands services, soit seul, soit asso- « cié au calomel. Seul, il s'administre soit en poudre délayée « dans de l'eau, de 2 à 4 pour cent, qu'on fait prendre par cuille- « rées toutes les demi-heures, mais de façon à ne pas provoquer « de nausées, soit suivant la méthode brésilienne, qui consiste à « infuser l'ipéca dans de l'eau bouillante.

« Associé au calomel, il entre dans la composition des célèbres « pilules de Segond : ipéca 0,4, calomel 0,2, extrait d'opium « 0,05, miel q. s., pour 6 pilules à prendre de deux en deux « heures.

« A ces divers agents, on peut associer avec avantage des anti- « septiques internes tels que le naphtol, le salicylate de bismuth, « l'iodoforme, l'eau chloroformée. Dans les cas de dysenterie

(1) *Manuel de Médecine* Debove et Achard, t. V, p. 479 et 487.

« *gangréneuse*, le sulfure de carbone produit de bons effets, etc. »

Enfin, pour les périodes ultimes, l'auteur mentionne les injections recto-intestinales au *nitrate d'argent* de Trousseau et du Dr Ledantec.

Comme traitement hygiénique, M. J. Gasser donne toutes ses préférences au régime lacté.

« Tout dysentérique, dit-il, sera soumis au régime lacté absolu. L'application de ce précepte sera souvent très difficile à imposer au malade, mais il faudra s'en tenir exclusivement au lait, la guérison est à ce prix. Cru ou bouilli, peu importe, le lait sera supporté froid ; coupé, en été, avec un peu d'eau de chaux ou d'eau de Pougues, et pris par petites doses souvent répétées. Dans les premiers jours, les selles seront plus liquides et plus fréquentes, mais il faut persister à faire prendre du lait.

« Si la diarrhée durait trop longtemps, un peu de bismuth ou diascordium bien triturés amènerait un résultat favorable.

« Le lait passe souvent en grumeaux dans les selles, ou bien est vomi après son ingestion. Un gramme de pepsine pris en deux fois, matin et soir, fera disparaître ces légers accidents. Il faut agir avec la plus grande prudence pour revenir à une alimentation variée, etc. »

RÉFLEXIONS

Après avoir bien réfléchi sur l'ensemble du traitement classique, il semble qu'il n'y ait que le régime lacté sur lequel on puisse réellement compter.

S'il en était ainsi ce serait vraiment désastreux, attendu que dans l'immense majorité des cas, et particulièrement dans les dysenteries coloniales, ce régime est inapplicable, soit parce que les sujets sont trop anémiés, soit pour d'autres motifs.

Pour moi, les bons effets du régime lacté ne prouvent qu'une chose, c'est que les résidus intestinaux de l'alimentation azotée ordinaire sont particulièrement favorables aux microzymes dysentériques, tandis que ceux du régime lacté ne le sont qu'à un plus faible degré.

A mes yeux, le salut des dysentériques ne peut se trouver que dans l'application de médicaments antiseptiques appropriés, donnés dès le début, ce qui n'a été fait jusqu'ici que très rarement.

Il n'est rien de plus triste pour le médecin que d'être obligé de formuler des prescriptions incertaines et sur des indications vagues.

Or, tel ne devrait pas être le cas ici, où deux indications principales se dressent formelles: 1° celle de favoriser l'écoulement de la bile ; 2° celle de combattre l'élément septique et contagieux dès la première apparition de la maladie.

Ces deux indications peuvent très bien être remplies, soit successivement à très court intervalle, soit simultanément, suivant les circonstances. Il suffit, dans ce dernier cas, de faire choix de substances qui ne se contrarient pas.

L'on ne doit même pas attendre que la dysenterie ait fait des progrès pour recourir aux antiseptiques internes. Il faut au contraire les administrer au plustôt et à doses suffisantes.

Les faits cliniques sont ici d'accord avec la logique.

Ainsi, en 1834, dans une épidémie de dysenterie qui régnait à Mulhouse et dans ses environs, le chimiste Gerber Keller employa, avec un succès complet, la créosote qu'il avait inventée peu de temps auparavant.

De même en 1870, lors de la dysenterie qui régna à Paris dans la plupart des régiments de mobiles, le 12e régiment, quoique gravement atteint, n'eut aucune mortalité, et vit se guérir beaucoup de malades très fortement atteints, grâce à l'emploi des potions et préparations phéniquées.

Aujourd'hui, en fait d'antisepsie interne, l'on n'a que l'embarras du choix.

TRAITEMENT DOSIMÉTRIQUE

La thérapie dosimétrique possède sous ce rapport, sur la thérapie classique, une supériorité hors ligne et incontestable. D'abord, parce que n'ayant aucun parti pris, elle peut utiliser toutes les substances favorablement connues. En second lieu, parce que ses antiseptiques spéciaux, tels que le sulfhydral, l'émétine, la juglandine, l'hellénine, la brucine, l'arséniate de strychnine, l'évonymine, la quassine, l'odoforme, étant administrés à des doses minuscules, sont toujours acceptés et absorbés par l'estomac.

En consultant le remarquable livre du Dr Castro, déjà cité,

je vois avec satisfaction que je me trouve être avec lui en parfaite communauté d'idées.

« La dysenterie, dit-il, semble être une maladie localisée « primitivement *dans le côlon,* d'où elle gagne l'intestin grêle, le « foie, les poumons, etc., envahissant peu à peu tout l'organisme « qui souffre évidemment d'une intoxication lente et pro- « gressive.

« La dominante du traitement doit donc être choisie parmi « les parasiticides. Mais, d'après ce que fournit l'observation des « traitements classiques (purgatifs, ipéca, calomel), il semble « que le meilleur antiparasitaire existe dans l'organisme lui- « même et ne soit autre que la bile.

« En effet, au début même de la maladie, aussitôt que la bile « arrive au contact de la superficie du côlon, le mal avorte « généralement, et la guérison s'annonce par la présence du « liquide biliaire dans les matières des déjections. Les chola- « gogues doivent donc occuper une place prépondérante dans « le traitement. Sous ce rapport, nous sommes forcés de recon- « naître à l'ipéca, et à plus forte raison à son alcaloïde l'*émétine*, « des propriétés spéciales dont nous ignorons le mode d'action, « mais qui s'exerce particulièrement sur le foie et sur les nerfs « qui se distribuent dans les viscères abdominaux.

« Pour empêcher les nausées, l'on associera à l'émétine les « granules de codéine, 2 de chaque toutes les deux heures.

« Lorsqu'il y a des symptômes spasmodiques, l'on ajoutera l'hyosciamine.

« Lorsque l'émétine n'est tolérée d'aucune façon, nous don- « nons le calomel, 5 granules toutes les heures.

« Il y a toujours urgence à commencer de suite un traitement « actif, quelle que soit la bénignité apparente ou réelle de la « maladie au début. Car si les premiers symptômes sont faciles « à guérir, les derniers, au contraire, sont très rebelles, parce « que les moyens destinés à combattre le principe morbide ne « peuvent l'atteindre. Alors, les lésions s'étendent beaucoup, « gagnent en profondeur, se multiplient, et il se déclare des « complications secondaires graves conduisant à l'adynamie, à « la gangrène et à la mort. »

Ce qui a fait jusqu'ici la difficulté et l'impuissance des traitements antidysentériques, c'est, en outre de l'ignorance ou de l'indécision de la *cause vivante réelle*, l'impossibilité d'atteindre le mal en totalité sur son lieu de production.

Les injections intestinales liquides sont impuissantes contre toutes les colonies microbiques siégeant au-dessus de la valvule iléo-cœcale d'où elles peuvent toujours faire irruption sur les parties avoisinantes. Et alors, attaquant et ulcérant la muqueuse intestinale, elles donnent aux malades les sensations spéciales de corps étrangers qu'on cherche à expulser à tout prix avec les plus horribles ténesmes.

Contre ces implantations parasitaires, pouvant s'étendre depuis la totalité du gros intestin jusqu'aux extrémités de l'intestin grêle, la thérapeutique actuelle, je l'ai dit, n'est pas absolument désarmée, et *il est parfaitement possible de les atteindre localement*.

Mais pour cela il est indispensable de recourir à une méthode d'introduction médicamenteuse presque nouvelle, qui a fait brillamment ses preuves, mais à laquelle cependant la routine régnante n'a pas trouvé moyen encore de faire une place digne de ses mérites. Je veux parler des lavements gazeux carboniques du Dr Bergeon (de Lyon) qu'il est on ne peut plus aisé de rendre antiseptiques et parasiticides par l'addition de *créosote*, de *pyridine*, de *sulfure de carbone*, etc.

Puisque le sulfure de carbone a donné des succès dans la *dysenterie* gangréneuse, ainsi que nous l'avons vu par la citation ci-dessus, nul doute qu'il ne puisse faire merveille comme parasiticide gazeux, dans les débuts de cette même maladie.

Or, ce nécrophytique, de même que les deux précédents, a déjà fait ses preuves ; et, employé à petites doses, il est absolument inoffensif à l'égard des tissus sains et des globules rouges.

Je suis absolument convaincu que du jour où l'on voudra bien employer ce moyen, la médecine aura trouvé là, pour la *dysenterie* quelle qu'elle soit, le meilleur et le plus commode des *prophylactiques*.

Quant au *modus faciendi* de ces inhalations, on le trouvera à la fin de cet article.

En attendant que l'avenir ait réalisé mes espérances, voyons quelles sont les ressources de la thérapie dosimétrique.

Lorsque la maladie commence et qu'il y a acholie, celle-ci

devra être combattue par le sedlitz Ch. Chanteaud, mais sans insister pour ne pas augmenter la débilitation du malade.

Si l'on se trouve d'emblée en présence d'une dysenterie en évolution, et qu'il y ait déjà de la chaleur anormale et de la fièvre, cette fièvre sera combattue par l'aconitine et le ferrocyanate de quinine, 1 granule de chaque toutes les heures ou toutes les demi-heures.

S'il y a de l'intermittence, l'on donnera le salicylate de quinine ou l'arséniate de quinine, ou les deux ensemble, 3 granules toutes les heures, en y ajoutant 1 à 2 granules d'arséniate de strychnine. Toutes ces substances agissent à la fois comme antifébriles et comme antiseptiques.

Les granules de codéine, quoique faiblement dosés à 1 milligramme, peuvent rendre les plus grands services, soit contre les vomissements, soit pour calmer les douleurs abdominales; et dans les cas de ténesmes on y joindra des granules d'hyosciamine.

La rectorrhagie devra être combattue par les granules d'ergotine, trois toutes les heures.

Lorsque la dysenterie se présente concurremment avec la cachexie palustre, c'est au salicylate de quinine uni à la strychnine et à la juglandine qu'il faudra avoir recours. Toute substance susceptible de relever l'organisme, telle que l'acide phosphorique, l'arséniate de fer, l'hypophosphite de chaux, devra être mise à contribution.

Ajoutons enfin que tout affaiblissement du malade devra être considéré comme fâcheux et susceptible de faire augmenter l'action malfaisante des sporules destructeurs de la muqueuse intestinale.

C'est ce qui arrive pour la *dysenterie de Cochinchine* qui n'est bien souvent qu'une entérite chronique de nature palustre, c'est-à-dire liée à une fièvre intermittente dont le sulfate de quinine n'a pu triompher.

Souvent aussi, cette pseudo-dysenterie n'est qu'une diarrhée cachectique dégénérée, consécutive à un engorgement du foie ou de la rate, ou des deux ensemble, qui ont amené une détérioration organique irrémédiable.

PROPHYLAXIE DE LA DYSENTERIE PAR LES APPLICATIONS GAZEUSES LOCALES

Le sulfure de carbone pouvant développer dans l'intestin des vapeurs sulfureuses nécrophytiques très efficaces et en même temps très bien tolérées, est susceptible de fournir les meilleurs résultats préservatifs et curatifs de la dysenterie. Ses excellents effets contre la gangrène dysentérique en sont le plus sûr garant.

Le moyen pratique certain pour obtenir ce résultat est celui des inhalations gazeuses rectales du Dr Bergeon (de Lyon), au moyen de l'acide carbonique, comme véhicule des autres gaz médicinaux. Il semble que le moyen le plus simple d'effectuer ces *lavements gazeux* doit être de prendre le gaz acide carbonique à un réservoir; et au moyen d'un insufflateur en caoutchouc, adapté à ce réservoir, de le faire passer dans l'intestin.

La pratique n'a pas été favorable à ce procédé. Le gaz s'altérant par son seul contact avec le caoutchouc, occasionne des coliques. Pour obtenir un procédé pratique, il a fallu faire pénétrer dans l'organisme le gaz obtenu absolument pur, au fur et à mesure de sa production et avec un courant régulier et continu.

Cela n'a été possible qu'au moyen de petits cylindres de bisulfate de soude très comprimé et d'une dissolution lente, dont M. Bergeon a confié la confection, de même que celle de l'*appareil ad hoc*, à la *Société centrale de Produits chimiques de Paris, rue des Écoles, 42*. C'est ce bisulfate de soude, à dissolution graduée, qui, en s'unissant à du bicarbonate de soude produit le courant gazeux qu'il s'agit de rendre médicinal. Voici à cet effet le petit appareil inhalateur.

Ainsi que l'indique la figure ci-jointe, il se compose : 1° d'une bouteille ordinaire A contenant, soit de l'eau de source bien pure, soit une eau minérale dans laquelle doit se produire l'acide carbonique; 2° d'un *barboteur* B; 3° d'un paquet de 20 grammes de *bicarbonate de soude* bien pur; 4° d'un cylindre de *bisulfate de soude comprimé*.

Le barboteur B présente à sa partie supérieure un orifice auquel s'adapte un tube en caoutchouc D, terminé par une canule en os.

Ces quatre choses étant données, voici comment on procède : Otant le bouchon de verre C, on verse dans le barboteur, la valeur d'un demi-verre d'eau de la bouteille, c'est-à-dire à peu près la moitié du barboteur. Puis l'on met successivement dans cette bouteille, d'abord le paquet de bicarbonate de soude, 20 gram.; ensuite le bâtonnet de bisulfate de soude; et de suite on adapte le barboteur sur la bouteille. (Pour assurer plus de régularité au courant d'acide carbonique, on peut couper le bâtonnet de bisulfate en deux ou trois morceaux que l'on met successivement dans la bouteille toutes les sept ou huit minutes.)

Les bulles gazeuses qui se forment et qui traversent le barboteur annoncent de suite le fonctionnement de l'appareil. Le malade introduit alors la canule dans le rectum, en prenant bien garde de ne pas s'asseoir sur le tube en caoutchouc, et le gaz pénètre dans l'intestin où il est absorbé.

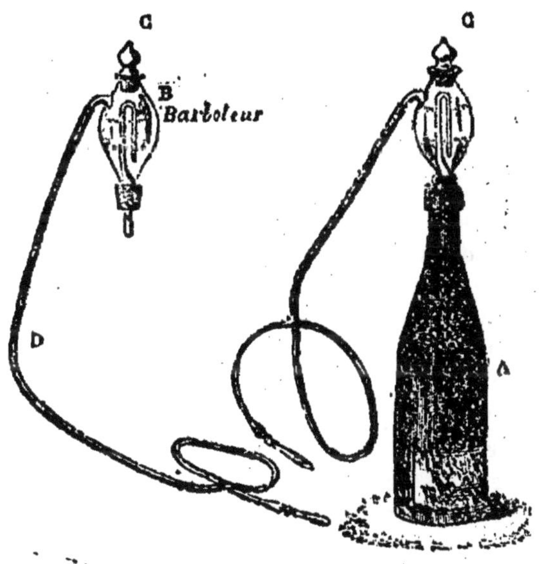

Si le gaz est bien pur, son introduction n'occasionne ni coliques, ni ballonnement. Il n'y a que deux cas où cela peut arriver : 1° celui où les poumons congestionnés ou tuberculeux ne seraient plus assez perméables pour permettre la sortie du gaz ; 2° celui où la digestion ne serait pas terminée.

C'est pourquoi on doit procéder toujours à jeun le matin, ou lorsque la digestion est complètement achevée.

Si, par inattention, un obstacle éventuel vient arrêter le gaz à son passage par le tube en caoutchouc, celui-ci reflue vers le barboteur, soulève le bouchon de verre C et s'échappe au dehors. Pour chaque lavement il faut un nouveau bâton de bisulfate de soude.

D'après les expériences très nombreuses qui ont eu lieu aussi bien en France qu'à l'étranger, d'après les faits de ma pratique personnelle et de quelques autres dont j'ai été témoin, j'ai la plus entière certitude que la thérapeutique peut tirer un parti très avantageux de ces lavements gazeux, soit dans les affections pulmonaires, soit dans maintes affections intestinales, soit dans les cachexies de cause parasitaire ou palustre; et en obtenir des résultats que nulle autre méthode ne saurait donner.

Parmi les substances gazeuses nécrophytiques, il en est deux qui ont fait, dans des circonstances multiples, leurs preuves d'efficacité. Ce sont la *pyridine* et le *sulfure de carbone*.

La pyridine, substance odorante extrêmement volatile, ne doit être employée qu'à la dose de quelques gouttes. M. Bergeon l'emploie sous la formule suivante : pyridine, 6; bicarbonate de soude, 10; eau, 150, pour solution, dont on verse une cuillerée à café par litre d'eau et, par conséquent, pour inhalation, mot qui me paraît moins impropre que celui de lavement.

Le sulfure de carbone paraît avoir une action plus persistante. Il n'est pas douteux que ce microbicide, qui s'est montré efficace dans la gangrène dysentérique, ne puisse arrêter le processus microbique lorsque cette affection est au début de son évolution et n'a pas encore ulcéré la muqueuse.

Mais pour mieux faciliter l'action locale du médicament, il sera utile de prolonger la canule par une grosse sonde mousse et flexible pouvant pénétrer le plus haut possible dans le gros intestin; de façon que les vapeurs sulfureuses puissent actionner toute la surface du gros intestin, même au-dessus de la valvule iléo-cæcale.

Ici, il ne sera pas nécessaire de prolonger les séances d'inhalation plus de dix minutes, sauf à les renouveler deux ou trois fois par jour; et l'on pourra n'employer que 10 grammes de *bicarbonate de soude* et le tiers du bâtonnet de bisulfate.

Si l'inhalation provoque des coliques ou tout autre malaise digestif, c'est que le *sulfure de carbone* est *impur*. C'est un fait reconnu; car ces inhalations ont été beaucoup employées.

Pour ma part, j'en ai usé, entre autres cas, dans celui d'une lésion papillaire très gênante située derrière le voile du palais, contre laquelle avaient été essayés vainement tous les collutoires, gargarismes et attouchements au pinceau usités en pareil cas.

En désespoir de cause, j'eus recours aux inhalations de sulfure de carbone qui amenèrent une détente très prompte, et qui, continuées pendant vingt-quatre séances, assurèrent un plein succès (1).

(1) Voir à la fin du volume pour plus amples renseignements.

AFFECTIONS DU FOIE

Si nous prenons les affections du foie comme objet de nos études de thérapie comparée, classique et dosimétrique, nous allons trouver chez la première, en tant que thérapie médicamenteuse, la même infériorité et grossièreté de moyens et le même peu de confiance dans leur efficacité.

En revanche, la diététique, prophylactique et curative y est irréprochablement traitée.

Le *Manuel Debove et Achard* que nous allons prendre encore une fois pour terme de comparaison, en raison de son importance et de son actualité, ne consacre pas moins de 450 pages grand in-8° à ces affections du foie.

Elles y sont exposées dans l'ordre suivant :

Congestion aiguë du foie. — Foie cardiaque. — Cirrhose du foie. — Hépatite alcoolique. — Cirrhose saturnine. — Hépatites des dyspeptiques. — Hépatites des goutteux. — Hépatites des diabétiques. — Cirrhose hypertrophiques avec ictère chronique. — Hépatites paludéennes. — Cirrhoses infectieuses mal déterminées. — Cirrhoses calculeuses. — Dégénérescence du foie. — Tuberculose hépatique. — Syphilis hépatique. — Abcès du foie. — Kystes alvéolaires hydatiques. — Cancer du foie. — Cancer des voies biliaires. — Ictère en général. — Ictère infectieux. — Ictère catarhal. — Ictère infectieux bénin. — Ictères infectieux graves. — Ictère émotif. — Ictère des nouveaux nés. — Angio-cholites. — Cholecystites. — Lithiase biliaire. — Pyléphlébites. — Périhépatites.

Ces trente monographies que nous venons de transcrire comme spécimen d'incohérence pathologique sont très savamment traitées au point analytique et organiciste purement spéculatif.

Elles ont été traitées par *treize* auteurs différents, sans que rien ne vienne les relier entre elles et sans qu'on s'inquiète de la pathogénie et du traitement. C'est assez dire à quel point l'ensemble manque d'unité!

On en peut juger, du reste, par l'ordre des matières exposé ci-dessus, où l'on voit les lithiases biliaires traitées à la fin, et les cirrhoses au début.

Bien plus, la *congestion chronique du foie, l'alma mater* de presque toutes les autres affections de cet organe, n'y a pas été comprise et l'on peut voir qu'elle n'y figure pas. Elle est censée ne pas exister.

Inutile de dire que nous nous garderons bien de suivre un ordre de matières aussi fantaisiste, et qu'en conséquence nous commencerons par la *Congestion chronique*, et continuerons dans l'ordre sériaire par la *lithiase biliaire*, les ictères, les cirrhoses, les dégénérescences, etc.

FONCTIONS DU FOIE

On sait que Galien considérait le foie comme l'organe central de la vie. D'autre part, un auteur très distingué, le Docteur Poucel, a écrit ceci : *Le foie est à la vie végétative ce que le cerveau est à la vie de relation*. Et en effet, de nos jours, le foie, comme l'a très bien dit Jules Simon, le foie s'est enrichi de conquêtes précieuses. Cet organe sécrète la bile, participe à la génèse du sang (1), à la transformation des produits de la digestion, véritables opérations atomiques et rétrogrades qui forment à l'état physiologique du sucre, de l'inosite, de l'hypoxanthine, de l'urée, etc.

« Les fonctions du foie sont multiples, dit très bien le Dr Renault « (dans le *Manuel Debove et Achard*). Toutes appartiennent à la

(1) Bien plus, le foie est le grand générateur des globules sanguins, ainsi que l'a démontré, en 1867, dans la *France Médicale*, feu mon ami Lemoine Moreau. Voir à ce sujet le remarquable ouvrage du docteur Poncel : *Le rôle du foie dans la génèse des maladies*. p. 60 et 61. 2e édition.

Cette œuvre d'un mérite peu commun parmi les ouvrages récents, est la seule que les auteurs du *Manuel Debove* n'aient cité nulle part.

« cellule hépatique même, dont l'intégrité absolue est nécessaire « pour assurer l'ensemble de ces fonctions. L'une d'elles, en « effet, ne saurait être abolie sans qu'il en soit de même des « autres. C'est ce que M. Rogé a montré, par exemple, pour les « relations de la fonction glycogénique et l'action d'arrêt sur les « poisons.

« L'abolition ou la perturbation de ces diverses fonctions « constitue ce que l'on nomme l'*insuffisance hépatique* dont il est « aisé de concevoir toute la gravité.

« Le foie, dont les cellules fonctionnent *mal* ou insuffisam- « ment, cesse de produire des pigments biliaires vrais, et fabri- « que de l'urobiline ; cesse de produire du glycogène, et, partant, « laisse passer les matières sucrées et amylacées sans les utili- « ser ; ne fabrique plus de l'urée, diurétique par excellence et peu « toxique, mais fabrique des produits de désassimilation beau- « coup plus toxiques ; ne transforme plus qu'insuffisamment les « peptones et les graisses ; n'arrête plus et ne détruit plus les nom- « breuses substances toxiques qui se produisent dans notre « organisme.

« Les résultats de cette *insuffisance hépatique* sont : dénutri- « tion rapide par suite d'élaboration incomplète des substances « nutritives ; dangers de l'intoxication, soit par production, soit « par manque de destruction des substances toxiques...

« Tant que fontionne le rein, il élimine en grande partie « tous les poisons que n'a pu détruire le foie; mais cette élimi- « nation même altère les cellules reinales. Cette élimination se « diminue, puis se suspend; alors apparaissent les accidents de « l'urémie hépatique, de l'ictère grave, terminaison fréquente, « habituelle même d'un grand nombre de maladies du foie. »

Tout cela est exact et très bien exposé. Seulement la *lésion cellulaire* est-elle bien la lésion primitive? La structure et la composition chimique de la cellule hépatique, ne sont-elles pas subordonnées à la constitution de leur milieu, c'est-à-dire du plasma sanguin, d'où procède le proto-plasma cellulaire?

« Cette cellule, à cause de son individualité, à cause de sa vie « propre, peut résister plus ou moins longtemps à l'influence « noscive d'un milieu interne altéré, de même que nous luttons « contre les causes extérieures de destruction ; mais l'influence « se prolongeant ou devenant trop interne, l'autonomie de la cel-

« lule est entamée; sa composition chimique s'altère et avec elle « sa structure et ses propriétés.

« La lésion cellulaire n'est donc qu'une *lésion secondaire*, une « *lésion tardive*. Cette considération nous fait préférer une doc- « trine médicale qui prend la physiologie pour base, à celle qui « prend l'anatomie pathologique, et elle est notre argument prin- « cipal contre la *théorie cellulaire* que nous regardons cependant « comme vraie de tous points, à la condition de la subordonner « à la théorie physiologique, qui indique le *pourquoi* des phéno- « mènes pathologiques, tandis que la théorie cellulaire n'en in- « dique que le *comment*.

« En voici la preuve, etc. (1).

CONGESTION CHRONIQUE DU FOIE

« La lésion hépatique qui, à notre avis, prépare lentement et « sans secousse l'altération du plasma sanguin en fournissant « une bile anormale, en élaborant imparfaitement les matériaux « absorbés, en épurant insuffisamment le sang des déchets orga- « niques, et en le préservant imparfaitement des poisons venus « de l'intestins, c'est la *congestion chronique*.

« Cette affection est si commune, si universellement répandue « que personne peut-être ne peut se flatter d'en être exempt. Elle « résulte elle-même de causes diverses qui, malgré leur complexité « peuvent être réduites à trois principales : Les influences « *héréditaires*, les influences *morales*, les influences de *mi- « lieu* (2).

L'hérédité est, entre toutes les causes, celle qui se montre le plus rebelle. Bien des personnes naissent avec une tendance à une certaine forme de nutrition anormale, et comme le foie est essentiellement l'organe formateur *de la matière* vivante, il est naturel que ce soit en lui que se manifestent les influences héréditaires de cet ordre.

(1) Dr Poncel, *L'influence de la congestion chronique du foie dans les maladies*, p. 68.

(2) *Ibidem*, p. 72 et 73.

Quant aux *influences morales dépressives*, leur action congestive sur le foie se comprend d'elle-même, pour peu qu'on réfléchisse que les influences de ce genre ont toujours pour effet de fermer les pores de la peau et de faire refluer de dehors en dedans les matériaux gazeux d'*élimination* plus ou moins chargés de molécules septiques.

Quant aux influences causales du *milieu*, elles consistent dans les hautes températures; les ingesta; le défaut d'exercice, et le manque d'*air pur;* l'abus de l'alcool et souvent celui du tabac; et enfin la constipation habituelle.

Il y a enfin les causes d'ordre biophysiologique, telles que les hypérémies pulmonaires, simples ou tuberculeuses commençantes, ainsi que les insuffisances cardiaques, qui provoquent également des congestions hépatiques chroniques.

La congestion chronique du foie peut exister un certain temps sans occasionner de souffrance ou de perturbation fonctionnelle. Le plus souvent elle provoque une paresse digestive qui se traduit par de la congestion vultueuse et de la lourdeur céphalique, particulièrement après le repas de midi.

Très souvent cet état s'accompagne de migraines irrégulières, mais se produisant de préférence entre quatre et dix heures du soir.

J'ai vu des cas où le foie congestionné mesurait jusqu'à 18 centimètres dans le sens vertical, sans qu'il se produisît d'autres phénomènes morbides que les deux symptômes que nous venons de mentionner. Mais d'autres fois il survient des douleurs locales, et des pyrosis avec barre épigastrique.

Dans tous les cas, il est indispensable d'avoir recours à l'investigation plessimétrique.

TRAITEMENT

Nous ne pouvons mentionner ici le traitement classique, puisque cette affection a été passée sous silence dans le *manuel Debove* qui nous sert de terme de comparaison. Mais les deux thérapies ne sauraient différer beaucoup, les indications pathogéniques étant admises les mêmes des deux côtés.

Dans la plupart des cas, les purgations et les cholagogues seront indispensables. Les médicaments réputés cholagogues ont été classés, après les expériences de Rutherford, dans l'ordre d'activité suivant : podophyllin, 10 ; alois, 9 ; benzoate de soude, 6 ; ipecca, 5 ; évonymine, 4 1/2 ; sulfate de potasse, 4 1/2 ; coloquinte 4 1/2 ; colchique, 4 1/2 ; phosphate de soude, 4 1/2 ; jalap, 3 1/2 ; rhubarbe, 3 1/2.

Quant au *calomel*, il est reconnu qu'il augmente la sécrétion biliaire sans augmenter l'excrétion ; de là, la nécessité de l'associer à une substance purgative telle que le podophyllin, la jalapine, la colocynthine, etc.

La diététique devra toujours être interrogée et rectifiée s'il y a lieu, ce qui est assez habituel. — L'alimentation devra comporter aussi peu de graisse et de beurre qu'il est possible. Les légumes sous toutes les formes, et les légumes frais bouillis sous la forme du potage paysanne devront avoir la préférence. Le grand avantage de la dosimétrie, c'est de pouvoir parer aisément à toutes les éventualité.

D'une façon générale, les eaux alcalines bicarbonatées, de Pougues, de Vals, de Vichy, de Saint-Alban, sont toujours indiquées à dose plus ou moins forte, suivant les cas ; surtout prises aux repas.

Il en est de même du sedlitz Ch. Chanteaud, de la quassine, du podophyllin et de l'arséniate de strychnine. La décoction froide de racine de chicorée sauvage, très anciennement usitée et mentionnée dans les plus vieilles pharmacopées, est d'un emploi très utile dans toutes les congestions et dans tous les ictères. Dans les cas intenses l'on pourra, en outre de ces moyens, recourir aux révulsifs et en particulier à l'essence de térébenthine dont on arrose une serviette préalablement trempée dans de l'eau très chaude et rapidement exprimée. Des bains chauds et courts (10 minutes) pourront être utiles. Chez les sujets jeunes, l'on se trouvera mieux de faire pratiquer l'hydrothérapie locale par emmaillottement, comme je l'ai indiqué pour l'hypertrophie splénique.

Lorsque la congestion hépatique est assez forte pour occasionner de la dyspnée, l'on devra insister sur les purgatifs, en même temps que l'on emploiera les moyens habituels à plus haute dose.

Dans les régions tropicales, où l'innervation et la circulation hépatique se trouvent débilitées, l'on pourra y remédier par l'aconitine et l'arséniate de strychnine soit ensemble ou séparément, 2 granules de chaque matin et soir.

La suppression de la transpiration peut aussi être une cause de congestion hépatique. Le nitrale de plocarpine sera en ce cas très efficace, soit en granules (soit en injection, hypodermique).

La congestion qui accompagne ou qui suit la fièvre palustre, est combattue efficacement par l'arséniate de quinine, uni à l'arseniate de strychnine (2 granules de chaque, 3 à 4 fois par jour).

Dans tous les cas de stase, que celle-ci soit ou non le résultat de la vie sédentaire, l'on devra employer largement la strychnine dont on peut aider les effets par l'hydrothérapie.

Enfin lorsque la douleur costohépatique est très vive, la codéine et la cicutine administrées à doses rapprochées pourront en venir à bout.

CONGESTION AIGUE DU FOIE

« L'hipérémie du foie conduit presque sans transition à l'hé-
« patite, surtout lorsqu'elle est provoquée par une action directe
« de l'agent toxique ou infectieux (1).

TRAITEMENT CLASSIQUE

« Repos au lit, régime lacté absolu, grands lavements
« froids suivant la méthode de Krull; désinfection intestinal; tels sont les principaux éléments du traitement.

« La calomel à petites doses présente de grands avantages.
« Si la congestion est intense, l'on appliquera sur la région du
« foie des ventouses ssacrifiées et des compresses froides.

« Dans les cas prolongés et à répétition, il est utile de donner
« 10 centigrammes de calomel pendant plusieurs jours consé-
« cutifs; pour suspendre ensuite et recommencer (2). »

TRAITEMENT DOSIMÉTRIQUE

Comme la congestion aigüe s'accompagne d'un mouvement fébrile plus ou moins intense, en outre de la diatétique obligée, nous emploirons de suite la triade antifébrile, aconitine, digitaline

(1) *Manuel de médecine Debove et Achard.*
(2) *Ibidem.*

et brucine, ensemble 1 granule toutes les demi-heures; et auxquels nous ajouterons au besoin soit le ferro-cyannate de quinine, soit l'arséniate de soude suivant les cas. — Une fois la fièvre abattue, la résolution de l'hypérémie hépatique est facile à obtenir.

LITHIASE BILIAIRE

Lorsque depuis longtemps le foie est gros, et que la nutrition générale a assez souffert, dit M. Poncel, la composition de la bile s'altère profondément ; ce liquide se sature de déchets organiques qui se *précipitent* dans les conduits qu'il traverse, et la lithiase biliaire est constituée.

Tout calcul biliaire, d'après Ollier (de Lyon), est composé, dans la majorité des cas, d'une enveloppe ou écorce formée de cholestérine et de carbonate de chaux, d'une partie moyenne formée de cholestérine, et d'un noyau formé de cholestérine et de chaux. Or ce sont là les éléments habituels de la bile acide, de la bile catarrhale.

Le volume, la composition et le siége des calculs sont très variables. On en trouve de très petits constitués uniquement par un cristal d'acide urique, ou une écaille blanche de cholestérine, et alors leur abondance peut parfois être telle qu'on pourrait recueillir une cuillerée à café, et même plus, de ce sable hépatique.

« Ce sable fin, en frottant contre les parois des conduits, détermine une douleur qui est surtout vive de deux à six heures après le repas.

« Cette douleur offre ceci de remarquable, c'est qu'elle se localise bien plus souvent dans l'estomac ou dans l'intestin que dans le foie, et qu'elle ne se produit presque jamais à jeun (1).

La grosseur des calculs est très variable, et va depuis celle d'un grain de millet jusqu'à celle d'une noisette et d'un marron d'inde.

Lorsque le calcul est gros et anguleux, il peut très bien laisser passer la bile, tout en provoquant d'effroyables coliques; et dans ces cas là les coliques ne seront accompagnées ni d'ictère, ni d'urine bilieuse.

D'après M. Poucel, la congestion chronique du foie peut entraîner en même temps que la lithiase biliaire, ou indépendamment de celle-ci, plusieurs troubles morbides très graves, tels que :

1° Les flux *hémorrhoïdaires* qu'on attribue trop souvent à la constipation ; 2° des varicoles *stomacales* ou *intestinales* pouvant amener des hémorrhagies très graves et quelquefois mortelles ;... 3° des congestions de la rate suivies de phénomènes graves, soit par compression du cœur, soit parce que ne remplissant plus sa fonction d'appel sur le sang de la veine-porte, celle-ci subit un ralentissement considérable de son courant sanguin, et une augmentation de pression intra-veineuse abdominale. De là, des causes d'une *anémie* d'autant plus difficile à combattre qu'on n'en soupçonne pas habituellement l'origine.

D'autre part, « le foie congestionné comprime la *veine-cave*, « et peut par là influencer la circulation générale mécanique- « ment. Ainsi s'expliquent les congestions *utéro-ovariennes*, à peu « près constantes, qui prédisposent aux hémorrhagies, aux mé- « trites aiguës et surtout chroniques, et à toutes leurs consé- « quences : ulcérations, flexions, versions, et dégénérescences, « hypertrophie congestive, catarrhe utérin, chute de l'épithé- « lium cilié (qui est, à notre avis, la cause la plus commune de la « stérilité).

« Cette congestion *utéro-ovarienne* chronique s'explique mieux « encore par les anastomoses qui existent entre les veines du col « de l'utérus, du vagin, des ovaires, avec l'hémorrhoïdale interne ; « elle est la cause habituelle de l'*avortement* par apoplexie pla- « centaire, de même que la congestion *hépato-rénale* est cause de « l'albuminurie puerpérale et de l'éclampsie ; aussi nous a-t-il « suffi bien souvent de décongestionner le foie pour prévenir « l'avortement, l'albuminerie puerpérale et de l'éclampsie et « pour guérir les métrites chroniques »

« Cette congestion utérine provoquera, chez les sujets disposés « par leur tempérament, une exaltation morbide de l'appareil « génital, une irritation *fonctionnelle* qui se traduira, tantôt par « de l'hystérie locale ou générale, tantôt seulement par de la *névro- « pathie viscérale*. Les faits de ce genre surabondent. Nous n'en

« citerons que deux, intéressants surtout par la haute compétence « des autorités médicales qui sont intervenues, nous réservant « d'en parler plus longuement à propos des *troubles réflexes* et « des *troubles trophiques*, car si nous admettons que l'hystérie, « avec ses innombrables modalités, peut bien résulter d'une irri- « tation congestive de l'appareil génital, nous sommes convaincu « cependant qu'elle est SURTOUT *une manifestation réflexe* de la « *lithiase biliaire ou le résultat d'une toxémie.*

Ce n'est pas tout. « La congestion du foie peut produire celle « de la prostate, non-seulement par l'obstacle qu'elle apporte à la « circulation dans la veine-cave, mais encore et surtout à cause « des anastomoses qui existent entre le plexus prostatique et le « réseau hémorrhoïdal, aussi devra-t-on toujours, *chez les pros- « tatiques* se préoccuper de *dégager le foie*, sous peine de n'obte- « nir jamais que des amendements de courte durée.

« Les reins se congestionnent également et nous ne serions « pas surpris que cette congestion pût aller, dans bien des cas, « jusqu'à faire passer dans les urines, non-seulement de l'albumine, « mais encore des moules de *tubuli*. Ces deux éléments ont été « trouvés par notre confrère le docteur Jacquème, chez un de nos « éclamptiques dont nous publions plus loin l'observation (1). »

TROUBLES RÉFEXES

Ces troubles réflexes, admirablement décrits par le Dr Poucel, présentent des aperçus et des considérations pratiques très importantes et absolument nouvelles; c'est pourquoi nous allons les reproduire ici textuellement et *in extenso :*

« Lorsque du sable ou des graviers traversent les conduits « biliaires, les troubles réflexes s'exagèrent, et l'on verra appa- « raître des dyspepsies nerveuses qui pourront être flatulentes, « congestives, si le trouble vaso-moteur se généralise; des *gas- « tralgies*, des *entéralgies dont on cherchera vainement la cause « dans l'intestin, et qui résisteront à tout traitement qui ne s'atta- « querait pas directement au foie.* »

« Les faits nombreux que nous rapportons expliquent la « facilité des erreurs de diagnostic; *car les douleurs de la lithiase*

(1) Poucel, *La Congestion du foie dans la génèse des maladies*, p. 91, 92, 94.

« *biliaire offrent ceci de particulier d'être rarement perçues dans* « *les voies biliaires*, et de provoquer le plus souvent de la gastro- « entéralgie, parfois des douleurs rénales au point de simuler la « colique néphrétique; parfois encore, des douleurs utéro-ova- « riennes fréquemment suivies de phénomènes congestifs, qu'on « peut prendre à tort pour la cause du mal.

« Mais l'affection avec laquelle on confond le plus communé- « ment les douleurs de la lithiase biliaire, c'est, à beaucoup près, « la gastralgie ou la gastro-entéralgie.

« Cette erreur est si commune que je ne craindrai pas d'affir- « que sur cent gastralgiques, quatre-vingt-dix-neuf ont du sable « hépatique.

« La gastralgie d'origine lithiasique se montre d'ordinaire « quelques instants ou quelques heures après le repas (rarement « à jeun); parfois la douleur est faible, longue et tordante; elle « s'étend à toute la masse intestinale. On peut alors diagnosti- « quer à coup sûr *le sable biliaire*.

« Lorsque le sable se forme dans les petits conduits biliaires, « l'ingestion des aliments est souvent suivie de douleurs vives « dans toute la région du foie, c'est une véritable hépatalgie.

« Dans les cas de lithiase intra-hépatique, il est rare que le « parenchyme hépatique ne s'irrite pas, et ne s'enflamme pas à « quelque degré; alors apparait la fièvre intermittente hépatique, « d'ordinaire vespérale ou nocturne et sur laquelle la quinine est « sans effet. L'exagération du mouvement vermiculaire de l'in- « testin sous l'influence de la lithiase biliaire, rend bien compte « de ce qu'on observe chez certains malades : mouvements con- « tinus et parfois douloureux et bruyants de l'intestin ; peloton- « nement d'un groupe d'anses intestinales, etc., etc.

« Ce pelotonnement est parfois passager et susceptible de se « déplacer; parfois, au contraire, il est permanent; c'est une « véritable contracture qui subsiste même pendant le sommeil « et ne s'oppose pas pourtant au cours des matières. Ces *tumeurs* « *fantômes* peuvent donner lieu à une double erreur de diagnos- « tic : et au point de vue de leur nature et de leur siège et au point « de vue de leur cause. Dans le premier cas, l'on est allé jusqu'à « intervenir chirurgicalement; dans le second, l'on a cru avoir « affaire à l'hystéricisme, tandis que nous avons presque toujours « trouvé dans les selles le corps du délit.

« Le point de départ de ce réflexe, susceptible d'être ailleurs « que dans les voies biliaires, l'ingestion de substances irritantes « peut le produire. Mais en dehors de ce cas exceptionnel, on ne « saurait invoquer que l'irritabilité neuro-musculaire due à une « altération du sang (1).

TROUBLES RÉFLEXES SUR L'APPAREIL GÉNITAL

« Les phénomènes névrosiques que la lithiase biliaire produit « sur l'intestin, peuvent s'observer également sur l'appareil géni- « tal. C'est chez la femme surtout qu'ils acquièrent de l'intensité « et qu'ils peuvent produire toutes les modalités hystériques. « Ces faits nous ont paru si communs, que dans bien des cas, à « notre avis, la seule lésion anatomique de l'hystérie, sera le « calcul ou le sable biliaire. C'est là pour nous un fait des plus « démontrés.

« Nous avons dit plus haut que la lithiase biliaire produit « parfois des douleurs utéro-ovariennes suivies de phénomènes « congestifs. Nous appelons particulièrement l'attention sur ces « faits, parce qu'ils nous ont paru très nombreux, et que l'erreur « de diagnostic au point de vue de la cause du mal, conduit à « une médication inefficace et parfois dangereuse (curetage, lapa- « ratomie, etc.)

« Ces douleurs sont tantôt très vives et lancinantes, tantôt « gravatives ; elles peuvent se propager vers les reins ou les « fesses ; s'accompagner de métrorrhagies rebelles et d'altération « du teint, si bien qu'elles en imposent parfois pour un cancer « commençant ou une métrite fongueuse.

« D'autres fois, c'est sur les seins que retentit l'arc réflexe, et « nous dirons, en toute certitude, que la polyurie intermittente. « *les urines nerveuses* (qui sont toujours faiblement acides et fai- « blement minéralisées), reconnaissent pour *cause* à peu près « *unique*, la *lithiase biliaire* (2).

TRAITEMENT CLASSIQUE DE LA LITHIASE BILIAIRE

« Ce traitement comprend des indications prophylactiques, « symptomatiques et curatives.

(1) Poucel. *La congestion du foie dans la genèse des maladies.*
(2) Ibidem.

« La *prophylaxie* consiste dans l'application stricte des règles « générales de l'hygiène.

« La *médication* symptomatique est dirigée contre les princi- « cipaux accidents douloureux ou possibles déterminés par « l'affection calculeuse, et dont les plus pressants sont les *coliques* « *hépatiques*. Le premier devoir du médecin est de calmer la « douleur. Une ou deux injections sous-cutanées de 1 centigr. « d'un sel de morphine pare à ce premier soin. On peut aider à « l'action de la morphine par des inhalations prudentes de chlo- « roforme; des applications locales chaudes: l'administration « de l'antipyrine, de l'hydrate de chloral, de laudanum par le « rectum. Un des meilleurs sédatifs, après la morphine, est un « grand bain chaud prolongé que l'on fera préparer dès qu'on « arrivera auprès du malade.

« Après la crise : alimentation légère et fractionnée; lait coupé « d'eau alcaliné. Les vomissements seront combattus par la « diète, la glace, le champagne frappé, à doses minimes. La « cocaïne, le menthol, dans les cas rebelles, peuvent être es- « sayés.

« Quand la douleur a tout à fait disparu, administrer un « purgatif léger, contre la constipation et l'embarras gastrique : « podophyllin, évonymine, rhubarbe, associés à un peu de calo- « mel.

« Si le médecin prévoit l'imminence d'une nouvelle crise, « mettre en œuvre une médication destinée à favoriser la chasse « biliaire, et à réaliser autant que possible l'antiseptie des voies « biliaires. Il ordonnera l'huile d'olive à haute dose par prises « fractionnées, à jeun, dont l'utilité a été démontrée par les « observations des médecins anglo-américains et celles de Chauf- « fard. La glycérine prise de la même façon donnera aussi de « bons résultats. Il faut ajouter à la médication huileuse ou glycé- « rinée, le salicylate de soude, agent cholagogue et antiseptique « indiqué à la dose de 2 à 3 grammes par jour; le calomel par « prises espacées, à titre laxatif et d'agent décongestif; l'huile de « Harlem, etc. La quinine n'a pas d'action sur la fièvre biliaire, « il faut s'en abstenir (1). »

(1) *Manuel de Médecine* Debove et Achard.

TRAITEMENT DOSIMÉTRIQUE

Les indications essentielles se réduisent à deux : 1° faciliter la sortie des calculs déjà formés ; 2° prévenir la formation de nouveaux calculs.

La première indication est remplie par les eaux sodiques de Pougues, de Vals, de Vichy, etc. A défaut de ces eaux, on peut leur substituer les granules de benzoate de soude, de benzoate de lithine et de benzoate d'ammoniaque, pris ensemble à la dose de 10 à 15 granules de chaque, pris en quatre fois dans la journée.

Ici la chose la plus urgente est de calmer la douleur qui provient du spasme cystique et l'exagère à son tour. Les granules de bromhydrate de morphine, 2 à 3 tous les quarts d'heure, rempliront très bien cette indication s'il n'y a pas d'intolérance gastrique prononcée ; dans le cas contraire, on pratiquera une injection calmante composée de 1 centigramme de morphine et de 1 milligramme d'atropine pour 20 gouttes d'eau bouillie.

Contre le spasme, dès la deuxième ou troisième prise de morphine, l'on donnera, soit l'hyosciamine, soit le valérianate d'atropine, soit la daturine, un granule tous les quarts d'heure.

Lorsque les crises de lithiase se renouvellent, l'on voit souvent se produire des accès de fièvre intermittente qui se montrent vers quatre à cinq heures du soir.

Ces accès qui tiennent à l'hypérémie hépatique, et souvent aussi à la présence d'un élément septique, peuvent être efficacement combattus par l'aconitine unie à l'arséniate de soude et au calomel, 2 granules de chaque toutes les deux heures.

Quant aux moyens d'empêcher la formation de nouveaux calculs, c'est surtout dans la recherche et la connaissance des causes productrices de la lithiase, chez chaque sujet, qu'on les trouvera le plus sûrement.

L'usage journalier des cholagogues pourra être très utile, si on les prend par petites quantités et sans irriter l'appareil digestif. Le podophyllin, le benzoate de lithine, l'évonymine, la quassine, l'iridine, etc. La quassine est particulièrement utile dans la plupart des cas ; outre ses propriétés cholagogues elle possède celle d'augmenter l'appétit et de régulariser les digestions.

ICTÈRE

Consiste dans la coloration jaune de la peau, des conjonctives, de l'urine, symptôme commun à plusieurs maladies du foie : lithiase, hépatite aiguë, cirrhose biliaire, etc. Le mot *ictère* sert donc à désigner des maladies diverses. On y distingue l'ictère *bénin*, qui peut survenir avec ou sans coliques hépatiques et persister sans danger pendant plusieurs semaines, et l'ictère *grave*, qui n'éclate jamais qu'à la suite d'un état morbide antérieur et prolongé du foie. Il parait dû à un *micrococcus spécial* et a été désigné souvent sous le nom d'*atropie jaune aiguë*. Pour plus amples renseignements, voici, au surplus, la *pathogénie courante, actuelle*, d'après le *Manuel Debove et Achard :*

« Au point de vue de la causalité, l'on distingue : 1° l'ictère « par rétrortion mécanique et l'ictère spasmodique ; 2° l'ictère « par *dyshépathie* ou fonctionnement défectueux de la cellule « hépatique, *causé* soit par un poison minéral ou végétal, soit « par un microbe. Cet ictère est donc toujours infectieux.

« Dans cet ictère infectieux, la cellule hépatique peut recevoir « le poison ou bien le microbe par trois voies différentes : par « l'artère hépatique ; par la veine porte ; par les voies biliaires.

« La voie de l'artère hépatique est peut-être moins fréquemment suivie que les deux autres, mais elle est la plus dangereuse, et l'on verra que l'ictère grave relève ordinairement de « cette pénétration, dans le sang, d'un poison ou d'un microbe.

« La voie gastro-intestinale est celle que suivent pour entrer « dans le foie la plupart des agents noscifs, microbes quelquefois, « mais surtout toxines microbiennes ou autres, venues du « dehors, ou nées dans le tube digestif lui-même. Les ictères « infectieux *bénins* ont le plus souvent cette origine, qu'ils soient « ou non épidémiques.

« Enfin, l'infection ascendante par les voies biliaires, à ne « considérer que les cas primitifs, est relativement rare et donne « la forme connue sous le nom d'ictère catarrhal. »

Comment agissent respectivement les microbes et la cellule hépatique vis à vis les uns des autres?

« Un microbe n'agit sur la cellule hépatique que par le poison « qu'il sécrète. C'est ce que laissaient penser les nombreuses « observations de foie infectieux où l'on ne trouvait pas de « microbes.

« Par sa cellule hépatique, le foie détruit les poisons, toxines « microbiennes ou substances chimiques définies. Par son endo- « telium capillaire, il détruit les microbes eux-mêmes, jusqu'à « ce que, vaincu par le nombre il se laisse envahir. Tant que le « foie peut lutter, toutes les bactéries arrêtées par lui y sont « inévitablement détruites. »

Dans le cas contraire, c'est le foie qui est transformé, « et le « mode le plus habituel de cette transformation de la cellule « hépatique soumise à des agents toxi-infectieux, est la *dégéné- « rescence graisseuse* plus ou moins rapide (comme lorsqu'il y a « eu absorption de phosphore), ou plus ou moins lente (comme « lorsque le régime est trop hydrocarboné), ou que le sujet a subi « une longue réclusion. »

TRAITEMENT CLASSIQUE DE L'ICTÈRE EN GÉNÉRAL

« S'adresser à l'affection causale quand cela est possible. « Mais, même dans ce cas, l'action thérapeutique peut n'être pas « immédiatement efficace ; et force est de parer aux inconvé- « nients fonctionnels et subjectifs qui résultent, d'une part, de « l'imprégnation de l'organisme par les pigments et sels biliaires ; « d'autre part, de *l'absence de la bile* dans le tube digestif.

« Les indications à remplir sont : En premier lieu, favoriser « l'élimination de la substance colorante, en s'adressant aux « divers émonctoires. Le rein demande surtout à être surveillé. « Toute défection de sa part, même passagère, pouvant être « funeste.

« Les fonctions de la peau devront être soigneusement sti- « mulées, d'abord parce que, par la sueur, une certaine quan- « tité de matière colorante peut être éliminée ; et, c'est à ce titre « sans doute, que la pilocarpine a été proposée ; et en second, « lieu, parce qu'il y a avantage à hâter la desquamation épithé- « liale...

« En résumé, le traitement de l'ictère peut tenir dans les « prescriptions suivantes : régime lacté (absolu dans les ictères « récents) ; mixte dans les ictères anciens, car le lait favorise la

« diurèse sans fatiguer le rein, est d'une digestion facile et « donne le minimum de substances toxiques fabriquées dans « l'intestin; purgatifs salins, lavements froids, salicylate de « soude ou benzoate de lithine; calomel dans les ictères méta- « pigmentaires, au besoin pancréatine, kola ou coca, bains « alcalins et frictions stimulantes.

« Chaque cas particulier pourra fournir des indications spé- « ciales. Bien entendu, c'est la cause de l'ictère qu'il faudra sur- « tout combattre dans la mesure du possible. »

TRAITEMENT CLASSIQUE DE L'ICTÈRE GRAVE

« Puisque l'ictère grave est presque toujours secondaire, « qu'un état hépatique antérieur, évident ou ignoré, en est le « prélude plus ou moins prolongé, il importe d'instituer un *trai- « tement prophylactique* dès le soupçon ou la constatation d'une « affection du foie, ne s'agirait-il que d'une simple déviation « fonctionnelle.

« On instituera le régime diététique qui fatigue le moins « l'organe, en proscrivant toute boisson alcoolique, même et « surtout le vin rouge (1), ! les épices, les condiments, les salades, « les sauces et les graisses, les viandes noires, les mollusques, « choucroutes, aliments de conserve, etc.

« Le lait sera prescrit avec modération, car, outre que la « plupart des malades s'en fatiguent très vite, cet aliment est très « riche en matières grasses. Bien des insuccès reconnaissent « pour cause l'abus qu'on en fait.

« L'hydrothérapie faite avec de grandes précautions; l'anti- « septie intestinale par le salol, par le benzo-naphtol et autres « substances antizymotiques; le calomel à la dose de 1 à 2 cen- « tigrammes sera pris tous les matins.

« Si un embarras gastrique, fébrile ou non, vient compliquer « l'ictère, on recourra au plus vite aux purgatifs salins, aux lave- « ments froids légèrement antiseptiques.

« Si la *gravité* de *l'ictère* se confirme, les indications de- « viennent plus nombreuses et plus pressantes. Veiller avant « tout sur l'état des reins et insister sur les diurétiques : régime « lacté, lactose, lavements froids.

(1) L'auteur veut parler sans doute des vins alcoolisés ou frelatés qu'on boit en abondance dans l'intérieur de Paris.

« Favoriser l'oxydation complète des substances azotées;
« administrer le benzoate de lithine, les inhalations d'oxygène, etc.

« Réaliser l'antisepsie générale autant que possible, par le « sulfate de quinine à la dose de 1 gramme (sauf tendance au « collapsus), ou le salicylate de soude 4,0. M. Arnozan, qui a « obtenu une guérison avec des injections hypodermiques « d'acide phénique, deux injections de 1 centigramme chaque « par jour, préconise l'usage de ces injections; si toutefois le « sujet n'a pas d'hyposthénie, n'a pas d'adynamie ou de coma; « n'a pas de tendance excessive aux hémorrhagies cutanées. On « voit que les contre-indications à ces injections sont assez « nombreuses. Le délire violent et les hautes températures en « seraient les indications spéciales !...

« Combattre l'état typhoïque et soutenir les forces du malade. « Les bains froids rendront de grands services si l'on n'est pas « systématique et si l'on proportionne la température et la « durée des bains à la force réactionnelle des patients. Il faut « les surveiller étroitement et prévoir une faiblesse cardiaque « toujours imminente.

« Si à l'hyposthénie cardio-vasculaire se joignent un délire et « des phénomènes ataxiques prononcés, les bains tièdes un peu « longs terminés par une affusion froide sur la tête donneraient « un meilleur résultat à tous les points de vue.

« La caféine et la digitaline ne seront employées qu'avec « réserve : l'une, parce qu'elle exagérerait l'agitation et le délire; « l'autre, parce que les reins ne pourraient suffisamment « l'éliminer. Mais on usera largement de la potion de Todd (1) « avec ou sans extrait de quinquina, et du *champagne* frappé. « Au lait, pourra s'ajouter un peu de bouillon froid.

« L'adynamie profonde appellerait les stimulants diffusibles : « acétate d'ammoniaque, éther, etc. soit en potion, soit en injec- « tions sous-cutanées.

« Quant aux formes hypo-thermiques, c'est le véritable trai- « tement du choléra qu'il faudra leur appliquer.

« Enfin, contre les diverses hémorrhagies ou hématémèses, « on emploie les potions acidulées, la limonade citrique, le tan- « nin, l'ergotine, le perchlorure de fer. En cas de métrorhagie,

(1) Comment concilier cette prescription avec la proscription de toute boisson alcoolique édicté dans les premières lignes?

« on pourrait bien se trouver de l'hydrastis canadiensis, sous « forme de teinture ou de potion.. »

TRAITEMENT DOSIMÉTRIQUE

Nous avons scrupuleusement cité le traitement classique *in extenso*, pour que chacun puisse bien juger à quel point de pauvreté extrême en est toujours réduite la *thérapie* classique dans les cas d'ictère grave en dehors de la partie hygiénique et diététique, la seule irréprochable.

Dans ces ictères infectieux et graves, l'on ne devra pas oublier le caractère de la maladie ; et, en conséquence, en même temps que les granules d'*aconitine*, on aura recours aux antiseptiques *tonifiants* et cholagogues, tels que l'arséniate de strychnine, la quassine, la juglandine, l'iridine, l'arséniate de soude, etc., qu'on donnera à dose rapprochée, un seul granule à la fois.

Comme l'aconitine doit être longtemps continuée, s'il survenait un empêchement à sa continuation, on y suppléerait en alternant avec les granules de colchicine, dont les effets ne sont pas trop dissemblables, le dernier, quoique moins décongestionnant, étant plus cholagogue.

Lorsque l'ictère est le résultat de la rétention biliaire par suite de *spasmes* (*ictérécie nerveuse*), les granules d'hyosciamine réussissent très bien à lever le spasme ; un granule toutes les deux ou trois heures, et un lavement laxatif ou une cuillerée de sedlitz Ch. Chanteaud rétablissent le cours de la bile.

Les ictères qui se montrent sans qu'il y ait rétention de la bile (ce qu'on reconnait à la couleur biliaire des excréments) sont particulièrement à surveiller. Les uns dépendent, soit d'une *policholie*, et le cas est alors peu grave, soit d'une *toxé* [illegible] nsécutive, ou bien à une altération des canaux, ou [illegible] ne infection parasitaire.

En parcil cas, la maladie revêt de suite ce caractère [illegible] ticulier de ressembler comme symptôme et comme marche aux fièvres infectieuses, aussi doit-elle être traitée en conséquence, par le sulfhydral, l'iodoforme, le salicylate de quinine, etc.

L'état des voies digestives ne devra pas être négligé, soit au point de vue de la constipation, soit à celui de la gastralgie et de la diarrhée.

Là où les moyens diététiques suffisent comme dans l'*ictère bénin* et l'*ictère catarrhal apyrétique*, tout va très bien. Mais si l'hypérémie hépatique se complique d'hyperthermie ou de fièvre, il n'en est plus de même.

Lorsque l'ictère infectieux grave se produit lentement et d'une façon souvent insidieuse, son traitement se confond avec celui de la *congestion chronique du foie* qui le précède toujours et le prépare souvent.

C'est pourquoi l'omission de cette dernière affection par le manuel Debove et Achard, nous parait tout à fait étrange !

C'est à cause de cette lacune que nous avons donné à cette *congestion chronique* un ample développement pour lequel nous avons mis à contribution l'excellent ouvrage du docteur Poucel.

L'ictère catarrhal intense ainsi que l'*ictère grave*, en même temps qu'ils présentent de l'hypérémie congestive, s'accompagnent aussi, soit d'une surélévation de température, soit d'une vraie fièvre plus ou moins rémittente.

Dans cette fâcheuse éventualité, contre laquelle la thérapie classique n'a que des moyens illusoires, la dosimétrie emploie avec succès, soit la triade granulaire antifébrile, soit simplement l'aconitine, si le mouvement fébrile est peu marqué.

L'aconitine, à dose filée, doit être la base du traitement anticongestif, et elle satisfait à la fois à deux indications importantes. Elle est tout d'abord un incitant de la sécrétion hépatique, et en second lieu, un puissant anticongestif, pouvant enrayer et diminuer l'hypérémie hépatique avant la provocation de nouvelles poussées biliaires ou prolifératives.

La dyspepsie causée par le manque de bile qui se traduit par des borborigmes et des flatulences, sera combattue par la *quassine* et l'*élatérine*, trois granules de chaque avant le repas.

Contre l'hypothermie et l'adynamie produites par les acides biliaires, et l'hypocondrie morose qui les accompagne souvent, les granules d'arséniate de strychnine et de caféine peuvent rendre les plus signalés services.

En cas d'hémorrhagie, on associera l'ergotine à l'arséniate de strychnine toujours utile pour soutenir la contractilité des fibres organiques.

Contre le prurit, souvent très incommode, qui accompagne fréquemment l'ictère, on se trouvera bien des lotions tièdes faites à l'éponge avec une solution d'acide acétique, à raison de 25 grammes d'acide pour un litre d'eau.

Enfin, il est des cas où lorsque l'ictère se prolonge et qu'il y a réjection insuffisante de la biliverdine, il est très utile de recourir au mouvement sous toutes ses formes, à la gymnastique et même aux inhalations d'oxygène.

CIRRHOSE DU FOIE

Nous ne citons que pour mémoire cette maladie lente, caractérisée par des granulations jaunes du foie, attendu que son traitement, qui ne peut être que préventif, se confond avec celui des trois affections que nous venons de mentionner.

La *cirrhose hypertrophique* est surtout d'origine palustre ou bien alcoolique; et quant à la cirrhose atropique, elle est souvent mêlée avec l'ictère ou avec un état régressif spécial du foie.

CONGESTIONS CHRONIQUES DE LA RATE

Les affections et engorgements de la rate ayant été l'objet d'une étude très sérieuse dans le *Manuel de médecine* (Debove et Achard) par MM. Bruhl et Ferdinand Besancon, nous allons y prendre notre canevas, d'autant plus que la partie pathogénique y est, à mon humble avis, très bien exposée. Malheureusement, ici, comme dans bien d'autres parties, la thérapeutique tient une place par trop restreinte eu égard au reste de l'article. Ainsi, pendant que l'exposition nosologique ne prend pas moins de cinquante pages, ce qui concerne le traitement se borne à trois lignes afférentes aux hypertrophies chroniques ou *splénomégalies*. Les voici : « Le « traitement s'adresse surtout à l'état général; les toniques, le « régime lacté (?), l'arséniate de fer à hautes doses remplissent « les principales indications thérapeutiques. » Et c'est tout.

Je ne fais pas ici de critique. Je constate tout simplement ; et me bornerai à démontrer que non seulement le traitement méritait un plus large développement, mais qu'ici encore *les moyens de guérison classiques* sont absolument *inférieurs*, sous tous les rapports, à ceux de la *thérapie dosimétrique*.

Tout cela est d'autant plus important que la *splénomégalie simple*, affection fréquente, est loin d'être inoffensive, si nous en croyons MM. Bruhl et Besancon.

« La marche de la splénomégalie, disent-ils, est lente et pro-« gressive ; la durée, très variable, oscille entre dix-huit mois et « six ans, et peut-être plus. Jamais on n'a observé de splénomé-« galie à marche rapide, à marche infectieuse, comme on en a « décrit dans l'adénie. La terminaison habituelle est la mort... »

Que mes deux savants confrères me permettent de leur dire que je les trouve bien cruels pour ces pauvres rateleux !! Heureusement que ceux-ci peuvent en rappeler et obtenir gain de cause, c'est-à-dire, *une guérison facile et complète*, à *condition que leur affection soit reconnue...*

Quelles sont les fonctions de la rate ? Nous ne saurions mieux répondre à cette question qu'en citant l'exposé physiologique et pathogénique des deux auteurs ci-dessus.

« Depuis l'avènement des doctrines microbiennes, disent-ils, « en présence des modifications considérables que les maladies « infectieuses apportent dans l'état de la rate, organe qui semble « d'ordinaire peu touché dans les autres états morbides, on « s'est demandé si ces modifications ne tiendraient pas à ce que « la rate joue un rôle, et un rôle très important dans la défense « de l'organisme contre les bactéries.

« La rate, même dans l'état de santé, serait le point d'arrêt « des microbes (ou des leucocythes chargés de ceux-ci) qui, « échappant au système de défense formé par la muraille lym-« phatique qui tapisse nos téguments externes et nos muqueuses, « pénètrent dans le sang. Dans les maladies infectieuses, ce rôle « prendrait une importance considérable et la lutte contre les « microbes deviendrait pour l'organe une véritable fonction.

« Ce rôle de la rate est-il bien réel ?

« Pour résoudre ce problème, on a cherché dans les modifi-« cations produites dans l'organe par la maladie infectieuse « quelles étaient celles qui correspondaient aux phénomènes de

« défense, à la phagocytose en particulier, observées sur tant de « point de l'économie, et l'on a surtout fait porter les recherches « sur les modifications apportées dans la rate par les infections « expérimentales ; enfin, enlevant la rate aux animaux, on a « étudié leur mode de réaction contre les maladies infectieuses « dans ce nouvel état, et l'on a cherché si l'ablation de la rate « permettait encore de leur conférer l'immunité. »

Le résultat de ces dernières recherches serait insuffisant à poser une affirmation quelconque ; mais, à leur défaut, nous avons l'ensemble de toutes les observations nosologiques, qui tendent toutes à confirmer le rôle défensif de la rate contre les spores et les bactéries. Ceux qui voudront s'en convaincre n'ont qu'à parcourir dans le tome VIe du Traité de médecine pratique de Piorry, édité en 1845, les cent soixante-treize cas de splénopathie cités par le célèbre inventeur de la plessimétrie ; et à cette époque, Piorry n'était qu'au début de ses découvertes.

MM. Bruhl et Besançon font honneur à M. Debove de la découverte des cas d'hypertrophie simple de la rate (sans cause infectieuse connue) et de la dénomination de *splénomégalie primitive* qu'il leur a appliqué. Ces savants confrères se trompent, et M. Debove a suffisamment de mérite et de titres pour n'avoir pas besoin qu'on lui attribue ceux de ses devanciers. Or, plus de vingt ans avant sa mort, survenue en 1879, Piorry se servait journellement dans sa clinique de l'expression de *splénomégalies*, et les cas de *splénomégalie* simple, apyrétique, y étaient très fréquents.

J'en puis parler pertinemment, ayant fréquenté assidument cette clinique de *La Charité* pendant six ans ; d'abord de 1857 à 1859 et puis de 1862 à 1866, alors que je me trouvais en garnison à Paris comme aide-major et comme médecin-major. J'y étais attiré non seulement par l'originalité et la bienveillance du *maître*, mais encore par la présence de bons amis et anciens camarades. De ce nombre était le docteur Henri Favre, alors propriétaire et rédacteur en chef de la *France Médicale* et qui, pendant trois ou quatre ans, resta le chef de clinique officieux et bénévole de son compatriote et parent Piorry.

De ce nombre était le docteur Antoine Cros, toujours vivant et pratiquant avec distinction la médecine à Paris.

De ce nombre était le docteur Germe, actuellement médecin

en chef de l'hôpital d'Arras... Plusieurs autres, tels que le docteur Lapeyrère, ne sont plus de ce monde.

Nous étions tous des perculeurs acharnés, étudiant, le plessimètre en main, sous les auspices d'Henri Favre, le balancement physiologique des organes ; et en particulier celui de la rate et du foie. Il est regrettable pour la science que ce dernier n'ait pas poursuivi la carrière du professorat, car, outre un talent d'élocution peu commun, il était, dans ses investigations cliniques, d'une perspicacité et d'une clarté exceptionnelles.

Les *splénopathies* avaient été un objet d'étude pour le Dr Cros, car je trouve dans la *France médicale* de 1863 une très belle étude de lui sur les splénopathies observables chez les enfants, et leurs rapports avec les troubles graves de l'innervation. Pour mieux délimiter la rate chez les enfants, il se servait d'un plessimètre rectangulaire de 5 centimètres de long sur 12 millimètres de large, qui présenté à l'Académie de médecine en 1860, fut l'objet d'un rapport favorable.

Quant au docteur Germe, que j'avais d'abord connu à l'hôpital d'Arras, il était, lui surtout, un plessimétriste hors ligne. Dans les nécropsies, il délimitait, par la percussion et à l'aide de longues aiguilles, les deux cloisons ventriculaires du cœur d'avec leurs oreillettes avec une précision mathématique. A l'amphithéâtre de la Charité, ce fut l'objet d'une stupéfaction générale la première fois qu'il exécuta cette curieuse expérience devant le professeur Piorry et son nombreux entourage. Il se servait pour cela d'un plessimètre en buis de sa fabrication, plessimètre à cloison d'un maniement très commode. Ce modèle fabriqué par *Guéride* a eu un certain succès, et, pour ma part, depuis cette époque, je ne me suis jamais servi d'aucun autre.

Avec cette arme du docteur Germe, j'ai fait beaucoup de plessimétrisme, aussi bien dans les infirmeries que dans les hôpitaux ; et aussi bien chez les jeunes soldats que dans la clientèle civile ; et j'ai eu occasion de rencontrer beaucoup de splénomégalies de toute sorte. En ouvrant la *France médicale* de 1865, je trouve à la page 243, dans un article donné par moi à ce journal, la notation suivante sur le sujet qui nous occupe.

« Même au milieu de l'air le plus vivifiant et des conditions hygiéniques les plus favorables, l'on peut voir se produire la splénomégalie par le seul effet d'une tristesse continue. Cette dernière influence étant très fréquente chez les jeunes soldats des dépôts ayant leurs compagnies de guerre dans des pays lointains, nous avons eu l'occasion de l'observer bien des fois et d'en suivre les progrès organopathiques presque jour par jour.

« Ces engorgements spléniques simples que nous avons vu atteindre dans quelques cas jusqu'à 14 et 15 centimètres de matité dans le champ axillo-illiaque, se caractérisent extérieurement par un alanguissement de toutes les fonctions. Les mouvements respiratoires diminuent progressivement d'intensité. La circulation sanguine se ralentit, et l'essoufflement se produit pour le plus minime exercice de locomotion. L'inappétence ne tarde pas à survenir et arrive quelquefois jusqu'à la dyspepsie. Nulle expression dans le *faciès,* nulle vivacité dans le regard. La pupille reste, la plupart du temps, dilatée. Quelques-uns de ces singuliers malades se plaignent d'insomnie pour les premières heures de la nuit, et si on les examine dans ces moments-là, on les trouve en proie à un mouvement fébrile survenu sans frisson, *véritable fièvre larvée* dont le patient n'a nulle conscience.

« Quelquefois, la prédominance du système nerveux ganglionnaire devient telle qu'on dirait que l'ondulation de l'influx nerveux ne s'élève pas au-dessus du diaphragme, et arrive à peine jusque dans les nerfs céphaliques. Dans de semblables conditions, il suffit d'une impression extérieure qui, en d'autres cas, serait insignifiante, pour provoquer un accès fébrile caractérisé par ses trois stades et revenant à périodicité régulière.

« Chose remarquable, c'est que le sulfate de quinine est impuissant à guérir la fièvre, s'il ne diminue l'engorgement, et il n'agit sur celui-ci qu'à condition d'être administré à une assez forte dose, donnée en une seule fois à l'intervalle le plus éloigné de l'accès à venir. L'action de retrait, provoquée par le sulfate de quinine, est souvent prompte chez les adultes. Chez les enfants, elle est toujours rapide.

« A cet âge, les fausses-côtes se distendent avec la plus grande facilité, de sorte qu'on sent en quelque sorte la rate sous la main, et qu'il est aisé de la délimiter avec une exactitude parfaite. En opérant cette délimitation au crayon avant l'administration du sulfate de quinine et la renouvelant trois minutes après cette ingestion, ainsi que nous l'avons fait maintes fois à l'hôpital d'*Arras*, avec notre distingué confrère le docteur Germe, l'on voit que ce retrait va parfois jusqu'à trois centimètres à répartir sur chacun des points de la périphérie. »

Au point de vue symptomatique, la *splénomégalie* agit surtout sur le système nerveux ganglionnaire digestif, mais d'une façon très irrégulière et très variable, ce qui fait que le diagnostic serait difficile et incertain sans le secours de la plessimétrie.

Même dans les consultations les plus ordinaires, la détermination du volume de la rate est souvent indispensable pour formuler avec sûreté un traitement correct.

Le cas suivant en est un exemple frappant, en même temps qu'il témoigne de la puissance rapide et absolue du traitement dosimétrique dans la splénomégalie primitive.

Au mois d'octobre 1891 et au mois de décembre 1893, pendant que je donnais mes soins à l'une de ses belles-sœurs, M. Au..., employé de commerce, demeurant rue des Machabées, 3, quartier Saint-Just, m'avait consulté pour de la dyspepsie et des malaises d'estomac éprouvés après les repas et surtout après celui de midi.

Ce jeune homme de 24 à 25 ans, ayant très bonne mine et toutes les apparences d'une belle santé, se plaignait d'avoir depuis longtemps des lassitudes générales, des inappétences subites et des digestions pénibles.

Pensant avoir affaire à une dyspepsie par engorgement du foie, je lui avais conseillé de prendre, d'abord 1 à 2 cuillerées de sedlitz Ch. Chanteaud tous les matins, et ensuite 1 granule de sulfate de strychnine et 2 de quassine avant chacun de ces deux grands repas.

Ce traitement lui ayant fait du bien, la première fois en 1892, je l'avais fait renouveler en 1893; mais cette fois l'amélioration avait été minime et jugée insuffisante. C'est alors que trois mois après, à la fin de *mars* dernier, M. A... s'était décidé à venir me consulter à mon cabinet.

Pour m'éclairer exactement, je le soumis à un examen plessimétrique qui d'emblée me fit découvrir un engorgement notable de la rate, mesurant 8 centimètres dans le diamètre vertical, qu'aucun phénomène fébrile ou intermittent ne pouvait faire soupçonner.

Bien loin de m'en émotionner, je rassurai au contraire le malade, et lui promis une prompte guérison dont j'étais certain à l'avance.

Prescriptions : dès le lendemain matin, application sur la région splénique d'une serviette fine, pliée en carré, trempée dans de l'eau très froide et aspergée d'une dizaine de grammes d'éther sulfurique : le tout recouvert d'un carré de gaze imperméable. En même temps que cette application, faite à 6 h. du matin, prendre avec une tasse de café noir et tous ensemble, les granules ci-après :

3 granules d'arséniate de strychnine,
3 — — quinine,
5 — de salicylate de quinine,
2 — de quassine.

Deux heures après, à 8 h. du matin, reprendre les mêmes granules, à la même dose et de la même façon.

Tous les trois jours, renouveler cette application froide et les mêmes granules.

Dans l'intervalle, prendre tous les matins, à 6 h. et à 8 h., un granule de chacun des tubes prescrits. Continuer ce traitement jusqu'à effet, c'est-à-dire jusqu'à ce que j'en prescrive la cessation.

Après l'administration de deux applications froides accompagnées des granules prescrits, j'examinai à nouveau le malade et constatai une diminution très notable de la rate. Tout allait bien du côté de l'estomac, et n'eût été un peu de gène et d'induration de la peau à l'endroit où avait été appliqué l'éther sulfurique, tout eût été parfait. Il n'y eut que deux de ces applications froides que je ne jugeai pas nécessaire de renouveler. Et, en effet, après une dizaine de jours de traitement, mon malade se déclara très satisfait et complètement guéri.

Dans ce cas, comme dans bien d'autres analogues que j'ai eu occasion de traiter, je comptais surtout sur l'action de l'*arséniate de strychnine* associé aux autres amers et je suis persuadé que les granules seuls auraient suffi à la guérison. Mais les applications froides, soit simples, soit révulsives, ne sont pas inutiles, surtout dans les mégalosplénies palustres, chez des sujets plus ou moins anémiés. Chez ceux-ci, il y a même avantage à faire des applications abdominales froides plus étendues avec un drap mouillé, et qui ont l'avantage de réveiller la vitalité des tissus sur une plus grande surface; sans compter qu'elles font toujours grand effet sur l'état moral des malades.

Une particularité singulière dans les spléno-mégalies primitives, c'est la tolérance énorme de l'organisme pour le sulfate de quinine; et le peu d'efficacité de ces doses énormes lorsque le sulfate de quinine n'est pas associé à la strychnine.

En voici un exemple intéressant à plusieurs points de vue dans une splénomégalie primitive datant d'une dizaine d'années.

C'était en 1861, dans la garnison d'Antibes, chez un officier du 95e de ligne, âgé de 30 à 35 ans, qui était en même temps officier de santé. Il avait fait ses études médicales sous les auspices de l'interne *Piogey*, pour lequel il professait une admiration sans bornes et dont il citait le nom à tout propos, si bien que je l'avais surnommé Piogey, ce qui fait que j'ai oublié son vrai nom.

Il était d'une humeur très irrégulière, et quoique d'un caractère badin et insouciant, il était plus souvent morose que gai. Ses camarades, habitués à ses plaintes toujours irrégulières comme ses souffrances, étaient tous convaincus qu'il n'était qu'un malade imaginaire; et ils se fondaient sur ce motif qu'une fois en marche ou dans les exercices, il se plaignait beaucoup moins qu'au repos.

Plusieurs indices m'ayant fait pressentir sa maladie, il s'agissait de la bien constater, et de lui faire suivre un traitement. Ce ne fut pas chose facile, car il était convaincu qu'un engorgement splénique ne pouvait exister pendant une aussi longue période sans accès fébriles ou intermittents. Il fallut y employer des jours et des semaines et beaucoup de diplomatie. Enfin l'examen plessimétrique fut fait, et nous constatâmes un engorgement énorme, 13 à 14 centimètres d'étendue dans le diamètre vertical.

En sa qualité de nourrisson d'Esculape, mon client n'était que médiocrement docile et s'efforçait d'avoir voix délibérative dans les affaires de son traitement.

Confiant dans les doses massives de sulfate de quinine, prônées dans le service de Piorry, il voulut de suite débuter par là, au lieu de commencer suivant mes conseils par la réfrigération locale.

Des doses de sulfate de quinine de 1 gramme et de 1 gr.

25 centigr., prises en une seule fois, n'avaient sur lui tout d'abord qu'un effet imperceptible. Il fallut en venir aux compresses réfrigérantes combinées avec le sulfate de quinine dont on ne ménageait pas les doses massives, au risque de détraquer complètement l'estomac. Un jour, il en prit de par son autorité privée et sans m'en avoir prévenu, deux grammes en deux doses très rapprochées. Cette fois, il y eut des tintements d'oreille, des bourdonnements céphaliques et des souffrances épigastriques. Mais il y eut aussi une diminution sensible de l'organe hypertrophié.

Dès que l'estomac fut un peu rétabli, il prit tous les matins, sur mes conseils, deux cuillerées à café d'alcoolé de quinquina dans une demi-tasse de café noir, et ne reprit du sulfate de quinine à forte dose que deux ou trois fois encore à intervalles de huit à dix jours.

A la longue, ce brave officier finit par guérir, mais sa guérison fut lente. C'est qu'à cette époque, l'*arséniate* de strychnine n'existait pas encore dans l'usage médical, et le sulfate de strychnine ne sortait que rarement de l'armoire aux poisons. Sans la création et les heureux effets des *granules dosimétriques*, il y serait sans doute encore. »

MALADIES DES VOIES RESPIRATOIRES

CORYZA AIGU

Le coryza intense qui se caractérise par de la douleur frontale, lourdeur de tête, chatouillement aux fosses nasales et éternuement, est une affection commune, surtout à l'entrée de l'hiver. Comme le plus souvent elle abolit l'odorat et force à respirer par la bouche, c'est une affection extrêmement gênante. Quelquefois, cette inflammation de la pituitaire peut s'étendre jusqu'à la muqueuse qui tapisse l'orifice de la trompe d'Eustache et y occasionner de la surdité momentanée.

Jusqu'en ces derniers temps, la médecine usuelle étant restée sans armes contre le coryza, cette affection se traitait par le mépris et l'expectation. Il y avait et il y a à cela un grave inconvénient ; c'est que plus un coryza dure longtemps, plus il a de chances pour des rechutes futures, sans compter la prédisposition au catarrhe des glandes sublinguales, des oreilles et du larynx.

Le mucus sécrété par la muqueuse nasale contenant des micro-organisme nombreux, l'on admet généralement aujourd'hui la théorie de l'origine infectieuse. « Cette théorie se concilie bien avec la marche en plusieurs temps de la maladie, avec les phénomènes généraux qui marquent son début et accompagnent quelquefois son évolution (1). Enfin elle est surtout confirmée par le résultat de la médication nécrophytique.

(1) *Manuel de médecine de Debove et Achard*, t. I, p. 17.

TRAITEMENT CLASSIQUE

« Pour faire avorter un coryza, la plupart des auteurs recom-« mandent, dès les premiers éternuements et l'apparition du « prurit, de favoriser la diaphorèse par des bains de vapeur et « des boissons chaudes, de faire de la révulsion (bain de pied « synapisé).

« Contre la congestion de la muqueuse, l'on aura recours à la « cocaïnisation.

« La cocaïne employée sous forme de pommade ou de badi-« geonnage, avec une solution au 20e, a une double action : elle « amène à la fois un retrait de la muqueuse et une diminution « passagère très notable des phénomènes douloureux. On a « recommandé de faire priser des poudres inertes ou chargées « d'un antiseptique (acide borique, camphre), à cette période, on « peut faire inhaler toutes les heures au malade, sur un papier « buvard, quelques gouttes du *mélange* suivant : acide phénique « et ammoniaque, 5 grammes de chaque, alcool et eau 15 gram-« mes de chaque.

« Dans les formes réellement douloureuses, s'accompagnant « de courbature et de malaise général, l'antipyrine à l'intérieur, « la poudre de Dower pourraient rendre des services (1).

TRAITEMENT DOSIMÉTRIQUE

Lorsque le coryza se déclare, l'indication première est de combattre l'inflammation catarrhale par l'aconitine, 1 granule toutes les heures, qui aura pour effet de réduire la céphalalgie et la fièvre catarrhale. Pour rendre son action plus prompte, on pourra lui adjoindre le nitrate de pilocarpine, 5 granules toutes les sept minutes, jusqu'à effet diaphorétique.

Dès cette période, où les fosses nasales sont déjà gênées et forcent le patient à respirer par la bouche ouverte, il faut au plus vite rouvrir et désobstruer cette voie. Pour cela, le moyen est facile ; on prend un alcoolat fortement aromatique : l'eau de cologne, l'alcool camphré, ou tout simplement de l'alcool bon goût à 95° ; on en verse sur un mouchoir, la valeur d'une à deux cuillerées à café, on applique le mouchoir contre les narines, et

(1) *Ibidem*, p. 18.

l'on aspire fortement pendant une à deux minutes, et l'on réitère plusieurs fois jusqu'à ce qu'on sente la respiration se faire par les fosses nasales. Il est surtout essentiel de le faire le soir en se couchant. C'est un remède qui réussit très bien et ramène toujours le coryza à un dégré de bénignité très supportable.

S'il arrive que le catarrhe descende et gagne le larynx, ce qui est très fréquent, on pourra le combattre et s'en débarrasser, soit par des vapeurs chaudes d'eau phéniquée en état de vaporisation, soit par des granules de sulfure de calcium et de codéine associés et broyés sous la dent avant leur entrée dans l'œsophage. Comme moyen prophylactique, on recommande l'hydrothérapie nasale, c'est-à-dire des injections nasales journalières avec de l'eau froide.

Les enfants nouveaux-nés et à la mamelle, très impressionnables au froid, sont aussi très sujets au coryza, et, à cet âge, l'affection est toujours grave, soit parce que les enfants ne savent pas respirer par la bouche, soit parce que les amygdales sont souvent prises de catarrhe, en même temps que la pituitaire nasale. Il est urgent, en pareil cas, de tenir l'enfant dans la position verticale le plus longtemps possible, soit entre les bras des parents ou de la nourrice, soit lorsqu'il est placé dans son berceau. En même temps, on lui fera prendre, soit des granules de sulfhydral, soit des granules d'iodoforme dissous dans un peu de lait.

CORYZA CHRONIQUE

Le passage à l'état chronique provient toujours d'un vice contitutionnel de l'organisme, la scrofule le plus souvent. Le traitement préféré devra comprendre l'iodoforme, l'arséniate de fer, l'hypophosphite de chaux, la juglandine et toute la gamme des toniques.

Il est une autre pratique, externe celle-là, qui s'impose dans tous les cas chroniques, c'est le *lavage*, connu sous le nom de douche des fosses nasales, qu'on pratique au moyen d'un vase faisant siphon. On fait usage pour cela, soit d'eau tiède, soit d'eau salée, soit d'eau boriquée ou phéniquée. Dans les coryzas chroniques simples, sans hypertrophie de la muqueuse, ces lavages, pratiqués matin et soir, peuvent suffire au bout de peu de temps.

Mais s'il y a rhinite *hypertrophique ou bien rhinite atrophique*, ils sont habituellement insuffisants.

Cette rhinite, qui s'accompagne d'*ozène*, exige un traitement très rigoureux, local et général.

Nous avons déjà mentionné les substances auxquelles il faut s'adresser pour le traitement général. Pour le traitement local, on s'adressera, soit à des attouchements d'acide *chromique* qu'on pratique en faisant fondre un cristal à l'extrémité d'une sonde canelée, soit à des pulvérisations phéniquées à 1° 0/0.

LARYNGITE SIMPLE

La laryngite aiguë se caractérise par du chatouillement au larynx, une toux sèche au début, de l'enrouement et de l'aphonie. Cependant l'aphonie peut exister sans laryngite.

Le catarrhe laryngien est une affection extrêmement bénigne qui n'entraine jamais par elle-même d'issue funeste. Mais il récidive avec facilité et peut devenir chronique.

Dans certains cas, l'inflammation se localise sur les glandes en grappe de la muqueuse, à la face postérieure de l'épiglotte, s'étendant jusqu'aux cordes vocales et constituant la *laryngite granuleuse*.

Enfin, dans certains cas très graves, la laryngite aiguë peut s'accompagner d'un œdème assez considérable pour produire des phénomènes graves d'asphyxie. C'est la *laryngite hypoglottique*.

TRAITEMENT CLASSIQUE

« On devra d'abord mettre rigoureusement au repos l'organe
« laryngien. On défendra l'usage du tabac et dans l'alimentation
« tout ce qui pourrait irriter le larynx. Repos à la chambre où
« l'on maintiendra une température de 14 à 15 degrés. On pres-
« crira des boissons diaphorétiques, thé chaud, infusion de jabo-
« randi à 5 pour 100; inhalations calmantes, benjoin, ciguë, cap-

« sules de pavot. A l'intérieur, on fera prendre des alcalins qui « paraissent avoir pour propriété de dissoudre les mucosités, « benzoate de soude, chlorhydrate d'ammoniaque. Si la toux est « très pénible, on donnera des opiacés. Il sera utile de faire de « la révulsion, soit du côté de la peau (teinture d'iode, vésicatoi-« re), soit du côté du tube digestif (purgatifs salins.)

« Le traitement local ne devra être employé que vers la fin de « la maladie. Chlorure de zinc, 1 pour 30, menthol, 1 pour 4 « d'huile d'amandes douces. Le catarrhe laryngien récidive avec « facilité. Il faudra donc prendre des précautions pour en empê-« cher le retour.

« Chez les enfants, on ordonnera l'exercice au grand air; et « tous les matins on leur fera sur le corps des frictions d'eau sa-« lée; le séjour au bord de la mer sera très favorable. On combat-« tra l'anémie, la scrofule. On traitera les catarrhes du nez et de « la gorge. Aux adultes, on recommandera de même l'exercice. « Une saison aux eaux de Royat ou du Mont-Dore pourra rendre « de grands services. »

TRAITEMENT DOSIMÉTRIQUE

Le remède par excellence contre la fièvre et l'élément catarrhal est l'aconitine qui remplit ici le double but de calmer l'hypérémie laryngée et de rappeler la transpiration. Lorsque la laryngite survient après un brusque refroidissement, il y a utilité à commencer le traitement par le nitrate de pilocarpine, soit en injection hypodermique, 14 à 15 milligrammes, soit par l'estomac, de 22 à 25 granules en quatre fois, à cinq minutes d'intervalle.

Si la laryngite est survenue insidieusement et avec fièvre, on commencera par l'aconitine, 1 granule toutes les demi-heures ou toutes les heures, suivant l'intensité de l'affection.

Une fois la fièvre abattue, il n'y a plus à faire que la médecine de symptômes. Contre la toux, on donnera la codéine ou le sel de Grégory, le premier pour les enfants et le second pour les adultes. Contre la raucité de la voix, l'on pourra donner soit l'iodoforme, soit le benzoate d'ammoniaque, dont on pourra même utiliser l'action locale en les mâchant.

Chez les enfants, il est souvent utile de provoquer le vomissement pour expulser les mucosités de l'arrière-gorge, et l'on se trouve très bien de l'*émétine* dissoute dans un peu d'eau tiède, 3 à 4 granules toutes les cinq minutes, jusqu'à effet.

Quelquefois, en même temps que ces exsudats acides, il se produit chez les enfants des spasmes de la glotte et de la dyspnée auxquels on a donné le nom d'*angine striduleuse* ou *faux-croup*.

Contre ces spasmes souvent très alarmants, atteignant particulièrement les enfants de 2 à 5 ans et survenant subitement au milieu de la nuit, il y a deux moyens à mettre en usage. D'abord le traitement classique de Graves et de Trousseau, qui consiste à mettre en avant du cou jusqu'à la partie postérieure une serviette éponge imbibée d'eau très chaude, aussi chaude que les tissus peuvent la supporter. En second lieu, on donnera en même temps des granules de sulfhydral et d'hyosciamine, un demi-granule d'hyosciamine pour deux granules de sulfhydral toutes les demi-heures.

Dans les cas où la toux devient fatigante, on pourra y remédier promptement par les granules de bromhydrate de morphine et de cocaïne, 1 granule de chaque tous les quarts d'heure ou toutes les demi-heures, jusqu'à effet.

Dans toutes les laryngites, le sulfhydral est doublement utile en ce que, en outre de son action immédiate, il diminuera la susceptibilité aux impressions du froid qui, chez certaines personnes, constitue une véritable infirmité. En ce cas, on pourra les alterner, soit avec les granules de *juglandine*, soit avec ceux d'*hellénine*, qu'on prend un seul à la fois en le laissant fondre dans le gosier.

LARYNGITE CHRONIQUE

Elle est souvent le résultat d'une prédisposition constitutionnelle qu'on doit s'appliquer à modifier en même temps qu'on combattra l'affection laryngée. Le traitement local le plus employé est celui des fumigations et des pulvérisations.

Les fumigations sont faites, soit avec le goudron, soit avec l'eucalyptus. Les pulvérisations ont un effet plus pénétrant et plus efficace. Elles ont pour base, soit l'acide phénique à 1 pour cent, soit l'acide borique à 2 ou 3 pour cent, soit le sulfure de calcium. Ces pulvérisations, graduées suivant la susceptibilité du malade, devront toujours être administrées tièdes ou légèrement chaudes, quel que soit l'appareil dont on se sert. Avec l'appareil souffleur de Richardson, ou tout autre similaire, on fera préalablement chauffer la solution au bain-marie. Ces pulvérisations réitérées deux fois par jour seront également utiles dans les laryngites granuleuses.

ANGINE DIPHTÉRIQUE ET CROUP

SULFURO-THERAPIE ET SÉRUMTHÉRAPIE TUBAGE ET TRACHÉOTOMIE. — SIMPLIFICATION DU TUBAGE ET SA VULGARISATION PROCHAINE

Chez les enfants malades, l'horreur des préparations galéniques classiques est si prononcée que cela a constitué, jusqu'à ce jour, une des grandes difficultés de la médecine de l'enfance !

Avec les granules dosimétriques, rien de semblable ne se produit. Grâce à leur extrême petitesse, ces médicaments sont faciles à faire accepter ; et avec eux les médications ne sont pas fictives, sans compter que l'on peut remplir plusieurs indications à la fois.

Nous allons le voir à propos des affections des voies respiratoires qui, chez eux, ne sont jamais aussi simples que chez les adultes et chez les vieillards. Chez eux, l'angine se complique très souvent de laryngite, et cette dernière se mêle également à la bronchite catarrhale. Souvent aussi, avec la bronchite fébrile, l'on rencontre de la broncho-pneumonie et de la congestion bronchique. Enfin, il est deux maladies qui sont spéciales à l'enfance : l'*angine diphtérique* et la *coqueluche*.

ANGINE DIPHTÉRIQUE ET CROUP

L'on sait que ces deux maladies, quoique portant des noms différents, ont la même origine, et ne se différencient que par leur

degré d'intensité et de profondeur. Tant que l'angine, bien qu'accompagnée de fièvre et de rougeur du pharynx, se borne aux amygdales, se tapissant l'une après l'autre de taches blanchâtres qui se transforment ensuite en fausses membranes, elle garde la première dénomination. Mais dès que ces fausses membranes envahissent le larynx et la trachée, l'angine couenneuse prend le nom de *croup*.

« Le croup est une affection *contagieuse* au premier chef, dit « le *Manuel Debove*, tantôt épidémique, tantôt sporadique, s'ob« servant dans tous les climats, mais de préférence dans les pays « froids et humides. Elle est propre à l'enfance, surtout parmi « les sujets de deux à trois ans. — C'est une des affections les « plus graves, puisqu'on n'observe guère plus d'une guérison « pour *quatre à cinq cas*. »

Comme le degré de gravité d'une affection peut très bien dépendre du degré d'efficacité du traitement qui lui est opposé, voyons quel était, avant et en dehors de la sérumthérapie, le traitement classique de cette affection *microbique* et *contagieuse*.

« Le traitement préventif consiste à protéger le larynx contre « l'envahissement des fausses membranes qui presque toujours « occupent d'abord le pharynx. Lavages répétés de la gorge, « attouchement avec l'acide phénique ou le phénol sulforiciné, « doivent être employés dans toute leur rigueur.

« Quant au traitement interne, en résumé, inhalations de « vapeurs phéniquées (avec une solution à 1 %) ! — Vomitifs « employés avec la plus grande mesure (au sirop et poudre « d'ipéca réunis) ; administration des toniques ; telles sont les « trois indications à remplir. Cette dernière surtout est formelle « et de la plus grande importance. Pendant le croup, comme « pendant l'angine, on prescrira une potion avec 2 ou 4 grammes « d'extrait mou de quinquina avec de l'acétate d'ammoniaque, « des vins généreux, de l'alcool à forte dose, etc.

« Dans quelques cas, le croup peut guérir sous la seule in« fluence du traitement médical, mais le plus souvent, les trou« bles respiratoires vont en augmentant. La trachéotomie qui « seule peut les faire disparaître devient nécessaire.

Nous le croyons sans peine ! Est-ce là, en effet, un traitement nécrophytique proportionné à la gravité de la maladie ? Est-il un praticien qui ignore que contre les plaques diphtériques, l'acide phénique est un des agents les moins puissants, au point que l'immense majorité des médecins lui préfèrent le suc de *citron* qui a l'avantage de se trouver partout sous la main des familles?

Comment M. le Dr Boulloche, auteur de cet article, et qui, en tant que pathologiste, n'est certainement pas le premier venu, a-t-il pu ignorer jusqu'ici l'efficacité hors ligne des préparations sulfureuses et notamment du sulfure de calcium! Cela parait presque incroyable après la publicité qui a été donnée à ces traitements depuis plusieurs années.

Ainsi, dès 1866, le Dr Laugardière, à Saint-Paul-de-Lizonne (Pas-de-Calais), après avoir perdu ses douze premiers malades atteints de croup et traités par la méthode classique, eut recours à la potion soufrée, une cuillerée à soupe de soufre sublimé lavé pour un verre d'eau, qu'on administrait par grandes cuillerées d'heure en heure, en agitant le contenu; et dès ce moment, dans sept autres cas, il ne perdit plus aucun malade. Plusieurs médecins des localités voisines ayant employé le même moyen obtinrent d'excellents résultats.

Quelques années plus tard, en 1875, le Dr Fontaine, de Bar-sur-Seine, publiait une superbe relation des succès obtenus au moyen du sulfure de calcium en granules. Pendant une formidable épidémie de diphtérie qui, pendant plus de cinq années, régna à Bar-sur-Seine et dans les environs, l'heureuse efficacité du monosulfure de calcium ne s'est pas démentie un seul jour.

Ce sulfure, en se décomposant au contact de l'acide chlorhydrique du suc gastrique, imprègne tout l'organisme d'acide sulfhydrique qui s'élimine tout spécialement par les voies respiratoires et par la peau. C'est, sans contredit, le meilleur de nos parasiticides internes; et comme il est admirablement toléré, son action est toujours assurée.

Depuis les communications du Dr Fontaine, sont venues les publications magistrales du professeur Laura, de Turin, du Dr Van Renterghem, du Dr Oliveira Castro, confirmant toutes l'action nécrophytique du sulfure de calcium; et après eux cette efficacité contre le microbe diphtérique a été reconnue et confirmée par des centaines de médecins.

La publicité faite sur ce point a même été telle que nous ne pouvons vraiment comprendre le silence et le mutisme du *Manuel Debove* à cet égard. C'est là une lacune grandement regrettable.

Voici au sujet de l'administration des granules de sulfure, base du traitement dosimétrique, ainsi que pour les autres indications concomittentes, ce que dit le Dr Oliveira Castro dans son très remarquable ouvrage (*Eléments de thérapeutique et de clinique dosimétriques*) :

« L'excellence des résultats, dans l'angine diphtérique, dépend « de l'opportunité et de l'énergie du traitement. L'opportunité « est d'attaquer la maladie dès qu'elle se manifeste, soit qu'elle « débute par une intoxication générale, ce qui est le cas le plus « grave, soit qu'elle commence par une infection locale. L'énergie « consiste à donner régulièrement des doses suffisantes jusqu'à « effet. Un granule de sulfure de calcium tous les 1/4 d'heure « pour les petits enfants; ou deux granules à la fois pour les « enfants plus âgés, donnés avec beaucoup de régularité et de « constance jusqu'à effet utile, tel est le moyen de neutraliser « l'infection accomplie ou en train de s'accomplir.

« Lorsque le petit malade commence à exhaler de l'acide sulfhydrique d'une manière certaine, nous devons éloigner un peu « les doses, pour reprendre avec la même insistance dès que diminuent les signes de saturation sulfureuse.

« Les enfants prennent facilement le sulfure, en écrasant les « granules de façon à les réduire en poudre qu'on introduit dans « la bouche avec la pointe d'une cuillère. Parfois il est nécessaire « d'y ajouter soit du lait, soit une pincée de sucre.

« L'enfant peut se nourrir et dormir sans interrompre la régularité du traitement, mais il ne faut pas craindre de le réveiller « s'il est nécessaire. Les fausses membranes étant un foyer de « microbes diphtériques, il est de la plus urgente nécessité dans « de tels cas de les éliminer et de les détruire soit par le suc de « citron, soit par une solution d'acide lactique à 5 0/0.

« Pour l'expulsion des fausses membranes, nous employons « comme vomitif l'émétine (3 granules dissous dans une cuillerée « d'eau tiède) toutes les 5 minutes jusqu'à effet.

« Le spasme des muscles glottiques est quelquefois la cause « principale de la dyspnée. Nous donnons dans ce cas l'hyosciamine, un 1/2 granule toutes les 1/2 heures, en réglant son administration sur l'état des pupilles, c'est-à-dire en suspendant « lorsque l'iris est assez dilaté.

« L'adynamie, si prompte à s'établir, surtout après les vomi-

« tifs, devra être combattue par la *brucine*. Au-dessus de 3 ans, « l'on pourra remplacer la brucine par l'arséniate de strychnine.

« Si le mouvement fébrile est considérable et avec intermit- « tence, ce qui arrive quelquefois, l'on administre l'aconitine « avec le ferrocyanate de quinine. »

LE TUBAGE SIMPLIFIÉ SUBSTITUÉ A LA TRACHÉOTOMIE

Enfin, lorsque la respiration s'arrête et que l'asphyxie est imminente, dans tous les cas où l'on recourait autrefois à la trachéotomie, l'on pourra employer le *tubage*, qui assure la respiration du malade bien mieux que la trachéotomie, sans avoir ses inconvénients d'infection par la plaie et autres encore.

Le tubage, tel qu'il se pratique à Paris et dans bien d'autres cliniques, en concomittence avec la sérumthérapie, est le tubage selon la méthode du Dr américain O'Dwier, qui, le premier, a eu l'idée de mouler des tubes laryngiens en gutta-percha, et puis en argent, sur le modèle intérieur du larynx des enfants à divers âges, depuis l'âge d'un an jusqu'à l'âge de 12 et 15 ans.

Mais la manœuvre opératoire et instrumentale du Dr américain, pour la mise en place comme pour l'enlèvement du tube laryngien, qui est passablement compliquée et exige le concours d'une ou deux autres personnes expertes, a été considérablement simplifiée à la clinique de la *Charité* de Lyon. Elle peut aisément aujourd'hui être pratiquée par le médecin seul ; et la mise en place comme la sortie se font avec une extrême facilité.

D'après les statistiques que j'ai sous les yeux, la médication par les granules de calcium, si elle était combinée avec le tubage, donnerait des résultats tout aussi beaux, pour le moins, que ceux de la sérumthérapie. L'on sait que dans cette dernière, la moyenne de la mortalité a été de 20 p. 100, en France, comme en Allemagne et en Angleterre.

Certes, la sérumthérapie est une des belles découvertes de notre époque, d'autant plus que son importance semble devoir être bien plus grande comme moyen prophylactique. Mais ce n'est pas une raison pour délaisser les autres moyens curatifs, surtout ceux qui, comme la sulfuro-thérapie, sont d'un emploi facile et toujours à la portée du praticien, ce que la sérumthérapie ne réalisera peut-être pas de sitôt, tant qu'on n'aura pas trouvé des moyens parfaits de conservation. Au reste, il n'y a aucun antagonisme entre les deux méthodes, bien au contraire. Combinées ensemble, elles ne peuvent que se prêter un mutuel appui et doubler les chances de guérison. Que dans les expérimentations physiologiques ou thérapeutiques, l'on n'emploie qu'un seul agent à la fois, la chose est de rigueur. Mais dans la thérapeutique ordinaire, cela n'a aucune raison d'être, et c'est une détestable routine d'en agir ainsi.

Quant à la simplification du tubage, due à M. le Dr Ferroud, alors qu'il était interne à la Charité (de Lyon), et qui n'a encore que deux ans d'existence, voici quelle a été sa raison d'être, et en quoi elle consiste.

« Avec les instruments de O'Dwier, dit M. Ferroud, pour que « le tube pénètre facilement dans le larynx, il faut que son grand « axe soit orienté suivant la direction de la fente glottique. Cette « condition n'est résolue qu'autant que le mandrin conducteur, « dont le tube fait tous les mouvements, se présente lui-même à « la glotte dans le sens antéro-postérieur. Or, cette condition « n'est pas facile à remplir, surtout dès que le pas de vis à servi « plusieurs fois.

« Un second inconvénient de ce mandrin est d'être plein et « de constituer un obstacle à la respiration pendant toute la « durée de l'intubation.

« De même pour l'introducteur, instrument trop compliqué, « difficile à nettoyer, sujet à se détraquer et très peu utile. »

Pour l'*intubation* comme pour l'extraction, M. Ferroud a fait construire (par le coutelier Lafay) une pince à mors, longue de 4 centimètres et assez amincie pour pénétrer à une profondeur suffisante dans la lumière de tous les tubes.

Avec elle il est très facile de donner à tous les tubes, pour l'introduction, la direction idéale antéro-postérieure qui est celle de la glotte, et le malade peut respirer pendant la manœuvre de l'introduction.

L'extraction est également rendue plus facile avec cette pince à laquelle l'index de la main gauche armé d'un anneau-tube, présentant un plein de 3 à 4 centimètres, sert de conducteur. Cet anneau plein, qui met l'index à l'abri des morsures de l'enfant, présente le long de sa face externe correspondant à la face externe de l'index une petite rainure laissant la peau à découvert, et qui sert pour guider la pointe de la pince jusqu'à l'extrémité qui correspond à l'ouverture de la glotte.

Avec cet anneau-tube métallique, il n'est plus besoin de l'introducteur, vulgairement appelé *ouvre-bouche ;* de sorte que tout l'outillage de la boite Ferroud se réduit à la pince-mors (démontable dans toutes ses parties), à l'*anneau-tube*, et aux six tubes laryngés assortis, les plus indispensables. Cela n'empêche pas, qu'à cause surtout des tubes laryngés, le prix de cette boite ne soit de 85 francs, la moitié à peu près de celle de O'Dwier.

Mais la manœuvre opératoire en est très simple, et saisissable presque à simple vue. Lorsqu'elle est faite par un interne habitué à cette manœuvre, il semble que l'introduction se fait toute seule.

Voici, au surplus, l'opinion du chef de service, M. le professeur Rabot, exprimée lors de la présentation des instruments à la Société des Sciences médicales de Lyon, le 11 avril 1895 :

« J'étais, dit-il, partisan de la trachéotomie, mais lorsque j'ai « eu fait beaucoup de tubages, j'ai été forcé de me rendre à l'évi- « dence et de reconnaitre la supériorité de ce dernier procédé. « En enlevant le tube, tout est fini.

« A côté de cet avantage, on peut citer encore la difficulté de « la décanulation trachéotomique. Il faut encore considérer dans « la trachéotomie, la plaie, les soins consécutifs et l'infection « possible. Avec le tubage, aucun de ces inconvénients, si ce « n'est la difficulté de la parole, mais qui dure peu.

« Les modifications apportées par M. Ferroud simplifient la « manœuvre. L'introduction du tube et son extraction sont ren- « dues plus faciles. En raison de ces avantages, la boite de « O'Dwier est appelée à disparaître. »

Les tubes de M. Ferroud sont les mêmes que ceux de O'Dwier sauf que l'orifice supérieur est un peu plus évasé.

Il est à peine besoin d'ajouter que préalablement à l'opération, l'enfant doit toujours avoir été emmailloté dans une alèse qui lui emprisonne les bras et les jambes de façon qu'il ne puisse remuer.

Près du lit du malade tubé est placé un vaporisateur à eau chaude, pour éviter la dessication dans la canule des membranes qui peuvent y pénétrer ; l'air chargé de vapeurs d'eau entretient l'humidité dans ce conduit et permet l'évacuation des fausses membranes qui peuvent y pénétrer ; l'air chargé de vapeurs d'eau entretient l'humidité dans ce conduit et permet l'évacuation des fausses membranes. Si ce conduit venait à s'obstruer, il est nécessaire de procéder à l'extraction du tube qu'on nettoie soigneusement pour le replacer ensuite. Il est rare qu'on ait besoin de le laisser en place plus de quatre à cinq jours.

Cependant, il peut arriver que dans une quinte ou un effort de toux, le tube soit projeté hors du larynx. Dans ce cas, l'on procède à une nouvelle intubation. Mais si le tubage a déjà duré plusieurs heures, et à plus forte raison plus de {vingt-quatre heures, la réintubation peut attendre facilement deux et trois heures, c'est-à-dire largement le temps d'aller chercher le médecin.

COQUELUCHE

« La coqueluche qui frappe surtout l'enfance, dit le *Manuel* « *Debove*, n'a qu'un facteur étiologique : la contagion, dont nous « ne pouvons, d'ailleurs, en ce moment, préciser les voies et « moyens. En règle presque absolue, elle ne récidive pas ; une « atteinte donne l'immunité pour la vie.

« Tous ces caractères : contagion endémo-épidémicité, non ré« cidive, impliquent l'idée de maladie infectieuse, de *germe vivant* « facteur de l'infection. Ce germe vivant, ce microbe, il ne semble « pas qu'on l'ait « véritablement isolé jusqu'à ce jour. »

Bien que cette affection soit généralement considérée comme peu dangereuse et que la mort n'y survienne que par le fait de ses complications, il n'en est pas moins vrai qu'elle donne encore lieu à une importante mortalité.

La principale de ces complications est la broncho-pneumonie, amenée peu à peu par la persistance des quintes de toux. C'est donc à diminuer ou à éteindre ces quintes que l'on doit s'appliquer avant tout. Voyons quels sont les moyens indiqués dans ce but par la médecine classique.

Puisque la coqueluche « est une affection parasitaire infectieuse provenant d'un germe vivant, » il serait de la plus stricte logique de chercher parmi les agents nécrophytiques quels sont ceux qui se comportent le mieux.

L'auteur de l'article du *Manuel*, M. le Dr Thoinot, n'a pas eu ce souci. Sa logique, à lui, c'est de continuer en thérapeutique les vieux errements de Grisolles et de Trousseau. « Il n'existe pas de traitement spécifique de la coqueluche, » dit-il ; mais il a soin d'ajouter, « cela ne veut pas dire qu'il ne faille pas traiter les coquelucheux. »

Si sur la quantité déjà énorme de substances *nécrophytiques* que nous possédons, il en existe une seule qui diminue l'acuité et la durée du spasme laryngien, cette substance ne serait-elle pas *spécifique* de la coqueluche ? Or, tel est le cas du *sulfure de calcium* en granules, dont nous avons déjà parlé à propos de l'angine diphtérique.

Avant de connaître et d'avoir expérimenté les granules de sulfure de calcium, et bien avant la vulgarisation des découvertes microbiennes, me basant sur cette considération qu'une maladie qui se communique ne peut être qu'une maladie parasitaire, j'employais contre la coqueluche un collutoire phéniqué à 3 p. 100, soit seul, soit additionné d'un peu de chlorhydrate d'ammoniaque. Avec des badigeonnages faits toutes les deux heures, et dès le début de la maladie, cette médication me donnait d'assez bons résultats. Une fois sur quatre, elle amenait la guérison en sept ou huit jours ; et dans tous les cas elle produisait une sédation considérable.

Le traitement dosimétrique lui est très supérieur ; il est plus physiologique et plus complet. Mais, avant de l'exposer, voyons d'abord le traitement classique. Nous le donnons à simple titre de renseignement et de curiosité.

N'ayant pas égard au caractère *parasitaire* de la *coqueluche*, M. Thoinot combat les symptômes de cette affection période par période, à l'instar d'une affection catarrhale.

1re Période. — « (Période prodromique.) Le malade semble « atteint de catarrhe simple, de trachéo-bronchite vulgaire, il « sera traité comme tel jusqu'à l'apparition des quintes. »

2e Période. — « (Période d'état ou période de quintes.) Dans « le traitement de cette période, on a recours aux vomitifs, aux « calmants, aux antispasmodiques. Les vomitifs s'adressent à « l'élément catarrhal, les deux autres catégories de médicaments « à la quinte. » Parmi ces médicaments figurent en première ligne la belladone et le bromure de potassium ; puis le sulfate de quinine et l'antipyrine ; et, enfin, le badigeonnage à la cocaïne, chlorhydrate de cocaïne en solution à 2 p. 100, qui diminuent les quintes et donnent d'excellents résultats. (Le seul à retenir.)

3e Période. — « Ici l'indication thérapeutique capitale est le « changement d'air, le déplacement du malade. »

S'il est vrai, comme le prétendent tous les bactériologistes, que c'est pendant la période d'incubation des maladies zymotiques qu'il est le plus facile de s'opposer à l'envahissement des microbes, il est clair que le traitement conseillé par M. Thoinot est tout à fait fautif. Il en est de même pour la 2e période, sauf le collutoire à la cocaïne.

Voici, en regard, le traitement dosimétrique que nous prenons dans le remarquable ouvrage de M. Oliveira Castro, déjà cité :

TRAITEMENT DOSIMÉTRIQUE

« Le traitement devra subir des modifications suivant la « période où il est appliqué. Néanmoins, l'indication dominante « est celle remplie par le sulfure de calcium pris à doses assez « élevées et assez régulières pour tenir l'organisme sous l'action « constante d'une atmosphère intérieure sulfhydrique.

« Suivant l'âge, la facilité d'avaler et la tolérance, l'on donnera « de 2 à 5 granules de sulfure de calcium dans les deux heures, « par un ou par deux à la fois.

« Au début de la maladie et par un traitement régulier, il est « permis d'espérer une jugulation. »

Contre l'élément catarrhal l'on associera le sulfure à l'hellénine ; et contre l'élément spasmodique, au camphre bromé. Dans le spasme glottique : l'hyosciamine et le valérianate d'atropine ; — contre la difficulté de l'expectoration, le benzoate d'ammoniaque ; — et, enfin, contre l'insomnie et les accès nocturnes, l'on pourra calmer l'enfant en lui donnant, au coucher, soit 2 à 3 granules de cocaïne ou de chloral, suivant les cas ou suivant les besoins de l'alternance.

Il est à noter que cette maladie est souvent excessivement rebelle, tantôt parce qu'elle n'a pas été attaquée à temps dès le début, tantôt parce qu'on n'a pas pris suffisamment les précautions indispensables mais difficiles à observer ; car il est très important à la fois de faire vivre les enfants au grand air et de leur éviter des refroidissements.

Quoiqu'il en soit, avec le traitement dosimétrique, les quintes seront toujours modérées et très tolérables; le résultat final toujours favorable, et rarement la maladie se prolongera au-delà d'une trentaine de jours.

Les complications n'arrivent guère que chez les enfants faibles et anémiés. On y remédiera, suivant les cas, par les hypophosphites de chaux (3 granules avant chaque repas), par le phosphate de fer (mêmes doses), enfin, par la brucine ou l'hypophosphite de strychnine (1 granule deux à trois fois par jour).

Parmi ces complications, les plus fréquentes sont la bronchite et la broncho-pneumonie, extrêmement graves toutes les deux par suite de la faiblesse où se trouve l'innervation de l'appareil respiratoire.

En résumé : ici encore est-il besoin de faire ressortir la pauvreté de la médecine traditionnelle ? Le seul fait de prévoir qu'après des mois de souffrance l'on aura besoin de faire quitter le toit paternel au petit malade, pour le guérir par le changement d'air, n'est-il pas plus éloquent que tout ce que nous pourrions dire?...

BRONCHITE AIGUË, BRONCHO-PNEUMONIE ET PNEUMONIE DE L'ENFANCE

Si je disais que la bronchite aiguë est toujours une *affection microbienne*, soit qu'elle débute brusquement, soit qu'elle provienne du *coryza*, j'aurais l'air de vouloir m'établir en novateur et faire la leçon à la médecine classique. Mais qu'on se rassure. Ici c'est la médecine classique elle-même qui reconnait le fait. Seulement chez elle le fait pathogénique reste sans conséquence, et n'exerce sur le traitement qu'une influence imperceptible. — En voici les preuves :

« Il y a chez certains individus une véritable prédisposition à « la bronchite aiguë. Quelle est la nature de cette variété de bron« chite? S'agit-il d'une action mécanique du froid sur les voies « respiratoires supérieures ? S'agit-il plutôt d'une *localisation* « *infectieuse* sur les bronches, la trachée, etc., comme cela se voit

« pour la pneumonie ? C'est vers cette interprétation que l'esprit « médical est porté à l'heure actuelle. » (*Manuel Debove*, p. 117, t. I.)

Contre cette affection *infectieuse*, voici le traitement classique.

« La forme légère ne réclame guère que le séjour à la cham- « bre dans une atmosphère chaude, et quelques boissons émol- « lientes.

« La forme intense doit être traitée. Pour la combattre, on « s'adresse aux *révulsifs*, aux vomitifs et aux narcotiques. — Chez « les enfants, administrez largement les vomitifs qui débarras- « sent les bronches. Donnez un looch avec 10 centigr. de kermès « et 25 centigr. d'oxyde blanc d'antimoine. Choisissez comme « préparation opiacée la poudre de Dower ; faites appliquer des « bottes ouatées sinapisées et du coton iodé sur le thorax. Dans « la congestion bronchique : ventouses sèches. »

Parmi ces respectables drogues que l'enfant prend ou ne prend pas, et parmi ces révulsifs qui surexcitent son système nerveux sans utilité bien démontrable, un seul médicament est vraiment efficace, c'est l'ipéca, habituellement administré en sirop.

Il est infiniment probable que cette action de l'ipéca, jusqu'ici inexpliquée, provient de l'évacuation des sucs salivaires et buccaux que les vomissements expulsent avec eux ; et sous ce rapport, il exerce aussi une influence favorable sur la fièvre, en diminuant dans l'organisme le chiffre des *toxines*. Mais, à tous ces points de vue, l'ipéca est déjà bien distancé.

Il est un autre médicament d'origine presque récente dont les effets curatifs lui sont de beaucoup supérieurs. C'est le nitrate de pilocarpine ou même le sirop de jaborandi, dont j'ai déjà parlé dans un précédent article.

Le nitrate de pilocarpine a ceci de précieux qu'étant absolument insapide, il est toujours accepté, même par les enfants à la mamelle, surtout en granules. Ses bons effets dans toutes les affections des voies respiratoires de l'enfance, sont toujours très remarquables, et quelquefois vraiment merveilleux.

Son autre supériorité sur l'ipéca, c'est qu'on peut l'administrer à petites doses continues sans provoquer de vomissements et sans fatiguer les voies digestives. Après un premier vomissement qui du reste n'est pas indispensable, son action sialagogue et diaphorétique suffit à continuer les effets curatifs et l'on n'a pas besoin de recourir aux révulsifs.

Nous savons tous que lorsque la bronchite fébrile est de moyenne intensité, les vomitifs et les narcotiques peuvent suffire à la guérison. Mais si la bronchite s'accompagne de fièvre intense, si elle change de caractère, si « l'agent virulent se trans- « portant dans le poumon soit par voie de continuité, soit par « voie sanguine, vient à y pulluler, et de là se répandant dans le « torrent circulatoire, donne lieu aux symptômes et aux lésions « d'une infection générale » sous forme de broncho-pneumonie ou de bronchite capillaire, que fera l'adepte de la médecine classique ? A quels autres médicaments s'adressera-t-il ?

Ces médicaments sont au nombre de quatre : l'alcool camphré, comme stimulant; l'acétate d'ammoniaque, l'éther et la caféine, contre le collapsus. Mais pour ne pas être suspecté de partialité, je vais citer textuellement. Le sujet en vaut la peine, ne serait-ce qu'à titre de renseignement.

« Le traitement classique repose surtout sur l'emploi des *ré- « vulsifs,* des *vomitifs* et des *calmants.* Les saignées et les ventou- « ses scarifiées sont abandonnées à juste titre. Les vomitifs répé- « tés au besoin sont d'un grand secours contre la congestion et « contre l'obstruction des bronches par des mucosités.

« L'ipéca devra être préféré au tartre stibié trop déprimant. « Les potions à la belladone, à l'alcoolature d'aconit, à l'eau de « laurier-cerise, et même les opiacés chez l'adulte, sont souvent « administrés en vue de calmer la toux, la dyspnée et l'agitation. « *On ferait mieux sans doute de s'en abstenir* (c'est nous qui sou- « lignons), *de même que des expectorants antimoniaux.*

Le manuel continue :

— « Le plus souvent, au lieu de viser la lésion locale sur la- « quelle on a peu d'action, le but qu'on aura à poursuivre sera « de soutenir les forces du malade; de combattre l'adynamie, la « torpeur qui survient si fréquemment. Avec une alimentation « légère, mais substantielle, par le lait, les jus de viande, les « jaunes d'œufs, les bouillons, l'on aura recours aux toniques et « aux stimulants. L'*alcool* qui répond à des indications multiples « est un des médicaments les plus utiles à employer. Vins forts; « potion de Todd, grogs; 40 gr. de rhum ou de cognac, chez un « enfant de 3 ans; 80 gr. chez un enfant de 6 ans sont des doses « qui n'ont rien d'exagéré. Contre le collapsus : acétate d'ammo- « niaque, éther en potions ou en injection hypodermique, caféine. »

Enfin, M. Darrier, auteur de cet article, mentionne les bains froids (en commençant par 28°) usités à l'étranger et récemment préconisés par le Dr Hutinel ! ! ! !

Contre la bronchite capillaire, le traitement classique conseillé est absolument le même.

Eh bien ! n'en déplaise aux auteurs du *Manuel Debove*, je trouve qu'en face d'une broncho-pneumonie infantile, où la température est à 40°, le pouls à 150 p.; où il y a de l'agitation et de l'anxiété alternant avec l'abattement et la somnolence ainsi qu'avec la gêne respiratoire et circulatoire dans les deux poumons : dans ces broncho-pneumonies enfin, où la mortalité classique est encore des 3/4 d'après le Dr Roger, le traitement classique que je viens de transcrire serait bien insuffisant. Il ne combat suffisamment ni l'intoxication microbique ni l'élément fébrile. L'éther sulfurique en injection sous-cutanée, que l'on préconise comme une panacée, est-il autre chose qu'un extincteur des globules rouges du sang ? Et à ce titre est-il donc si recommandable ?

Sans doute le cognac et le rhum ne sont pas des antiseptiques à dédaigner ; mais combien leur action est inférieure à celle de l'acide phénique ou de l'acide thimique qu'on peut leur associer et administrer en boisson diffusible en y ajoutant de l'acétate d'ammoniaque !

Combien le traitement dosimétrique est autrement puissant et commode, surtout chez les enfants auxquels il est si difficile de faire prendre des remèdes tant soit peu désagréables ou volumineux.

Si, après l'administration de la pilocarpine, la nature infectieuse de la maladie reste apparente, c'est le sulfhydral qu'il convient d'administrer, 1 granule tous les 1/4 d'heure.

En neutralisant la cause morbifique, le sulfhydral est le meilleur défervescent. Son élimination par la muqueuse bronchique favorise la liquéfaction des exsudats, ce qui en fait un excellent expectorant.

Si, nonobstant l'action du sulfure, la fièvre reste intense, l'on pourra recourir à la trinité alcaloïdique défervescente : *aconitine*, *digitaline*, *brucine* (ou arséniate de strychnine), 1/2 granule toutes les 1/2 heures, suivant l'âge et suivant les besoins.

L'action du nitrate de pilocarpine qu'on peut donner même

aux enfants à la mamelle, à la dose d'un 1/2 granule toutes les 1/2 heures, n'est pas du tout antagoniste de celle de l'aconitine et de la trinité défervescente. Bien au contraire, ainsi que nous l'avons observé très souvent, les deux actions se combinent très bien ensemble. Mais la pilocarpine présente ceci de bien particulier, qu'elle rétablit la perméabilité respiratoire bien plus vite que n'importe quelle médication, et surtout bien plus vite que les vésicatoires.

Lorsque, après avoir modéré la fièvre, il reste de l'intermittence, l'on pourra y remédier par l'hydro-ferro-cyanate de quinine (1 à 3 granules toutes les 2 heures).

Lorsque la toux est très fréquente et fatigue le petit malade sans profit, il sera utile d'y remédier par quelques doses de codéine (1 à 2 granules par heure suivant les âges).

La convalesvence a besoin d'être suivie avec le plus grand soin. Les rechutes sont faciles et d'autant plus fréquentes que le malade a été plus abattu. Dans ces conditions, l'on ne doit rien négliger pour aider l'organisme dans son travail de réparation. C'est chose facile avec la Dosimétrie où toutes les indications, même les plus minimes, sont aisées à remplir !

PNEUMONIE CATARRHALE DE L'ENFANCE

Aujourd'hui que la pathogénie pneumonique est définitivement établie et incontestée, toute dissertation rétrospective sur les théories ou les traitements des anciens maîtres et spécialistes, tels que Trousseau, Bouchut, etc., etc., seraient inutiles et oiseuses, aussi bien au point de vue du traitement que des véritables investigations. Leurs théories ne reposaient que sur des hypothèses, alors que les nôtres se basent sur des faits positifs.

Étant données les notions actuelles, il s'agit avant tout de prévenir ou de neutraliser l'influence funeste du *pneumocoque*.

Action préventive lorsque l'affection est à sa période commençante. Action atténuante ou antifébrile lorsque l'intervention médicale ne s'exerce qu'après l'invasion et la période d'état de la maladie.

Qu'importe que chez les enfants la pneumonie soit presque toujours alvéolaire et rarement interstitielle comme chez les adultes ? Qu'elle n'affecte que des lobules disséminés, et que chez eux les phénomènes d'hépatisation pulmonaire soient beaucoup moindres ? Qu'importe que l'invasion y soit moins aiguë et plus insidieuse ?

Tout cela ne change en rien ni la pathogénie microbique, ni les indications.

Ces indications sont formelles, bien qu'elles aient été négligées jusqu'à ce jour. Et il faut bien espérer qu'ici encore le raisonnement et les faits finiront par triompher de la routine.

La première de ces indications, celle d'expulser les microbes sublinguaux au moyen de *jaborandi* ou mieux encore de la *pilocarpine* en granules est aisée à réaliser, ces granules étant, je l'ai dit, insapides et acceptés même par les enfants à la mamelle. Or, c'est ici le cas de dire : *Sublatâ causâ tollitur effectus*..

La seconde indication, celle d'atténuer et de juguler la fièvre, résultat pour lequel la médecine classique est impuissante, est non moins facile à remplir avec les granules alcaloïdiques et la méthode dosimétrique.

Que nos sommités médicales l'admettent ou ne l'admettent pas, le fait n'en existe pas moins. Si elles ne veulent pas l'examiner et le constater, tant pis pour elles !

Il n'en résulte qu'une seule chose : c'est qu'en présence d'un pneumonique en proie à une fièvre violente, l'intervention du très savant conclave académique, appelé tout entier en consultation, serait infiniment moins efficace que celle du plus modeste des médecins dosimètres.

Le fait est assurément anormal ; mais il est positif.

Chez les enfants comme chez les adultes, il est facile d'annihiler ou de mitiger les effets congestionnants de la fièvre au moyen de la trinité dosimétrique à laquelle l'on pourra, dans bien des cas, ajouter les granules d'hydro-ferro-cyanate de quinine.

Chez les tout petits enfants, l'on pourra remplacer la strychnine par la brucine ; mais l'une comme l'autre sont ordinairement très utiles pour soutenir ce que *Bouchut* appelait *motus vitalis local*, c'est-à-dire la tonicité des bronches et des alvéoles pulmonaires.

Jusqu'à ce jour, comme l'on ne pouvait combattre efficacement ni la cause efficiente de la congestion pulmonaire, ni le mouvement fébrile, c'est à coup de révulsifs et de vésicatoires que nos prédécesseurs cherchaient à diminuer l'engorgement alvéolaire, l'épaississement du mucus bronchique et ce qu'ils appelaient la coction des humeurs.

Mais, aujourd'hui, en présence des moyens puissants que possède la thérapeutique, une telle pratique, toujours très pénible pour le malade, doit être abandonnée. En continuant de tels errements, la médecine fait preuve d'une ignorance fâcheuse, en tous points regrettable.

Désormais, tous ces révulsifs, objets de torture pour les enfants, mais parfaitement inefficaces, devront faire place aux évacuants salivaires et bronchiques (pilocarpine et émétine), ainsi qu'aux granules défervescents. Parmi ces derniers, l'on se gardera de négliger la brucine et la strychnine, éminemment utiles pour soutenir l'intégrité du mouvement respiratoire, et empêcher l'engorgement des canaux bronchiques d'autant plus prédisposés à cette obstruction qu'ils sont plus étroits.

Ici, la médication sera d'autant plus facile à mener à bon port, que les enfants, même les plus indociles, acceptent très bien les petits granules dosimétriques ; et le médecin n'ayant plus de torture à leur infliger, sera toujours le bienvenu, au lieu d'être pour eux un objet d'effroi.

PNEUMONIE DES ADULTES
(PNEUMONIE LOBAIRE AIGUE)

Pathogénie et indications précises d'expulsions des pneumocoques. — Découverte du spécifique de la pneumonie. — Traitement comparatif des deux thérapeutiques : vulgaire et alcaloïdique. — *Innocuité* future et *absolue* de la pneumonie, grâce à la pilocarpine et à la triade dosimétrique.

La pneumonie est, parmi toutes les maladies, celle qui devrait avoir le plus bénéficié des progrès et découvertes de la micrographie. — En effet, grâce au microscope, sa pathogénie est aujourd'hui des plus simples.

Ainsi que l'expose très clairement le nouveau *Manuel de Médecine* (Debove et Achard) : « Il n'existe qu'une cause constante « et unique de la pneumonie lobaire : c'est la pullulation, au sein

« du parenchyme pulmonaire, d'un germe contage spécifique « actuellement bien connu, le pneumocoque, dont l'un des « caractères est la virulence éphémère. Après sept à huit jours, en « effet, sauf transplantation ou réinoculation, on la voit dispa- « raitre complètement. Elle ne résiste pas à une température de « 42 degrés ; mais elle résiste à la dessication.

« La salive des pneumoniques, habituellement chargée de « pneumocoques, présente dans sa virulence de curieuses « variations. Très *accentuée* dans la *période fébrile* de toute pneu- « monie, elle tombe brusquement après la crise, et reste nulle « pendant quinze à vingt jours, pour renaître ensuite, mais « moindre, dans le cours de la maladie. — Le pneumocoque « parait donc être l'origine de la maladie.

« Tout l'acte morbide peut se borner à sa pullulation dans les « alvéoles pulmonaires ; mais il ne reste pas toujours cantonné à « ce premier degré, et on le voit parfois, soit par pullulation « directe, soit par infection sanguine, contaminer les grandes « cavités séreuses et quelques organes éloignés, donnant ainsi « naissance à la plupart des complications de la pneumonie qui « ne sont souvent que les localisations diffuses du contact « primitif. Les accidents plus ou moins multiples ou graves « imprimant à la maladie des allures et un pronostic spéciaux, « lui ont valu l'épithète d'infectante. »

Telle est la pathogénie actuelle éclairant d'un jour nouveau les indications et le traitement, et notamment une indication d'une *importance primordiale* que tous les auteurs et cliniciens ont laissée dans l'ombre.

Il est d'abord évident que le danger de la pneumonie provient uniquement de la violence plus ou moins accentuée de la fièvre dans la durée septennale ou octonale, ainsi que des complications et localisations qu'elle peut occasionner, et qu'elle occasionne journellement sous les yeux du médecin impuissant.

Mais cette impuissance n'existe que pour la médecine galénique, qu'on pourrait appeler la médecine des retardataires, bien qu'elle compte encore à sa tête la plupart des médecins qualifiés par le vulgaire de princes de la science.

Cette impuissance n'existe pas pour l'alcaloïdo-thérapie dosimétrique. Aussi, l'ancien *Répertoire universel* fourmille-t-il d'observations de pneumonies, de broncho et pleuro-pneumonies rapidement guéries par les granules antifébriles dosimétriques.

Sur cet objet, si je voulais citer des preuves, je n'aurais que l'embarras du choix. Mais ce serait là une chose superflue, du moment qu'il est avéré qu'il est possible de juguler ou de modérer l'élément fébrile par la thérapie dosimétrique, et que la *preuve* péremptoire peut en être donnée à chaque instant.

En outre de cette indication antifébrile, il en est une autre non moins importante, à laquelle personne n'a songé jusqu'à ce jour et qui peut être aisément remplie : c'est celle d'expulser le pneumocoque sublingual et salivaire avant qu'il ait pu se localiser dans les poumons.

Du moment qu'il est bien établi que c'est par le mucus buccal et salivaire que se propage le pneumocoque, et que la fièvre est d'autant plus violente que ces germes microbiques sont plus abondants, il est clair qu'en expulsant des flots de ce mucus buccal l'on doit pouvoir atténuer et même *juguler* la pneumonie en s'y prenant à temps. Or, c'est là une indication que remplit admirablement le jaborandi ainsi que son alcaloïde, puisque, au dire de *Gluber*, cette expulsion salivaire peut aller jusqu'à un litre.

Depuis longtemps les faits sont venus confirmer cette déduction. Une expérience très précise, quoique due au hasard, m'a démontré dans de nombreux cas de pneumonie que cette action de la pilocarpine était souveraine, employée dès les débuts.

Les premières de ces observations remontent à 1878, c'est-à-dire cinq ou six ans avant les découvertes définitives du pneumocoque et de son siège initial.

Cependant, cette efficacité presque immédiate constatée plusieurs fois, et que j'attribuais à l'abondance de la sudation, m'avait tellement frappé que, bien que ne m'en expliquant pas clairement le mécanisme, j'en fis l'objet d'une communication à l'Académie des sciences.

L'effet n'en fut pas entièrement perdu, puisque L. Figuier le consigna dans son *Année scientifique* de 1883, pages 384 et 385.

Néanmoins, je vois, en parcourant le *Manuel* (Debove et Achard), pour le traitement de la pneumonie, de même que celui de Dieulafoy, tous les deux très récents, que l'emploi de la pilocarpine ou du jaborandi n'y figurent en aucune façon, bien que leur indication soit ici des plus précises depuis qu'on connaît le siège spécial du microbe pneumonique.

Que penser d'une telle omission de la part d'auteurs et de cliniciens aussi distingués?

Elle est sans doute provenue de ce que le jaborandi et la pilocarpine, quoique introduits et usités en France depuis plus de vingt ans, n'ont pas encore conquis dans la thérapeutique l'importance hors ligne qui leur est due.

Voici, d'après le *Manuel Debove*, quel est le traitement préconisé par la médecine traditionnelle.

Après avoir exposé en quelques traits l'ancienne thérapeutique, l'auteur (Dr Saillard) ajoute : « A l'heure actuelle, la nature intime « de la maladie nous est connue, et de cette notion précise est né « un grand apaisement. Les tentatives faites en vue de combattre « l'agent pathogène au sein même de l'économie sont demeurées « jusqu'ici stériles. *Il n'existe donc pas de médication spécifique « de la pneumonie. Aucune méthode n'est capable d'interrompre « l'évolution naturelle du pneumocoque* (Erreur profonde, comme « nous venons de l'exposer.), et notre rôle doit se borner à sur- « veiller les réactions qu'il provoque sur l'organisme dans leurs « localisations variées et à les combattre dans la mesure de nos « moyens. Nous savons que les jours de ce germe sont comptés: « nous devons placer le malade dans les conditions dynamiques « les meilleures pour qu'il sorte vainqueur de cet assaut momen- « tané. Ainsi donc, traitement purement symptomatique, et par « suite variable, suivant les formes cliniques de la maladie. « Voyons d'abord ce qu'il convient de penser des remèdes tradi- « tionnels. »

Antiphlogistiques. — L'auteur ne les admet, et d'une façon modérée, que chez des sujets « jeunes et vigoureux atteints de lésions initiales congestives et étendues ».

Le tartre stibié lui paraît avoir plus d'inconvénients que d'avantages. — Il n'admet que le *kermès minéral* comme nauséeux et expectorant. — Quant à l'ipéca, il n'a d'indication que « dans la pneumonie bilieuse ».

Révulsifs. — « Le tourment réel causé par le *vésicatoire*, joint à son action irritante sur le filtre rénal déjà touché par le pneumocoque, lui a fait des ennemis déclarés. » (A notre avis, ils ne seront jamais assez nombreux.)

Antipyrétiques. — « Très rationnel dans la pneumonie, l'usage des antipyrétiques est aussi fondé actuellement sur les vertus « antimicrobiennes qui leur sont théoriquement attribuées. Dans « cet ordre, le *sulfate de quinine* est un des agents le plus souvent « prescrits. A dose moyenne (0 gr. 50 à 1 gr.) il n'abaisse pas sen- « siblement la température. Il n'est réellement antipyrétique « qu'à doses massives (1 gr. 50, 2 gr. et 3 gr.), c'est-à-dire dans « des conditions non toujours inoffensives. — Il en est de même « de la digitale qui n'agit dans la pneumonie qu'à des doses mal « supportées et périlleuses. — La vératrine est d'un maniement « encore plus dangereux.

« L'antipyrine, lorsqu'elle est bien supportée, procure un réel « soulagement, Toutefois l'on devra se méfier de son action « d'arrêt sur l'émonction rénale.

« L'alcool est l'élément fondamental de la médication tonique, « il soutient les forces du malade et modère, en même temps, la « température. Enfin, aux formes adynamiques avec tendance « au collapsus, s'adressent l'éther et la caféine qui, en injections « hypodermiques, ont sur le système nerveux une action des « plus énergiques, » etc. (1).

TRAITEMENT DOSIMÉTRIQUE

Il est facile de voir, par cet exposé, et nous l'avons transcrit dans ce seul but, que ce qui manque encore le plus à la médecine traditionnelle c'est un agent antipyrétique inoffensif, d'un emploi facile et possédant une valeur réelle.

Au lieu d'employer sans succès, et avec des chances nocives, le sulfate de quinine à doses toxiques, ne serait-il pas plus simple à ces auteurs d'expérimenter et de conseiller *la triade alcaloïdique :* aconitine amorphe, digitaline et arséniate de strychnine en granules de demi-milligramme, donnés toutes les demi-heures jusqu'à effet obtenu ?

Ce moyen n'est pas une nouveauté et a fait ses preuves dans des milliers de cas. Pourquoi ne pas l'expérimenter ? Attendra-t-on pour cela que ce soit le public qui, enfin éclairé, le réclame à cor et à cri ?

Avec cette vieille médecine galénique, dépourvue d'agent

(1) *Manuel de Médecine* Debove et Achard, t. I, p. 239.

antipyrétique, la pneumonie offre toujours une gravité incontestable, et les complications, compagnes inséparables de la fièvre, y sont aussi perfides que fréquentes. Aussi la mortalité pneumonique est-elle encore considérable. Elle augmente avec l'âge, si bien que, pour des adultes de 60 ans, le *Manuel* avoue une mortalité de cinquante pour cent! Ce n'est pas rien, comme on le voit.

Avec l'emploi de la pilocarpine et de la triade alcaloïdique, la mortalité est nulle, et la maladie devenue très bénigne est par conséquent exempte de complications.

Les circonstances qui m'ont mis, il y a dix-sept ans, sur la voie de l'efficacité sans pareille du jaborandi et de la pilocarpine, sont assez singulières et assez intéressantes pour mériter d'être racontées. — Vers le milieu de novembre 1878, à Valence, à six heures du soir, j'allais me mettre à table lorsque arriva chez moi tout essoufflé M. Irleman, adjudant au 6e d'artillerie (1). J'ai mon fils, me dit-il, qui vient de m'arriver du lycée tout haletant; il ne peut plus respirer, il étouffe et je crois qu'il a le croup. J'accourus avec lui, et commençant par examiner la gorge, je n'y trouvai rien d'anormal. Il n'en était pas de même du côté de l'appareil respiratoire. L'enfant, âgé de 14 ans, avait une fluxion de poitrine double et générale, et ne respirait que par une surface très petite à la partie inférieure, de sorte qu'il commençait à suffoquer et à s'asphyxier.

C'était un cas de la plus extrême gravité, cas mortel par les traitements ordinaires, et je ne le cachai pas au père.

Me rappelant que la pneumonie perd de suite de sa gravité dès que le malade est mis et maintenu dans une forte transpiration, je songeai au jaborandi, et, ayant eu la chance d'en trouver de suite, j'en administrai une bonne dose à mon jeune malade. Il était environ sept heures et demie du soir. Après le crachotement habituel et la sudation, une amélioration notable s'étant déjà produite, vers les neuf heures du soir je fis prendre moi-même une seconde dose et enfin, vers les onze heures du soir, une troisième.

Le crachottement salivaire et la sudation furent énormes; mais, à mon grand étonnement, mon malade était sauvé. A partir de 10 heures du soir, la respiration se faisait déjà dans presque toute l'étendue des deux poumons.

(1) Il est aujourd'hui, m'a-t-on dit, capitaine d'artillerie.

Le reste de la nuit fut tranquille et le malade reposa d'un bon sommeil.

Le lendemain, il y eut bien, ainsi que je l'avais prévu, un petit retour fluxionnaire sur quelques points isolés; mais ce retour, qui ne s'accompagnait que d'une fièvre très minime, fut sans gravité et disparut promptement par de légers révulsifs. De sorte que le petit homme fut sur pied au bout de trois jours.

— Depuis lors, j'ai eu de nombreuses occasions d'employer, dans des cas de pneumonies, soit le jaborandi, soit la pilocarpine, et j'en ai toujours obtenu les plus heureux résultats.

Les feuilles et folioles de jaborandi s'emploient à la dose de 4 à 5 grammes pour deux grandes tasses d'eau. La généralité des médecins lui préfèrent aujourd'hui son alcaloïde, le nitrate de pilocarpine, dont la dose moyenne est de 20 milligrammes ou granules pris par l'estomac, et 12 milligrammes en injection sous-cutanées. — Par l'estomac, comme c'est l'effet d'expulsion qu'il s'agit d'obtenir, il sera préférable de donner la pilocarpine en deux fois, à cinq minutes d'intervalle, afin d'obtenir une expulsion exempte de vomissement.

Ainsi le traitement dosimétrique est très simple, et il n'y aurait rien à prévoir au chapitre des localisations et complications si le médecin était toujours appelé à temps. Mais il peut arriver que, par suite de circonstances exceptionnelles, le malade ne puisse obtenir des soins médicaux qu'au bout de quatre, cinq ou six jours, alors que des localisations congestives se sont produites.

En pareil cas, la thérapie alcaloïdique, quoique infiniment moins puissante qu'au début, pourra encore fournir des armes bien supérieures à celles du galénisme.

Ainsi, contre la fièvre dyspnéique l'on peut employer avec profit l'aconitine associée à l'arséniate de strychnine et à la pilocarpine.

Il va sans dire que tous les toniques vineux et alcooliques de bon goût sont de circonstance.

Contre les symptômes infectieux l'on s'adressera au sulfure de calcium, associé à l'hellénine et à la strychnine.

Lorsque, avec le catarrhe intestinal, il y a lieu d'évacuer les pneumocoques, le sedlitz Ch. Chanteaud, à dose laxative régulière, pourra rendre des services signalés.

La toux pourra être combattue par le sel de Grégory associé aux granules d'iodoforme à un milligramme.

Enfin, comme médicaments expectorants, l'on peut s'adresser à l'émétine, au kermès, à l'arséniate d'antimoine et à la pilocarpine, dont l'intervention à petites doses est utile dans tout le cours du traitement de la pneumonie, même lorsqu'elle est passée à l'état chronique.

DE LA PRÉSERVATION ET DU TRAITEMENT DOSIMÉTRIQUE

DE LA PHTISIE PULMONAIRE

I. Pathogénie de la tuberculose et de la fièvre. — II. Puissance hors ligne de la thérapie alcaloïdique antifébrile. — III. Jugulation possible de la fièvre vespérale. — IV. Effets et résultats des principaux modes de traitement. — V. Avantages des granules alcaloïdiques et deux lacunes de la médecine vulgaire. — VI. Considérations générales et conclusion.

I

Bien qu'au point de vue thérapeutique la découverte du bacille pathogénique n'ait pas produit les superbes résultats qu'on en attendait, on ne saurait nier cependant que cette découverte n'ait réalisé de *notables progrès.*

Depuis longtemps déjà, pour nombre de médecins, la contagiosité de la phtisie ne faisait pas l'ombre d'un doute. En Espagne, de même qu'en Italie, c'était comme une croyance traditionnelle; et de son temps déjà l'anatomiste Morgagni, à Bologne, s'abstenait d'ouvrir les cadavres des phtisiques.

En France et surtout à Paris, les cas de contagion ont dû être extrêmement rares, car des auteurs très recommandables, tels que Pidoux, Peter, Ferrand, les ont niés formellement.

Aujourd'hui, la contagiosité a été établie sur un si grand nombre de faits qu'elle n'est plus mise en doute par personne.

Or, au point de vue de la préservation, la transmission morbide de l'homme à l'homme par la cohabitation intime ou par la poussière des crachats, de plus en plus connue du public, ne peut manquer de restreindre le nombre des cas.

Il en est de même de cette transmission morbide de l'animal à l'homme par le lait des vaches phtisiques, attendu que nul n'est astreint à boire du lait qui n'ait pas été bouilli, et que le danger du lait bourru commence à être généralement connu.

Cependant les cas de phtisie de cette provenance sont loin d'être rares, et ce sont les plus meurtriers; car, une fois entrées et installées dans l'organisme, les colonies bacillaires ne rétrocèdent plus. Elles mettent plus ou moins d'intervalle dans leurs poussées intermittentes, mais l'issue est à peu près fatale.

Mais si le médecin est le plus souvent impuissant contre les phtisies bacillaires de cause externe qu'il ne constate que lorsque le mal est déjà en pleine évolution, il n'en est pas de même des phtisies de cause idiopathique qui sont les plus communes et dont on peut surveiller et empêcher l'évolution.

Soit que cette phtisie commençante se révèle chez un adolescent, soit qu'elle se produise chez une personne d'âge plus mûr, qu'elle se développe par suite de misère physiologique, par suite d'insuffisance de l'hématose, par suite de prédispositions héréditaires ou par suite de chagrins, le mode physiologique d'évolution est toujours le même.

Pour mieux le faire comprendre, nous allons d'abord prendre comme exemple l'influence des chagrins, l'une des causes les plus fréquentes et les plus puissantes de la phtisie.

La façon dont les chagrins peuvent influencer et compromettre l'intégrité des poumons nous a été suggérée par un passage des œuvres de Bichat, relatif aux bronchites ou bronchorées des vieillards, et n'a rien de malaisé à comprendre.

Ce que les chagrins provoquent d'abord sur le système nerveux et sur les actes physiologiques, c'est une action de retrait qui, en fermant les pores de la peau, occasionne une sorte d'amoindrissement de la vitalité et de la personnalité.

Il se produit, en pareil cas, une répercussion du dehors vers le dedans par les matières gazeuses éliminables qui, ne trouvant pas à s'exhaler comme d'habitude par l'émonctoire cutané, encombrent le système veineux ainsi que le foie, toujours engorgé et volumineux dans les phtisies commençantes.

Cette action de retrait est le contraire de celle produite par la joie, qui porte à son summum les mouvements d'expansion et de rayonnement physiologique entraînant l'exhalation éliminatrice normale qui assure la santé.

Les chagrins, en fermant les pores de la peau, produisent dans la circulation sanguine une inclusion de toutes les matières excrémentitielles cutanées qui, ayant une tendance invincible à l'élimination et ne trouvant d'autres portes de sortie, pour les parties gazeuses tout au moins, que celle des bronches pulmonaires, s'éliminent par cette voie où, à la longue, elles apportent la désorganisation.

C'est là tout le secret de la *pathogénie tuberculeuse idiopathique*. C'est aussi par un mécanisme d'*autosepticémie* à peu près identique que se produisent les bronchites survenant dans les dernières périodes de la fièvre typhoïde, de la rougeole et de la scarlatine, et qui dégénèrent si souvent en phtisie tuberculeuse.

Cette explication pathogénique, qu'à notre connaissance aucun auteur n'a encore indiquée, a une importance thérapeutique très grande, car, ainsi que nous le verrons plus loin, il est bien des cas où elle donne la clé de modifications spéciales à apporter au traitement.

Ce mode de pathogénie s'applique également aux phtisies communes survenant insidieusement, d'une façon lente et insensible, sans autre cause appréciable qu'une constitution défectueuse, héréditaire ou acquise.

Comme toujours, c'est par l'acte de désassimilation et par ses produits septiques que se génère l'infection alvéolaire qui aboutit à la formation du tubercule.

Chez l'individu sainement constitué, cette désassimilation incessante (qui correspond à l'acte de l'assimilation) portant sur des molécules saines, ne donne naissance qu'à des gaz normaux, tandis qu'il n'en est plus de même dans les cas d'anormalité constitutionnelle ou de misère physiologique. Ici la désassimilation s'effectuant sur des molécules morbifiques dénuées de vitalité amène dans le cercle fermé de vaisseaux sanguins la formation de gaz neutralisant l'action de l'oxygène respiratoire, altérant le plasma et déprimant les globules au point de déterminer un état fébrile latent tout spécial, provoquant d'abord peu de chaleur, et qui n'apparait qu'à la fin de la journée, période pendant laquelle s'effectue surtout le mouvement de nutrition et de dénutrition. Ces gaz anormaux n'ayant comme principale porte de sortie que les alvéoles bronchiques, il serait vraiment extraordinaire que dans ce contact perpétuel ils n'y provoquent pas une irritation continue qui, par suite de la nature même de ces tissus, doit présenter des caractères pyoïques tout spéciaux.

Cette filiation par *autosepticémie* que nous avons exposée en 1881 dans un mémoire à l'Académie de Médecine, et qui se trouve mentionnée dans l'annuaire scientifique de Louis Figuier, année 1883, p. 353, présente l'avantage d'être en concordance explicative avec les faits cliniques.

Ainsi, elle peut indiquer d'avance les caractères divers que présentera la phtisie suivant qu'elle procédera d'une constitution simplement étiolée, ou bien d'une constitution arthritique, herpétique ou bien scrofuleuse.

Dans la phtisie diabétique, dans celle de nature arthritique, c'est toujours par un procédé absolument semblable que la tuberculose arrive à se produire. Mais quelle que soit la cause première qui provoque la formation des gaz anormaux et de la lésion première des alvéoles bronchiques, cette lésion a toujours pour conséquence première de leur imprimer une sensibilité et une susceptibilité extrêmes au contact de l'air froid.

Lorsque la fièvre vespérale se produit, c'est qu'il y a déjà infection de l'organisme ; et cette fièvre, à ce moment-là, bien loin d'être consécutive à une lésion organique du poumon, ainsi que l'ont prétendu, tout à fait *a priori* et sans nulles preuves, Hérard et Cornil (1), précède au contraire, plus ou moins longtemps, l'éclosion du tubercule dont elle accélère plus tard l'évolution....

II

Il peut se faire que le granule bacillaire soit déjà formé lorsque la fièvre vespérale débute ; mais il peut arriver aussi (et c'est un cas très fréquent) qu'il ne le soit pas ; alors, en arrêtant de suite le processus fébrile, on arrête en même temps le développement de la phtisie et on peut obtenir une guérison absolue.

Or, c'est ici que la thérapie dosimétrique peut faire preuve

(1) *La Phtisie pulmonaire*, 1 vol. in-8°.

d'une supériorité hors ligne sur la médecine traditionnelle, car, avec les granules défervescents, elle a le pouvoir d'arrêter très vite cet état fébrile, alors que la médecine traditionnelle ne dispose d'aucun moyen.

En voici, entre plusieurs autres, un exemple frappant : Il y a environ cinq ans, le 2 avril 1890, je voyais arriver en mon cabinet un jeune homme de 26 ans, M. Charles V..., célibataire, employé de commerce dans la soierie, qui ne s'était aperçu que depuis quelques jours de l'état grave de maladie dans lequel il se trouvait.

Tant qu'il n'avait eu que la respiration courte, suivant son expression, et un peu d'essoufflement pour aller de son domicile, place des Cordeliers, à son magasin, rue du Griffon, il ne s'était pas considéré comme bien malade. Car il ne tousse pas habituellement ; la toux ne survient que lorsqu'il veut faire effort pour marcher vite, ou pour monter un escalier. Mais depuis quelques jours qu'il a perdu son appétit habituel et que ses nuits sont devenues moins bonnes, il a réfléchi sur son état et s'est aperçu qu'il avait un petit mouvement de chaleur et de fièvre qui lui revenait tous les jours après la sortie de son travail.

Il n'y a pas eu, me dit-il, de poitrinaires dans sa famille, mais il n'a jamais été très robuste et a été réformé à la conscription pour hernie inguinale. Son tempérament lymphatico-nerveux et l'ensemble de sa personne n'indiquent pas une forte somme de résistance.

A l'auscultation, je trouve une absence de murmure respiratoire et de la congestion alvéolaire au sommet des deux poumons, mais un peu plus prononcée à droite qu'à gauche. Sans attendre davantage, je m'empresse de révéler à ce client le danger qu'il court, et l'urgence qu'il y a à employer de suite les moyens d'arrêter sa fièvre vespérale.

Dès le soir même je le revis à son domicile ; et après avoir constaté un pouls fébrile de 95 pulsations et une température rectale de 38,3 je lui prescrivis à prendre de suite un lavement laxatif; et immédiatement après, les trois substances granulées défervescentes : aconitine, digitaline, arséniate de strychnine, à continuer de demi-heure en demi-heure jusqu'à cessation de la chaleur et de la fièvre.

Il est recommandé au malade de bien s'alimenter le matin et à midi, et de ne prendre le soir que des aliments légers. Sedlitz

Ch. Chanteaud tous les deux jours, pour assurer la liberté du ventre et faciliter l'action des antipyritiques.

Le 3 au matin, le malade me déclare que sa nuit a été bien meilleure et qu'il s'est réveillé plus dispos.

Sur mes conseils, il va demander un congé de quelques jours à ses patrons, afin de pouvoir se soigner sérieusement.

Pour le soir, je lui prescris la continuation des granules défervescents de la même façon que la veille. Pour le lendemain matin il doit se procurer un tube de *nitrate de pilocarpine*, à prendre en entier de grand matin, dans l'espace de quinze à vingt minutes, par 4 granules toutes les cinq minutes ; en ayant soin de procéder avant à l'exonération de l'intestin ainsi que de la vessie.

Le soir, continuation des granules défervescents.

Le 5 au matin, l'amélioration respiratoire est déjà sensible aussi bien pour le malade qu'à l'auscultation.

L'expuition et la sudation ont été considérables et le malade accuse une faim et une soif inaccoutumées que je ne lui permets de satisfaire qu'avec modération.

J'ajoute à ces prescriptions :

Granules d'iodoforme	4
Granules d'arséniate de soude.	4

à prendre deux par deux en quatre fois, dans la journée et notamment au moment des repas.

Le 6, de grand matin, continuation des granules de nitrate de pilocarpine, de la même façon que l'avant-veille. L'effet en est considérable, et plus prononcé que la première fois.

L'après-midi et le soir, continuation des mêmes granules que la veille.

A partir du 7, le mouvement de résolution de la congestion broncho-alvéolaire est assez prononcé pour que je juge inutile de recourir une troisième fois à la pilocarpine. L'on continue simplement les granules d'*arséniate de soude et d'iodoforme* dans la journée, et les granules défervescents le soir, à la dose décroissante.

Le 9 au matin, l'état de la poitrine est on ne peut plus satisfaisant. Des deux côtés le sommet des poumons est redevenu perméable en presque totalité. Le murmure respiratoire s'y accompagne bien encore de quelques râles humides très fins ;

mais il n'y a pas à se méprendre que ce sont là des signes de résolution, car ils prolongent en quelque sorte le murmure respiratoire.

Le mouvement fébrile du soir a également disparu et notre malade a recouvré l'appétit de ses meilleurs jours.

Dans ces conditions, je fais continuer simplement l'arséniate de soude et l'iodoforme à la dose de 5 granules de chaque par jour, en y ajoutant une solution d'hypophosphite phéniqué à la dose de 3 à 4 décigrammes par jour à prendre en deux fois au moment des repas.

Ce traitement fut complété par des promenades quotidiennes le long du Rhône et au Grand-Parc, et cette cure devenue complète dès la fin du printemps s'est parfaitement maintenue jusqu'à ce jour.

Ici, par une heureuse chance, la fièvre ne s'était pas accompagnée d'une formation de granulations bacillaires; il n'y avait eu qu'une simple poussée congestionnelle.

Si la lésion bacillaire eût existé, je n'aurais certes pas obtenu cette prompte résolution; mais grâce à la *Trinité granulaire* j'aurais obtenu un effet défervescent décisif et une sédation de durée plus ou moins longue. Et comme preuve, voici *un exemple de sédation du mouvement fébrile*, plusieurs fois obtenu, *nonobstant la persistance du foyer bacillaire.*

CAS D'ARRÊT DU PROCESSUS FÉBRILE

Ce cas, que je crois assez rare, s'est présenté à moi dès les premiers temps où je commençais à pratiquer les alcaloïdes granulés, vers la fin de l'année 1882 et au commencement de l'hiver.

C'était une dame habitant avec son mari, M. D..., d'abord la rue Saint-Marcel, nº 18, et plus tard la banlieue, route de Cuire, à côté du fort de ce nom.

Au moment où je commençai à lui donner mes soins, elle était en proie à une petite toux sèche qui la fatiguait beaucoup. Le poumon droit était congestionné au sommet et le poumon gauche commencait à se prendre pareillement.

La fièvre apparaissait tous les soirs; l'appétit était fortement diminué, et cette pauvre petite femme, très pétulante, d'un tempérament lymphatico-nerveux, avait été obligée de s'arrêter dans ses travaux de ménage et de garder le repos près de son poêle. L'on était, en effet, vers la fin de novembre, époque assez défavorable pour le traitement des phtisiques ne disposant pas d'une certaine fortune.

Dès le jour même, après avoir assuré le fonctionnement régulier des voies intestinales, je commençai à lui faire prendre l'après-midi, en même temps que sa tisane pectorale, 3 granules de sel de Grégory (par un à la fois) et vers les quatre heures du soir, elle commençait le traitement antifébrile par la triade défervescente, aconitine, digitaline, brucine, car, en raison du tempérament extra nerveux de ma malade, je crus bien faire de remplacer la strychnine par la brucine.

Une amélioration notable fut obtenue en quelques jours. La fièvre cessa, la toux devint supportable, et l'état des voies digestives s'étant aussi amélioré, je mis la malade à l'usage régulier de la solution d'hypophosphite de chaux phéniqué, dont les effets sont infiniment supérieurs à ceux des préparations phosphatées usuelles dont le plus grand avantage est d'être très bon marché pour ceux qui les vendent.

Comme je savais bien que ce n'était là qu'une amélioration transitoire, je prévins le mari de l'état grave de la situation ; mais en même temps je lui fis part de l'espoir que j'avais de pouvoir immobiliser en quelque sorte dans leur état actuel la maladie et les lésions déjà existantes si l'on voulait bien exécuter à la lettre et jour par jour toutes mes prescriptions.

Ces prescriptions consistaient à surveiller attentivement le pouls et la température, de telle facon que dès qu'apparaitraient de nouveau des symptômes de fièvre ils fussent immédiatement combattus et arrêtés, ainsi qu'il avait été déjà fait ; en outre, il s'agissait, pour empêcher toute aggravation, d'administrer des médicaments nécrophytiques d'une facon presque continue en les faisant varier le plus possible. Or, c'est ce à quoi les granules dosimétriques se prêtent admirablement, car, grâce à leur petitesse et à leur solubilité, ils n'offensent jamais l'estomac.

De cette façon, je parvenais parfaitement, et sans à coup, à immobiliser, d'un hiver à l'autre, la lésion locale des poumons, et à enrayer tout progrès de la maladie. Pendant près de sept ans cette femme avait pu de la sorte continuer à vaquer aux soins de son ménage et à braver les hivers de Lyon sans changer de climat.

J'avais espéré que cet état des choses se continuerait de longues années encore, et il en eût été probablement ainsi sans la grande exposition de 1889. En effet, malheureusement pour elle, Mme D... avait de très proches parents à Paris ; elle voulut être des premières à admirer la tour Eiffel et autres merveilles, et pour cela elle partait de Lyon dès le milieu du mois d'avril.

Au milieu des variations de température extrêmes qui marquèrent ce printemps mémorable, ma cliente fut reprise de bronchite et puis de fièvre qui, en l'absence de son mari, ne fut pas combattue, de sorte qu'au milieu de l'été, la pauvre femme me revint à Lyon dans l'état le plus déplorable.

Mais son moral n'était nullement affecté. Absolument convaincue que les granules dosimétriques remettraient tout en bon état une fois arrivée à Lyon, elle avait attendu jusque-là pour se soigner.

Cette fois le mal avait fait de tels progrès que son espoir fut déçu et vers la fin du mois de décembre 1889 elle rendait le dernier soupir.

Néanmoins, cette longue sédation de sept années, cette sorte de pseudo-guérison, obtenue au moyen des *granules défervescents* repris chaque fois qu'il était nécessaire, n'en constitue pas moins un fait très remarquable. Sans le contretemps qui mit fin à ses jours, je suis convaincu que cette femme eût encore vécu de longues années.

Et cependant cette sédation n'avait pas été exempte de péripéties! Dès le milieu de la deuxième année, il était survenu une grossesse très fatigante, et l'enfant qui vint au monde était si chétif qu'il fut impossible de le confier à une nourrice quelconque. Dès le soir même de sa naissance il fut pris d'une ophthalmie purulente, longue à guérir, et son élevage au biberon donna à la mère une tablature énorme.

Grâce à l'hypophosphite de chaux phéniqué longtemps continué, grâce à un régime continu du grand air et aux bons soins du père et de la mère, le petit bonhomme s'est parfaitement élevé. Il y a deux ans, il était toujours en parfaite santé. Depuis cette époque, je l'ai perdu de vue.

Voilà un des mille cas de la puissance *antifébrile de la trinité alcaloïdique!* Cette puissance laisse tellement derrière elle tous les moyens thérapeutiques employés jusqu'à ce jour, qu'il est vraiment inouï qu'un tel fait n'ait pas éveillé davantage en France l'attention des médecins grands ou petits! Que penser d'une presse indépendante qui fait le silence sur de pareils faits? Car ici il ne s'agit pas d'une question de système, il s'agit d'une question humanitaire autant que scientifique!

Cette puissance *antifébrile* est même plus grande que ne l'ont cru ceux qui l'ont expérimentée jusqu'ici. Car ce n'est pas seulement dans la période initiale de *la phtisie* bacillaire qu'elle donne au médecin le pouvoir d'arrêter la fièvre. Ce pouvoir s'étend même à la période ultime de cette maladie, alors que la fièvre est entretenue tout à la fois par l'infection de l'organisme, par la faiblesse du malade, par l'augmentation croissante de l'anoxémie, par la perversion des sécrétions, par l'impuissance de la nutrition et enfin par les rejets bacillaires!

C'est là un fait très remarquable que nous exposerons plus loin.

III

Tant qu'on n'aura pas trouvé le moyen de détruire le bacille phtisiogène comme on détruit le microbe de la gale ou de la teigne, le médecin sera obligé de combattre l'état fébrile de cette maladie, ou d'en empêcher l'éclosion.

Or, jusqu'à ce jour, il n'existe qu'un seul traitement susceptible d'obtenir ce résultat, c'est le traitement alcaloïdique.

C'est pour cela que pour tout médecin consciencieux (1), il sera désormais obligatoire au plus haut point, de surveiller les débuts de cette redoutable maladie, dès qu'on pourra les soupçonner, attendu que dans cette période *et dans celle-là seulement*, elle est promptement guérissable.

Elle est guérissable même dans bien des cas où la fièvre existe déjà; et à plus forte raison lorsqu'elle n'existe pas encore, ou qu'elle ne fait que commencer.

Jusqu'ici rien de semblable ne s'est fait, parce que la médecine traditionnelle n'ayant aucun moyen d'anéantir cette fièvre spécifique lorsqu'elle apparait, personne n'attribuait à cette période

(1) Pour nous, il n'y a de médecins consciencieux que ceux qui se tiennent au courant de la science et des moyens curatifs, quel que soit leur lieu d'origine.

de début et à son traitement l'importance énorme qu'elle a en réalité.

En ce moment encore, cette fièvre, n'étant généralement combattue que par *l'expectation* et autres moyens tout aussi efficaces, continue partout son cours; les altérations se produisent, et peu à peu la maladie devient rebelle aux traitements les plus rationnels et les mieux appropriés. Voilà ce qui se voit encore journellement.

Cette extrême nocuité de la fièvre dans la phtisie est un point sur lequel tous les auteurs sont unanimes.

« Prévenez la phlegmasie, disait Cruvelhier, et vous guérirez « le tubercule ». « C'est dans la pneumonie qu'est le danger, « disent MM. Hérard et Cornil, c'est elle qu'il faut arrêter et « combattre. » Il en est de même parmi les auteurs plus modernes.

« La fièvre des tuberculeux est toujours le résultat (?) de « poussées aiguës dans le poumon, dit M. le Dr Dubief dans le « manuel de médecine tout récemment publié par MM. Debove « et Achard. Il faut traiter ces poussées comme de véritables « maladies aiguës, diminuer à ce moment-là l'alimentation et « prescrire plus formellement que jamais le repos. En employant « l'antipyrine, ne pas la donner pour abaisser la température, « mais seulement pour l'empêcher de monter. — La révulsion « est ici indiquée. — On emploie soit les applications plusieurs « fois renouvelées de teinture d'iode, soit les mouches de Milan « appliquées aux divers foyers bronchiques (1). »

Ce sont là d'excellents conseils. Mais quant à la valeur antifébrile de ces moyens, tous les praticiens, sans excepter MM. Dubief, Debove et Achard, savent tout comme nous que cette efficacité équivaut à zéro.

Il est fort possible, bien qu'aucune preuve ne soit fournie à cet égard, que « la fièvre des *tuberculeux* soit le résultat de *poussées aiguës* »; mais ce qui est bien plus important, et ce que nous savons pertinemment pour l'avoir constaté souvent, c'est qu'en arrêtant la fièvre, ces poussées aiguës s'arrêtent également.

Ainsi que nous l'avons exposé bien des fois, et notamment dans la revue mensuelle *La Dosimétrie*, numéro d'août, l'*alcaloïdo-thérapie* employée suivant la méthode Burggraevienne, est

(1) *Manuel de Médecine Debove et Achard*, t. I, p. 389.

toute puissante et peut en bien des cas procurer les succès les plus satisfaisants.

En attendant que cette méthode soit appliquée dans les hôpitaux, ce qui arrivera inévitablement un jour, nous conseillons à ces messieurs du *Manuel de médecine* d'en prendre bonne note.

Nul ne sait l'avenir...; et lorsqu'on a un de ses proches, fils, cousin ou neveu sur la pente de la phtisie, on est si heureux de se rattraper à n'importe quelle branche! Or, celle que nous offrons est éminemment physiologique et scientifique.

Bien que j'eusse plus de 32 ans de pratique en 1882, lorsque je commençai les premières applications (bien timides d'abord) de thérapie dosimétrique, ce n'est qu'après avoir constaté l'étonnante amélioration générale et locale, résultant de l'arrêt de la fièvre, que j'ai pu me rendre compte de l'influence désorganisatrice sans pareille qu'entraîne l'état fébrile en pareil cas. Ce qui m'a le plus frappé, la première fois que j'obtins ce résultat avec les granules dosimétriques, ce n'est pas le fait de l'avoir obtenu, mais bien l'amendement qui en résulta dans l'état général : ampliation de l'acte respiratoire, retour du bien-être, du sommeil, de l'appétit, etc.

Cette puissance anti fébrile de l'alcalaïdo-thérapie est bien plus grande qu'on ne saurait le supposer *à priori*. J'en ai une preuve des plus convaincantes ; la voici : le 20 octobre 1883 j'avais été appelé auprès d'un ouvrier de l'arsenal, nommé Rousset, habitant rue Gelibert, 26, marié, âgé de 26 ans et atteint depuis quatre mois d'une très mauvaise bronchite. Malgré cette longue maladie, le ménage paraissait tout à son aise et le malade était l'objet des soins les plus minutieux.

L'examen du malade et la vue de ses crachats purulents m'avaient montré de suite un état de phtisie pulmonaire très avancé, et l'auscultation, en me présentant tous les rales d'une désorganisation très étendue des deux côtés de la poitrine, n'avait fait que confirmer cette première impression. — Le malade, faible et très amaigri était pris tous les soirs d'une fièvre très forte allant au-delà de 130 pulsations. L'appétit était presque nul, de même que les forces digestives.

Dans ces conditions, je me contentai de lui prescrire le traitement banal, antiseptique et calmant, usité en pareille circonstance. Le résultat n'était pas sans doute ce que la jeune femme espérait, car à chacune de mes visites elle m'accablait de ses supplications pour que je fasse pour son mari tout ce qu'il était possible. C'est alors que l'idée me vint d'apprécier sur ce malade, presque *in extremis*, le degré de puissance du traitement dosimétrique anti-fébrile.

Bien assuré que mes prescriptions seraient exécutées au pied de la lettre, je lui enseignai à bien compter les pulsations radiales sur le cadran à secondes de sa montre, et lui recommandai de ne cesser l'administration des 4 tubes mis à sa disposition, aconitine, digitaline, arséniate de strychnine et vératrine, que lorsque le pouls serait descendu à 60 pulsations.

Ajoutons entre parenthèse que depuis cette époque, la dosimétrie ayant fait des progrès, la plupart des médecins n'emploient que les trois premiers parmi les granules sus-nommés.

Ce traitement fut commencé à 3 heures, le 27 octobre, et les 4 granules administrés ensemble de demi-heure en demi-heure pour être continués jusqu'à cessation de la hyperthermie et de la fièvre.

A 11 heures et demie du soir, la sédation graduellement assurée était telle que, malgré toutes les instances de sa femme, le malade ne voulut rien entendre ni rien prendre; il fallut le laisser dormir. A ce moment-là le pouls n'était descendu qu'à 90 pulsations. Le lendemain, le même traitement ayant été repris à la même heure, le même besoin de sommeil, impérieux et irrésistible, le fit interrompre, le pouls était alors à 75. Ce n'est que le troisième jour que les quatre granules ayant été simultanément administrés de demi-heure en demi-heure jusqu'à ce que le pouls fut descendu à 60 pulsations, ce résultat fut obtenu vers les trois heures du matin.

A huit heures du matin, à ma visite, je trouvai le malade tranquille et la figure épanouie comme celle d'un convalescent. Pas de toux, pas de dyspnée; le besoin de s'alimenter était revenu impérieux et le patient se sentait de force à digérer une côtelette.

A la vue d'un tel changement, la femme R... ne doutait plus que son mari fût à la veille d'entrer en convalescence, et ce fut une grande cruauté de ma part d'être obligé de rabattre ses espérances.

Cette journée du 30 octobre fut excellente pour le malade. Mais celle du 31 fut moins bonne; et après le troisième et le quatrième jour, la fièvre vespérale reprenait peu à peu son ancienne intensité.

Par le premier résultat que j'avais obtenu, j'avais tiré de la médication antipyrétique tout ce qu'elle pouvait donner. Par acquit de conscience, je fis encore reprendre les granules défervescents, mais cette fois ils étaient moins bien tolérés, et il fallut espacer l'intervalle des prises ; au surplus, l'état général était si mauvais qu'on ne pouvait rien espérer d'aucune médication.

Bien que tout se fût borné pour le malade à un simple sursis, ce sursis eut assez d'importance pour prolonger son existence de deux à trois semaines.

Les résultats eussent été tout différents si l'altération des poumons eût été peu considérable et l'état général moins mauvais; car alors, ainsi que nous l'avons constaté bien des fois, l'arrêt du mouvement fébrile reste persistant, sans doute parce que le traitement antiseptique peut prendre une action beaucoup plus grande.

IV

D'après ces faits et ces considérations, il est évident que la médication alcaloïdique antipyrétique, bien loin d'exclure les autres traitements anti phtisiques, surtout ceux qui font pénétrer les substances nécrophytiques dans les tissus par la méthode hypodermique, peut au contraire se combiner admirablement avec eux, en leur servant de pivot, et c'est pour cela que nous allons ici les mettre en lumière. De ce nombre sont le traitement du Dr Burlureaux qui emploie l'huile créosotée à haute dose, et le traitement des Drs Weil et Diamantberger.

« M. Burlureaux (du Val-de-Grâce) a érigé en méthode le traitement par les injections sous-cutanées d'huile créosotée. Pour éviter les accidents locaux, il faut que la créosote soit pure (distillée à une assez basse température) et que l'huile végétale soit dûment stérilisée.

« M. Burluraux se sert d'un appareil à pression qui porte le nom de Burluraux-buerder, et qui permet de régler la rapidité du débit.

« L'huile créosotée est au 15me, c'est-à-dire créosote 1 gr. — huile 15 gr.

« La quantité d'huile qu'on peut injecter est très variable. Il faut toujours commencer par tâter la susceptibilité du malade. Pour cela, il faut débuter par de très faibles doses (5 gr.).

« En effet, il se produit quelquefois des phénomènes d'intolérance, se traduisant par un malaise, du refroidissement, des sueurs froides et une tendance syncopale. Si l'on insistait, on aurait du collapsus. Cette intolérance est rare, et *s'observe surtout chez les phtisiques* dont l'état général est très mauvais.

« Lorsque la créosote est tolérée, on en augmente progressivement et sans accident la dose jusqu'à 200 et même 250 grammes d'huile. Le malade peut ainsi absorber 15 grammes de créosote en 24 heures.

« L'injection doit toujours être faite lentement ; 20 gr. d'huile par heure. C'est indispensable pour éviter les accidents douloureux.

« Cette méthode, qui a donné d'excellents résultats, agit à la fois par la créosote et par l'huile, qui contribue à la suralimentation du malade (1). »

Etant donné que cette méthode, fondée sur les propriétés bien connues de la créosote et agissant surtout comme agent nécrophytique, s'est appliquée jusqu'ici à la catégorie de phtisiques la mieux guérissable, il est facile de comprendre que c'est le moins qu'elle pût faire « de *donner d'excellents résultats* ».

Ces phtisiques, en effet, sont presque tous des jeunes gens de de 20 à 23 ans, sélectés par les conseils de révision, et qui, réglementairement parlant, doivent se trouver tous aux premiers débuts de leur affection. En effet, il existe depuis près de vingt ans des circulaires du conseil de santé recommandant aux médecins militaires faisant le service des corps de troupes, de ne pas garder ce genre de malades dans les infirmeries.

Dans ces conditions d'âge et de constitution biologique, ceux qui deviennent phtisiques le deviennent, quelques-uns par suite de *congestion alvéolaire apyrétique ;* quelques autres par suite de surmenage pulmonaire momentané se traduisant par de la bronchite hémoptoïque, et enfin, la très grande majorité, par suite de nostalgie.

Il est probable que la proportion des succès complets n'a pas dépassé une petite et estimable moyenne ; sans quoi le conseil de

(1) *Manuel de Médecine Debove et Achard*, t. I, p. 380.

santé, très attentif à tout ce qui peut diminuer la mortalité, n'aurait pas manqué de recommander cette médication dans les hôpitaux militaires.

Si, comme beaucoup de pathologistes l'avaient d'abord espéré, et M. Germain Sée entre autres, les effets curatifs des substances nécrophytiques étaient en raison directe des quantités introduites dans l'organisme, il est évident que la méthode *Burlureaux*, dans les conditions où elle a été appliquée, eut dû compter autant de succès que de malades traités.

Mais il n'en est pas ainsi, et la question de quantité est d'une importance très secondaire.

Il résulte des travaux et des innombrables expériences faites depuis quelques années, que l'action curative des substances nécrophytiques consiste surtout à rendre les tissus organiques rebelles à la multiplication des bacilles et même à leur subsistance; et d'autre part à mettre les globules du sang en état de se défendre et d'expulser même les microbes morbides. Or, il n'est nul besoin, pour obtenir ce résultat, d'introduire dans l'organisme les quantités énormes de la méthode Burlureaux.

Ce qu'il y a de plus funeste pour la vitalité des globules sanguins et de plus favorable par conséquent à celle des microbes bacillaires, c'est l'action morbide de la *fièvre vespérale*.

Parmi les nombreuses expériences qui prouvent l'efficacité des petites doses sous-cutanées, celles de MM. Weil et Diamantberger nous paraissent mériter d'être citées.

« Depuis 1889, disent-ils, nous retirons les meilleurs effets « des injections sous-cutanées d'huile gaïacolée dans toutes les « formes de la tuberculose pulmonaire; et cette médication, que « nous avons été les premiers en France à préconiser et à étudier « avec soin, est aujourd'hui une de celles qui inspirent le plus « de confiance à la majorité des praticiens.

« Notre formule est la suivante : gaïacol pur et huile d'aman« des douces stérilisée à 120°, parties égales. Nous nous servons « comme instrument de la simple seringue de Pravaz qui contient « 50 c. m. c. de gaïacol. Nous commençons généralement par un « quart de seringue par jour, et progressivement nous arrivons « à la dose de une et deux seringues, ce qui nous paraît suffisant « dans la plupart des cas où les lésions ne sont pas trop avancées. « Dans les cas à expectoration très abondante et lésions cavi-

« taires, l'on peut aller jusqu'à 4, 6 et 8 seringues par jour. Les « doses plus fortes, sans être dangereuses, sont inutiles et fatiguent l'organisme. Le gaïacol s'élimine normalement et d'une « façon égale par les voies respiratoires, par la peau et les diffé- « rents organes excréteurs. Il est très bien supporté par les mala- « des et ne provoque ordinairement aucune réaction spéciale, « sauf des transpirations consécutives à l'injection, d'autant plus « profuses et prolongées que l'état des lésions pulmonaires est « plus grave. Au fur et à mesure de leur réparation, ces réactions « sudorales diminuent d'intensité et finissent par disparaître (1) ».

Quel que soit le moyen employé pour détruire le bacille, cette destruction ne s'opère que très lentement et par une sorte de ratatinement de sa substance. On voit le petit bâtonnet bacillaire diminuer peu à peu de grosseur, si bien qu'à un moment donné, il n'est plus constitué que par trois points ou trois nœuds reliés par un linéament à peine perceptible. A ce moment-là, il n'est pas encore mort : que le milieu vienne à lui être favorable et il reprendra sa forme normale. Qu'au contraire le milieu continue à lui être stérile et le petit corpuscule à trois points finira par disparaître.

C'est ce que j'ai eu l'occasion d'observer avec le docteur Bergeon auprès d'une dame chez laquelle sa méthode médicatrice, patiemment continuée pendant trois ans, a eu un magnifique succès.

Cette méthode, dite des lavements gazeux, et qui consiste à introduire par le rectum de l'acide carbonique absolument pur chargé des principes d'un liquide médicamenteux artificiel, ou bien naturel tel que l'eau du Mont-d'Or, l'*Eau bonne*, etc., constitue un moyen d'introduction médicamenteuse très physiologique et qui restera certainement dans la science.

Pour ma part, je lui ai dû de beaux succès dans des cas d'anoxémie partielle suite de *congestion alvéolaire chronique* des bronches, dans des cas d'emphysème, et enfin dans trois cas de phtisie très manifeste. Il est à regretter que le Dr Bergeon, que sa situation de fortune met au-dessus du besoin de clientèle, se soit rebuté devant les oppositions systématiques qu'il a rencontrées, car c'est une médication d'une valeur incontestable. Je l'ai mentionnée avec tous ses détails explicatifs il y a sept ans, dans le

(1) Congrès de la tuberculose. Exposition de Bordeaux.

mémoire sur la phtisie pulmonaire, qui a été couronné au concoursde 1888.

Un des avantages de cette médication, avantage qui lui est commun avec celle des injections sous-cutanées, c'est non-seulement de pouvoir se combiner avec cette dernière, mais encore de respecter complètement l'intégrité des voies digestives, avantage inappréciable dans le traitement de la phtisie.

Cet avantage existe heureusement avec la thérapie dosimétrique et lui donne une supériorité des plus remarquables sur la thérapeutique traditionnelle.

V

Un très grand inconvénient de cette thérapeutique banale et traditionnelle qui consiste à faire ingérer par l'estomac les substances presque en nature, si nauséeuses soient-elles, telles que le vin créosoté, les capsules créosotées, l'huile de foie de morue, l'iodoforme à la dose de plusieurs centigrammes, noscives pour le rein et l'estomac; l'opium et le nitrate de bismuth, etc., c'est de fatiguer très vite cet organe et d'annihiler les fonctions digestives.

Ici, la pratique usuelle est en complet désaccord avec sa propre théorie : « L'intégrité des fonctions digestives, dit le *Manuel* « *Debove*, a une importance exceptionnelle ; c'est la condition « essentielle du traitement. C'est pourquoi les voies digestives « des tuberculeux ne sauraient être entourées de trop de soins, « et l'on devra formellement proscrire tout procédé thérapeutique « susceptible d'entraver leur fonctionnement (1). »

Le jour où les élèves de M. Debove voudront bien conformer leur pratique à la théorie, force leur sera de s'adresser aux granules alcaloïdiques, et non pas à des granules plus ou moins insolubles faits au pilulier ; mais bien à des granules les plus solubles possible et mettant le malade à l'abri de tout danger d'accumulation malfaisante.

Ils trouveront là, à leur disposition, une gamme thérapeutique bien plus juste et non moins variée que celle de la pharmacie galénique si chère à la pédagogie médicale.

(1) *Manuel de Médecine Debove et Achard*, t. I, p. 383.

Ainsi l'huile de foie de morue ne peut-elle pas être avantageusement remplacée par l'hypophosphite de chaux, granulé à un centigramme, et qu'on peut combiner soit avec le lait, soit avec des sardines à l'huile?

De même pour la médication arsénicale. Peut-on nier que les granules solubles d'arséniate de soude, d'arséniate d'antimoine, d'arséniate de fer, d'arséniate de caféine, d'arséniate de strychnine, etc., ne soient infiniment plus commodes à fractionner, à digérer et à faire prendre par les malades, que les pilules de dioscoride, la liqueur de Fowler et les gouttes amères de Beaumé?

Lorsqu'un jour l'on sera sorti de cette vieille médecine galénique, effroi des jeunes enfants, où chaque préparation d'ordre végétal présente autant de variations qu'il y a d'officines, vraie médecine de sauvages si on la compare à la thérapie alcaloïdique, l'on ne pourra pas comprendre que notre génération ait pu s'y attarder si longtemps.

Dans la phtisie pulmonaire, par exemple, est-il une seule indication que les granules dosimétriques ne puissent remplir avec une sécurité et une facilité infiniment supérieures à celles des produits galéniques ?

Pour l'indication des calmants de la toux et des douleurs thoraciques diverses, la vieille thérapeutique peut-elle nous offrir quelque chose d'aussi sûr, d'aussi simple et d'aussi commode que les granules de codéine, de chlorhydrate et bromhydrate de morphine, de sel de Grégory, d'aconitine, de bromhydrate de cicutine, de croton-chloral, etc. ?

L'indication des nécrophytiques pourrait-elle être remplie avec plus de commodité que par les arséniates dont nous avons déjà parlé; par l'*hellénine*, à laquelle on n'a pas assez souvent recours, et qui, en outre de ses propriétés antiseptiques, béchiques et digestives, calme presque toujours la toux et les douleurs thoraciques; — par l'arséniate et le salicylate de quinine, si commodes pour maintenir le calme circulatoire lorsque la fièvre a été coupée; — par la *quassine* cristallisée, ce stimulant de l'estomac si précieux dans l'anorexie et la dyspepsie par altération des sucs gastro-intestinaux; — enfin, par le sulfure de calcium qui a tous les avantages des préparations sulfureuses, et qui, grâce à son fractionnement granulaire de un centigramme, est suffisant pour imprégner l'organisme en modifiant les sécrétions bronchiques et catarrhales, et assez ténu pour ne pas troubler les fonctions digestives ?

Quant à l'indication anti-fébrile où la médecine galénique est si pitoyablement impuissante, peut-on désirer de plus beaux résultats que ceux de la dosimétrie?

Mais il est dans le traitement de la phtisie *deux autres indications de la plus haute importance*, que le manuel de médecine, que nous avons pris comme modèle, a *oublié de mentionner* et que nous nous permettrons de lui signaler pour la prochaine édition.

La première est relative à la congestion alvéolaire bronchique, avec diminution de la fonction respiratoire, congestion qui marque les premiers débuts de la phtisie toutes les fois que celle-ci provient de réclusion, de nostralgie ou de chagrin, et qui, presque toujours, précède de plus ou moins longtemps l'apparition de la fièvre. Ces phénomènes congestifs, indolores, qui passent inaperçus pour le malade, s'accompagnent habituellement d'inappétence ainsi que de congestion du foie, et sont faciles à faire résoudre au moyen du jaborandi, ou mieux de son alcaloïde le nitrate de pilocarpine.

L'infusion et le sirop de jaborandi étant plus nauséeux à prendre et beaucoup moins sûrs dans leur action que son alcaloïde, nous ne nous occuperons ici que de ce dernier que l'arsenal dosimétrique offre en granules d'un milligramme.

Il faut toujours l'administrer à jeun, le matin (après avoir provoqué l'exonération intestinale et vésicale), à la dose moyenne de vingt granules, divisés en quatre prises, absorbées de cinq en cinq minutes, afin d'éviter les effets nauséeux.

Lorsque cette absorption a lieu sous forme hypodermique, à la dose moyenne de 12 à 14 milligrammes, les effets sont presque immédiats.

Trois minutes après l'ingestion, l'on voit apparaître des marbrues de rougeur au-dessous des tempes, puis sur le reste du visage qui se couvre de moiteur; puis survient un flot de salive qui force le patient à un crachottement continu ; enfin surviennent des sueurs profuses qui gagnent toute la surface du corps de la tête au pied. Ce crachottement et ces sueurs durent environ une heure, après quoi il est indispensable de changer complètement le linge du malade.

Les effets de cette médication sont rapides. Dès le lendemain la congestion commence à disparaître, et l'on entend par points inégaux le poumon redevenir perméable à la respiration. Lorsque 48 heures après, la résolution n'est pas suffisante, c'est-à-dire accomplie au moins aux trois quarts, il faut renouveler l'administration de la pilocarpine et le résultat désiré est invariablement obtenu.

Il est fâcheux qu'un traitement si simple ne soit pas plus connu et plus appliqué. Il éviterait la continuation de l'engouement pulmonaire et l'évolution de la phtisie dans une infinité de cas.

L'on peut favoriser le mouvement et l'amener à bonne fin, soit par les granules de fer et d'arséniate d'antimoine ; soit par ceux d'arséniate de fer et d'hellénine, soit par ceux d'hellénine et d'ioforme au milligramme, soit par ceux d'hellénine et du sulfure de calcium. C'est au médecin à varier suivant les tempéraments et les idiosyncrasies.

UTILITÉ DE LA STRYCHNINE

La deuxième indication qui se présente au cours de presque toutes les phtisies chroniques et qu'ont omise presque tous les auteurs, c'est celle de soutenir, toutes les fois qu'il en est besoin, les forces nerveuses du malade si souvent abattues.

Cette indication est admirablement bien remplie par l'arséniate de strychnine à la dose de 1 à 3 granules à 1/2 milligramme chacun ; et cette substance a l'immense avantage sur celles de coca et de kola de stimuler favorablement l'estomac sans jamais le fatiguer.

A doses légères, la strychnine agit non seulement en augmentant l'appétit, ainsi que les sécrétions sudorale, urinaire et salivaire, et en stimulant le centre nerveux respiratoire, mais encore par ses puissantes propriétés antiseptiques.

J'ai eu occasion, à ce sujet, d'observer dans ma carrière un cas très curieux et susceptible d'intéresser le lecteur, bien qu'il remonte à une époque antérieure à la dosimétrie.

Tous les médecins militaires qui, depuis 1850 jusqu'à 1860, sont passés par la garnison d'Auxonne ont connu Mme Bert, la dame du commandant de place, femme très distinguée, atteinte de phtisie, et qui ne manquait jamais de consulter chacun des médecins de la garnison sitôt après son arrivée, sauf à user ou ne pas user de leurs conseils.

En 1857, époque où, malgré mon peu d'expérience en ce genre de maladie, elle faisait appel à mes faibles lumières, son affection datait de 6 à 7 ans, et les deux poumons présentaient, dans la majeure partie de leur étendue, les râles humides, caverneux, etc., indices d'une affection arrivée au troisième degré, avec points multiples de ramollissement. La fièvre vespérale était habituelle, quoique avec des intervalles de rémission, et le sulfate de quinine n'avait plus de prise sur elle.

Cependant la malade, douée d'une grande force de caractère et très intelligente, luttait de son mieux, employant tous les moyens thérapeutiques qu'on lui indiquait, lorsqu'ils étaient tolérés par l'estomac, ce qui n'arrivait pas toujours.

Dans une période de dyspepsie où tout semblait désespéré, ne sachant plus quel médicament lui donner pour ranimer l'estomac, j'imaginai de lui faire respirer des vapeurs d'alcoolé de noix vomique, et il se trouva par hasard, que le pharmacien possédait un petit flacon de teinture mère (homéopathique) de *nux vomica*, qui, disait-il, devait avoir plus de force que celle du codex, ce qui fut reconnu vrai par la malade qui, dans la suite, ne voulut jamais user que de celle-là.

Ces inhalations se faisaient en versant une cuillerée à café de la teinture dans une fiole vide de 200 grammes tenue à une température de 40 à 50 degrés, et qu'on avait soin d'agiter en s'en servant.

Le résultat dépassa de beaucoup mes espérances. L'appétit et les forces revinrent, la fièvre diminua, et Mme B., revenue à un état plus tolérable, continua à se soigner de son mieux, si bien que, grâce à ces inhalations d'alcoolé de *nux vomica*, qu'on lui expédiait de la pharmacie (homéopathique) Wéber de Paris, son décès n'eut lieu qu'en 1866, c'est-à-dire huit ans après.

Depuis cette époque, j'ai eu bien des fois l'occasion d'administrer dans les mêmes circonstances le sulfate de strychnine, aussi bien sous forme d'inhalation que sous forme granulaire, et j'en ai toujours obtenu les meilleurs résultats.

VI

En résumé, dans l'état actuel de nos connaissances sur la nature et le traitement de la phtisie, et après les considérations que nous avons exposées, il est facile de voir :

A. — Que tous les soins des médecins devraient se porter à empêcher l'éclosion de la phtisie; d'abord en fortifiant l'organisme suspect; en second lieu, en rendant les tissus réfractaires au bacille bronchique; et enfin, en dissipant la congestion alvéolaire et même la fièvre vespérale dès qu'elles se produisent; trois choses que nous avons démontré possibles et faciles.

B. — Que la phtisie pulmonaire est d'autant plus guérissable qu'elle est plus près de son début, que la fièvre vespérale est moins intense et que le malade est en possession d'une constitution et d'un estomac plus vigoureux.

C. — Que dans la phtisie avérée, constitutionnelle et fébrile, c'est contre la fièvre que doit être dirigé tout l'effort du traitement, dont le succès ou l'insuccès formera la base du pronostic.

D. — Que l'emploi méthodique des granules alcaloïdiques antipyrétiques est le seul moyen réel de combattre cette fièvre vespérale.

E. — Qu'enfin, il est de la plus haute importance de conserver l'intégrité des fonctions digestives et d'augmenter par tous les moyens possibles diététiques et curatifs, la somme de vitalité et de résistance des globules sanguins et du système nerveux.

LES AFFECTIONS ULTIMES

DES VOIES RESPIRATOIRES CHEZ LES VIEILLARDS

EFFETS DU TRAITEMENT CLASSIQUE ET DU TRAITEMENT DOSIMÉTRIQUE

Lorsqu'un jour la dosimétrie aura conquis dans la science et dans le monde la situation prépondérante qui lui est destinée, les vieillards de tous les pays béniront le nom de son fondateur; car, grâce à lui et à la vulgarisation de l'usage de la strychnine qu'il a suscité, la plus néfaste des maladies de la vieillesse peut désormais être arrêtée et vaincue.

Bien peu de vieillards échappent aux affections des voies respiratoires, conséquence physiologique de la diminution graduelle de la fonction perspiratoire cutadée.

Chacun sait que chez un grand nombre d'entre eux, la bronchite passe d'emblée à l'état chronique, pour dégénérer plus tard en bronchorrée plus ou moins emphysémateuse. Que chez d'autres, le catarrhe bronchique se lie à du rhumatisme chronique. Que chez d'autres, enfin, ce catarrhe pulmonaire, plus ou moins rhumatismal, provient soit d'une asystolie du cœur, soit d'une insuffisance valvulaire, soit d'une stéatose cardiaque, Conséquemment, le traitement n'est pas toujours simple et présente fréquemment plusieurs indications à remplir à la fois, ce à quoi la thérapie alcaloïdique granulaire se prête admirablement.

Ce qui caractérise ces diverses affections bronchiques, c'est que toutes les fois qu'elles s'aggravent, c'est sous forme de pneumonie ou de bronchite capillaire que s'effectue cette aggravation, avec une tendance à l'adynamie tellement accentuée que jusqu'ici la médecine classique a été presque impuissante contre elle.

Voici, en effet, ce que nous dit le *Manuel Debove et Achard.*

D'abord, à propos de la bronchite capillaire : « Chez les vieil-« lards et surtout chez ceux qui souffrent de bronchite chronique, « il n'est pas rare qu'une poussée de bronchite capillaire amène « la terminaison fatale (1). »

Ensuite, à propos de la pneumonie lobaire aiguë : « Le plus « souvent, la pneumonie affecte à cette période de la vie, des « allures très spéciales. Elle y est assez fréquente et assez grave « pour qu'on ait pu la considérer *comme la fin naturelle des* « *vieillards.* On peut cependant la voir guérir, mais avec une « résolution traînante.

« La terminaison fatale est l'éventualité la plus habituelle. « Dans ce cas, tantôt la pneumonie se montre avec son cortège « classique, mais avec une prédominence remarquable de la « torpeur et de l'adynamie, symptômes qui, coïncidant avec la « faiblesse croissante de la contraction cardiaque, persistent jusqu'à « la mort, qui résulte du collapsus ; tantôt, au contraire, la mala-« die est absolument *latente.* C'est ainsi que l'on voit succomber « dans le coma, d'une manière tout à fait inattendue, *des sujets* « qui s'étaient alités quelques heures avant, ne s'étant plaint les « trois ou quatre jours précédents que d'un malaise vague, avec « frissonnements ne troublant en rien la vie habituelle. A peine « eut-on remarqué chez eux, à un examen plus attentif, un peu « d'abattement, d'agitation nocturne et de sécheresse de la langue. « Seul le thermomètre, en indiquant constamment une élévation « de la température rectale (qui doit toujours être prise dans ce « cas), peut alors révéler un état grave dont l'auscultation pré-« cise la nature, rapidement confirmé... par l'examen anatomi-« que... qui fait constater une pneumonie suppurée. »

Après cette exposition pathogénique vraiment remarquable et faite de main de maître, arrive le traitement. — Celui-ci contraste par sa brièveté. Il est contenu dans les trois lignes suivantes : « Enfin, aux formes adynamiques avec tendance au collapsus « s'adressent l'éther et la caféine, qui, en injection hypdermique, « ont sur le système nerveux une action des plus énergique. »

Il faut croire que cette action de l'éther et de la caféine, quoi-

(1) *Manuel de Médecine*, t. I, p. 231.

que *des plus énergiques*, est trop fugace ou médiocrement efficace, puisque « la terminaison fatale continue à être l'éventualité la « plus habituelle. »

Et ce ne sont pas seulement des *sujets* obscurs soignés sur des lits d'hôpital qui soient l'objet de cette terminaison fatale. Non; ce sont presque toutes nos illustrations nationales, nos hommes d'État, nos sommités scientifiques, artistiques et littéraires : les *Thiers*, les *Rude*, les *Victor Hugo*, les *Renan* et bien d'autres encore...

Il est heureux pour les générations à venir que la thérapie dosimétrique puisse ouvrir de plus riants horizons, et poser d'ores et déjà cet axiome consolant : « Toutes les fois que chez le vieil-« lard l'affection pneumonique est aperçue à temps, la terminai-« son fatale peut être évitée. » Comment et par quels moyens ? M. D'Oliveira Castro (1) va nous le dire :

« Lorsqu'il y a de l'adynamie ou crainte de l'avoir, nous « donnons dès le début l'*hypophosphite de strychnine* sans aucune « crainte. Nous devons le donner à haute dose, *deux à trois* « granules toutes les heures, jusqu'à ce que le pouls recouvre sa « vigueur normale. Ainsi en est-il dans les pneumonies des « vieillards, que nous traitons toujours de la même manière, et « *que nous guérissons toutes les fois que le mal est découvert à* « *temps.*

« L'opportunité des traitements est la meilleure garantie de « leur efficacité. Mais pour ne pas la laisser échapper, une « extrême vigilance est indispensable. Il faut avoir présentes à « l'esprit toutes les hypothèses possibles, afin de les examiner « toutes et d'être prêt à les combattre dès que l'une d'elles se « réalise. Il faut aussi se rappeler que les pneumonies des vieillards « existent pendant plusieurs jours parfaitement établies, sans se « manisfester par aucun symptôme ni aucun malaise.

« La toux est insignifiante, presque nulle, sans caractère « tranché. Il n'y a ni dyspnée, ni anorexie, ni point de côté, ni « fièvre. Il faut ausculter le thorax avec beaucoup d'attention « pour y découvrir les signes physiques de la pneumonie. Ce que « les vieillards appellent une constipation, est souvent une pneu-« monie qui ne se montre comme affection grave que lorsque « l'adynamie en généralise les symptômes. L'hypophosphite de

(1) *Éléments de thérapeutique et de clinique dosimétriques.*

« strychnine, donné avec beaucoup de régularité, nuit et jour ; du « vin généreux et une alimentation réparatrice arrivent à guérir « cette maladie, généralement considérée comme très grave, « parce que toujours on attend pour intervenir qu'elle soit « devenue incurable.

« Comme expectorant et anti-congestif, nous nous sommes « bien trouvé de la brionine (deux granules toutes les deux « heures) ou de l'apomorphine aux mêmes doses. Lorsque la « respiration reste quand même difficile et menace d'asphyxie « par obstruction des bronches, nous pourrons avoir recours à « l'émétine qui, donnée avec la strychnine, n'offre pas de danger « de collapsus.

« Le délire tranquille symptomatique de l'anémie cérébrale « sera combattu par la caféine, deux granules toutes les demi-« heures. Ce symptôme n'a pas d'importance et réclame seule-« ment un régime plus réparateur. »

En posant comme principe que, dans la pneumonie des vieillards, la terminaison fatale peut être évitée dans le plus grand nombre des cas, nous n'avançons rien dont nous ne puissions fournir les preuves. Il nous serait facile d'aligner, à la suite les unes des autres, une multitude d'observations prises dans le *Répertoire universel*, de 1872 à 1895. Nous nous bornerons à deux observations des plus caractéristiques : l'une, qui m'est personnelle ; l'autre, du docteur Calbris, de Tinchebray (Orne). Je commence par cette dernière.

« Ma vieille mère, âgée de 70 ans, tempérament sanguin, « souffrant, depuis vingt ans au moins, d'un rhumatisme « goutteux, est prise, à la suite d'un refroidissement, de frisson, « de pleurodynie avec fièvre, toux, râles crépitants du côté « gauche ; puis apparurent, au bout de huit heures, les crachats « rouillés. Le diagnostic n'était pas difficile, voici le traitement :

« Indication dominante : Colchicine, douze granules en vingt-« quatre heures. Variante : Aconitine, digitaline, morphine ; un « granule de chaque, toutes les demi-heures ; vésicatoire sur le « point douloureux.

« Au bout de vingt-quatre heures, le pouls qui était, au début, « de 105 tombe à 85 ; pas d'amélioration du côté des poumons, « mais pas d'aggravation. Quarante-huit heures après, les « crachats ne sont plus rouillés ; le poumon est mieux. Au bout

« de cinq jours, l'amélioration locale est sensible, mais l'énergie « de la malade diminue ; il survient une sorte d'indifférence avec « abattement et sueur. Aussitôt, je fais prendre : arséniate de « strychnine, caféine, acide phosphorique : un granule de « chaque toutes les heures, et nourriture. Peu à peu les forces « reviennent, l'énergie reparait, et le dix-huitième jour nous « fêtions notre malade bien aimée.

« Son voisin et cousin, M. L..., maire à R..., même tempéra- « ment, même âge, fut pris le même jour de la même affection ; « il survint aussi chez lui de l'insouciance, de l'abattement, de la « faiblesse. Soigné par cinq médecins, suivant les errements « classiques, il succombait le neuvième jour. »

Les dosimètres ont, les premiers, institué le traitement de la pneumonie des vieillards par les incitants vitaux et, en particulier, par les sels de strychnine, et ont insisté dans leurs écrits pour empêcher que, suivant les anciens errements, l'on continue à laisser les vieillards au régime de la diète. « Le vieillard ne « peut supporter le jeûne prolongé, lors même que l'organisme « est en proie au trouble le plus marqué. Des bouillons, des po- « tages substantiels, aident merveilleusement à la résolution de « ses maladies. » (*Répertoire.)*

Un exemple frappant de l'utilité de ces instructions s'est présenté à moi, il y aura bientôt un an.

Vers la fin de décembre de l'année passée, un mien ami, âgé de 82 ans, officier supérieur de la marine, en retraite, M. H..., quai de la Guillotière. 8, était pris d'une grippe laryngée très insidieuse, ne présentant de fièvre que la nuit et d'une façon très peu apparente.

Croyant d'abord que ce n'était qu'un simple rhume, et M. H. étant d'une très belle santé habituelle, on l'avait soigné en conséquence par les diaphorétiques et la diététique ordinaires.

Mais voyant que l'état du malade s'aggravait de jour en jour, l'on était venu me chercher.

Comme j'étais absent et qu'une plus longue attente paraissait dangereuse, l'on s'était adressé à un jeune médecin de connaissance, et celui-ci, dès le deuxième jour, s'était fait adjoindre un autre jeune médecin de ses amis.

Sous l'influence du traitement qu'ils avaient institué, l'état de la poitrine s'était amélioré de même que l'état de la température fébrile; mais les forces du malade avaient très notablement décliné, il était survenu du collapsus, et ce collapsus devenait de plus en plus intense et inquiétant.

C'est sur ces entrefaites qu'on était venu me chercher à nouveau en toute hâte vers les neuf heures du soir, m'adjurant d'accourir au plus vite. Une demi-heure après j'étais auprès du malade et constatais un état de collapsus adynamique très voisin du coma.

Mais la fièvre était peu intense, la toux modérée et la respiration médiocrement gênée.

Le collapsus ne pouvait donc parvenir que d'un état d'affaissement nerveux général.

Et, en effet, j'apprenais qu'il y avait eu tout d'abord et dès le début, une atonie marquée des voies digestives, et que, depuis deux jours, les préoccupations du traitement pharmaceutique avaient fait négliger les soins alimentaires.

Tout en ne cachant pas à la famille la gravité de la situation, je pus cependant les rassurer en leur faisant partager la confiance que j'avais dans l'efficacité revivifiante des granules dosimétriques que j'allais administrer.

J'en avais justement emporté avec moi et, en attendant qu'il en vînt d'autres de chez le pharmacien, j'administrai moi-même, dans l'espace de trois quarts d'heure, trois granules d'*arséniate* de strychnine et trois granules d'acide phosphorique. En même temps que les granules, je faisais prendre tous les quarts d'heure une tasse de bouillon chaud et une grande cuillerée de potion alcoolisée qui faisait partie du traitement antérieur.

Cela fait, je recommandai de continuer à donner les mêmes granules toutes les demi-heures jusqu'à ce que le malade commence à sortir de sa prostration; et ce résultat obtenu, les continuer encore toutes les heures.

L'amélioration prévue ne se fit pas longtemps attendre. Vers une heure du matin, le malade ouvrait les yeux, appelait sa fille et reconnaissait les assistants.

Dès ce moment on le crut sauvé; et, en effet, grâce à la continuation des mêmes granules, des consommés, etc., le collapsus ne se reproduisit plus; et le patient revint en quelques jours à la santé sans que j'eusse besoin d'intervenir de nouveau.

J'eus bien soin de recommander de ne pas cacher à mes jeunes confrères l'intervention que je m'étais permise *in extremis*, pour bien établir la réalité des situations et des faits ; mais je crains bien que mes recommandations n'aient pas été suivies d'effets.

Quoiqu'il en soit, aux yeux de la famille entière, ce furent les granules dosimétriques qui eurent seuls les honneurs de cette guérison.

En outre des cas de pneumonie et de broncho-pneumonie, il arrive souvent chez les vieillards, que, par suite de bronchite capillaire, ou de congestion broncho-alvéolaire apyrétique, l'*anoxémie* est le seul symptôme apparent et alarmant.

Le malade n'a pas de fièvre, tousse modérément et s'alimente encore. Mais sa respiration est à ce point gênée qu'il ne peut rester couché, et se trouve obligé de passer ses nuits enveloppé de couvertures à côté de son feu, sur un fauteuil ou sur une chaise.

En pareil cas, il est un médicament alcaloïdique qui fait merveille et qu'il ne faut pas hésiter à employer de suite : c'est le nitrate de pilocarpine. Il faut l'administrer à dose assez modérée pour ne pas provoquer de vomissement. Du jour au lendemain, l'on peut voir s'opérer la décongestion pulmonaire ; et l'*anoxémie* céder suffisamment pour rendre possible le décubitus normal. Pour ma part, je l'ai employé bien des fois dans des cas de ce genre, et j'en ai obtenu les bons effets les plus surprenants.

Dans les cas assez rares où cette *anoxémie* s'accompagnerait de fièvre, s'il n'y a pas de l'adynamie l'on peut sans crainte employer la pilocarpine en même temps que la trinité antifébrile (aconitine, digitaline et strychnine); les effets des unes et des autres ne se contrarient nullement, bien au contraire.

Ce sont là en totalité des moyens faciles à employer ; des moyens à la portée de tous les médecins, et à l'aide desquels il est bien peu de cas de *pneumonie* ou d'anoxémie séniles dont on ne puisse venir à bout, nonobstant les affirmations contraires de nos livres classiques.

AFFECTIONS DES SÉREUSES

ABDOMINALE ET PECTORALE

PÉRITONITE

Parmi les maladies fébriles, les affections des membranes séreuses sont celles qui semblaient, entre toutes, devoir absolument échapper à la *pathogénie microbique*. Il n'en est rien. Le microscope, ennemi de la routine, a fait là, comme ailleurs, ses constatations positivistes acceptées par les maitres de la médecine classique, et désormais ces maladies devront rentrer dans le cadre parasitaire. Voici cette pathogénie pour chacune des trois séreuses.

Péritonite. — « La péritonite aiguë, qui se caractérise au point « de vue anatomique par l'inflammation aiguë du péritoine, dit « le *Manuel Debove et Achard*, est sous la dépendance d'un agent « infectieux ou des poisons que cet agent sécrète. Les recherches « récentes, expérimentales et chimiques, ont, en effet, démontré la « nature microbienne de la plupart des péritonites. Elles ont « permis de reconnaitre que la péritonite spontanée n'existe pas.

« Les micro-organismes occasionnels, tels que pneumocoques, « streptocoques, staphylocoques, coli-bacciles, etc., peuvent « arriver jusqu'à la séreuse par les voies suivantes : par la circu- « lation sanguine; par les organes pelviens chez la femme; par « la rupture d'un abcès contigu au péritoine; par la perfora- « tion d'un organe quelconque de la portion intestinale; enfin « par la voie abdominale.

Pleurite. — « Les pleurites simples, *a frigore* des auteurs, sont

« aujourd'hui vivement contestées. D'après les micrographes, « Talamon, Kelch, etc., toutes les pleurésies seraient infectieu- « ses. Le refroidissement n'aurait dans leur apparition qu'un « rôle secondaire. Un nombre considérable de ces pleurésies, « 8 à 9 sur 10, seraient de nature tuberculeuse. »

Péricardite. — « Est aiguë ou chronique, sèche ou fibrineuse. « Partout, dit le *Manuel Debove*, nous trouvons l'infection. Tantôt « celle-ci se transmet de proche en proche à la séreuse par voie « lymphatique ou sanguine ; tantôt il y a affraction (péricardite « traumatique infectieuse) ; tantôt la péricardite relève d'une « infection générale.

« Cette affection se montre avec la pleurésie, la pleuropneu- « monie, les fièvres éruptives, la fièvre typhoïde et surtout la « tuberculose. »

Ces trois maladies, en outre de leur essence microbique, présentent deux caractères communs : la fièvre continue intense, et l'impossibilité, pour la séreuse lésée, de remplir ses fonctions de glissement sans provoquer une douleur locale très vive.

De là, une triple indication. L'indication antiseptique, l'indication antifébrile et l'indication antialgésique.

Or, nous allons voir, à propos de chacune des trois membranes, qu'à ce triple point de vue la thérapie dosimétrique se classe absolument hors de pair au-dessus de la médecine classique.

Parlerons-nous de l'indication antifébrile? — Comment la médecine classique soutiendrait-elle la comparaison, puisque, de parti pris, elle n'admet pas la possibilité d'obtenir cette jugulation ou cette atténuation?

Il en est de même de l'indication antiseptique qui se trouve, en quelque sorte, assurée d'elle-même dans la thérapie dosimétrique, attendu que tous les granules alcaloïques destinés à combattre l'élément fébrile, sont tous des agents foncièrement antiseptiques. — Mais, pour mieux convaincre le lecteur que nous n'exagérons rien, nous allons procéder par des citations textuelles.

PÉRITONITE

TRAITEMENT CLASSIQUE

« La révulsion sanglante, dit le *Manuel Debove*, est le meilleur « traitement de la péritonite au début. (??) Quelques ventouses « scarifiées, ou de simples applications dans la région où la dou- « leur est à son maximum, soulagent toujours le malade et suf- « fisent parfois à arrêter le progrès du mal. Il ne faut pas crain- « dre de renouveler la révulsion, si les accidents, un instant « amoindris, ont reparu très intenses. Si la révulsion n'a pu arrê- « ter le développement de la péritonite, il faut calmer la douleur « par des applications de liniment laudanisé, d'onguent bella- « doné, de glace, etc., sur l'abdomen et immobiliser l'intestin. « On donnera l'opium en pilules (15, 20, 30 centigr.) et plus dans « les vingt-quatre heures. On administrera en même temps un « antiseptique intestinal; contre les vomissements, les boissons « alcooliques glacées, la glace en petits morceaux; des injections « d'atropine et de morphine donnent des résultats favorables.

« Les purgatifs sont formellement contre-indiqués. Amenant « des contractions intestinales, ils facilitent la généralisation de « la péritonite toujours localisée au début.

« L'alimentation par la voie stomacale doit être réduite au « minimum, parce que l'estomac est incapable de supporter « quoi que ce soit. La soif est très vive; il faut permettre quel- « ques cuillerées à café d'une boisson glacée. Des injections d'eau « par le rectum rendront souvent de grands services.

« Le traitement médical a-t-il échoué? Il convient d'intervenir « chirurgicalement; même si la péritonite est généralisée; même « s'il y a perforation. Avec la laparatomie, on peut évacuer le « pus, laver le péritoine et laisser un tube à drainage. »

Il est à remarquer que parmi les *traitements classiques* traditionnels, celui de la *péritonite* est un de ceux qui ont toujours donné le plus de succès, parce que dans ce cas « soit qu'on em- « ploie les embrocations d'onguent mercuriel belladoné; soit « qu'on fasse des applications, sur l'abdomen, de collodion riciné;

« soit qu'on y fasse des applications d'eau froide et de glace ; tous « ces traitements réalisent d'excellents effets de thérapie antisep- « tique et antizymotique. »

Mais quelle différence au point de vue physiologique et scientifique entre cette thérapie vague, grossière, presque empirique, et la thérapie dosimétrique où toutes les indications sont précises, raisonnées et exécutables d'une façon presque mathématique. Qu'on en juge plutôt.

TRAITEMENT DOSIMÉTRIQUE

« La péritonite primitive se montre d'une façon franche et « décidée ; il n'y a pas d'alternatives de santé et de malaise. Le « malade est pris de violents frissons avec fièvre intense et de « fortes douleurs dans l'abdomen.

« Dès le début du frisson, l'on donnera le sulfate de strych- « nine et l'acide phosphorique (un granule de chaque tous les « quarts d'heure jusqu'à réaction), Lorsque la réaction s'établit, « la fièvre est élevée et il devient urgent d'intervenir rapidement « pour la juguler. Aux défervescents, aconitine, digitaline et « vératrine, un granule de chaque tous les quarts d'heure, nous « associerons l'hydro-ferro-cyanate de quinine (deux granules « toutes les demi-heures), en insistant toujours sur la strychnine « (une granule toutes les heures) pour combattre la paralysie « vaso-motrice.

« La douleur est toujours intense, quelquefois extrêmement « aiguë. Cette indication symptomatique ne doit jamais être « négligée, parce que la douleur, non contente d'aggraver l'état « inflammatoire, concourt beaucoup à affaiblir les forces du « malade.

« On combattra donc la douleur abdominale jusqu'à effet, « par le *tannate de cannabine*, associé au *bromhydrate de mor-* « *phine*, deux granules de chaque tous les quarts d'heure.

« Le météorisme, dû à la paralysie de l'intestin qui se laisse « distendre par les gaz, sera combattu par l'*ergotine* ou la « strychnine à doses plus élevées (deux granules toutes les demi- « heures).

« La constipation résulte aussi de la paralysie intestinale. « D'autres fois il y a diarrhée produite non seulement par l'atonie

« des sphincters, mais encore par l'hypercrinie irritative, consé-
« quence de la fluxion de la muqueuse. On traitera la consti-
« pation comme le météorisme, si on le juge à propos, en donnant
« à la fois le sedlitz Ch. Chanteaud et la strychnine. La diarrhée
« ne doit pas être arrêtée avant d'avoir obtenu la jugulation de
« la maladie, à moins qu'elle n'abatte trop grandement le malade,
« et dans ce cas-là on donnera la morphine, afin de diminuer
« l'hypersécrétion (1). »

Les vomissements, qui sont un phénomène reflexe, de même que les hoquets provoqués par l'irritation du diaphragme, seront arrêtés par l'hyosciamine, soit seule, soit associée suivant les cas à la *morphine* ou à la *cicutine*.

Dans la péritonite chronique, le plus souvent de nature tuberculeuse, on se trouvera bien de l'emploi de vésicatoires répétés, ainsi que de l'usage suivi des arséniates de fer et de quinine, en même temps que des granules d'iodoforme.

PLEURITE

Dans la pleurite où la membrane séreuse beaucoup plus profonde et moins accessible, ne permet plus une action aussi efficace des moyens locaux, le traitement classique médical est presque toujours très peu puissant. Aussi l'auteur de l'article Pleurésie, du *Manuel Debove et Achard*, après avoir fait l'exposé de ses moyens curatifs, ajoute-t-il :

« A côté de tous ces moyens purement médicaux, qui, il faut
« bien le reconnaître, sont presque toujours purement palliatifs,
« et dont quelques-uns sont inutiles, se place le vrai traitement
« de la pleurésie, c'est-à-dire la thoracenthèse. »

Autant dire que dans la pleurésie grave, il n'existe que le traitement chirurgical, et pas de traitement médical.

Ces moyens médicaux, qualifiés de purs palliatifs, sont les saignées locales faites au moyen des ventouses scarifiées « de « toutes façons bien préférables aux applications pratiquées en « Allemagne. » — « Les mercuriaux usités en Allemagne pour

(1) D'Oliveira Castro, *Eléments de Thérapeutique et de clinique.*

« atténuer le mouvement fébrile, procédé inutile et dangereux. » — L'infusion de digitale conseillée comme antipyrétique, mais rarement employée; — un émélo catarthique contre l'état saburral; — Les toniques contre l'adynamie; — comme diurétiques, le régime lacté et les alcalins « moyens bien supérieurs à « la scille, à l'acétate de potasse et au sel de nitre; — et enfin le « vésicatoire qui tient certainement une place usurpée, mais qui « compte encore beaucoup d'adeptes, et dont l'emploi, ajoute-t-il, « doit se borner à faciliter la résorpsion du liquide, lorsque après « la thorenthèse, il en reste une minime quantité dans la cavité « pleurale. »

N'en déplaise à l'auteur de cet article dont nous sommes loin de contester le savoir comme pathologiste, mais nous ne saurions partager son opinion. Nous sommes certain que si, dans la pratique, il lui était arrivé d'employer méthodiquement, c'est-à-dire, à dose filée, les granules alcaloïdiques, et en particulier les granules antipyrétiques, il n'aurait jamais qualifié le traitement médical de la pleurésie, de traitement palliatif.

Voici ce traitement dosimétrique bien autrement affirmatif et bien autrement convaincu, et que nous continuons à emprunter à l'excellent ouvrage du Dr d'Oliveira Castro déjà cité.

TRAITEMENT DOSIMÉTRIQUE

« Dans la première phase de la maladie, quelle que soit sa « forme, au début, nous devons sans perdre un instant tenter la « jugulation. Les statistiques montrent que la pleurite est plus « meurtrière aujourd'hui qu'elle ne l'était autrefois; et cette « différence n'a d'autre raison d'être que l'adoption du système « expectant. Il est très fâcheux qu'armée d'un outillage si parfait « pour les opérations nécessaires pendant la dernière période, « elle soit tout à fait impuissante lorsque les lésions peuvent « encore se réparer, et lorsque le retour à l'état physiologique est « encore possible.

« L'emploi méthodique des défervescents dispensera le clinicien d'avoir recours aux trocards et aux aspirateurs, ce qui « devrait toujours être son idéal et sa suprême ambition. Nous « ne verrions pas les statistiques se moquer lugubrement de la

« science actuelle, si fière de ses progrès, mais forcée de rougir « de ses *succès cliniques*.

« L'indication dominante de la pleurite aiguë sèche est celle « de toutes les phlegmasies. Mais dans ce cas, ce n'est pas seulement « comme antifébrile que nous emploierons l'*aconitine*, mais « surtout comme anticongestive.

« Les éléments de l'inflammation devront être résolument « combattus : la congestion par l'aconitine, l'afflux sanguin par « la digitaline, la paralysie des vaso-moteurs par la strychnine, « et cela non-seulement jusqu'à cessation de la fièvre, mais encore « aussi longtemps que le permettra la tolérance de l'organisme « (1 granule de chaque tous les quarts d'heure) en espaçant les « doses à mesure que l'effet se produit.

« Les vésicatoires et les saignées doivent être condamnés « absolument : les premiers parce qu'ils augmentent la souffrance « et ajoutent une inflammation à l'inflammation déjà existante ; « les autres, parce qu'elles affaiblissent trop le malade et le « laissent dans de mauvaises conditions pour accomplir la « résorption des exsudats déjà formés.

« Néanmoins il est des cas où les sangsues et les ventouses « scarifiées peuvent être d'excellents auxiliaires pour aider « l'efficacité du traitement antiplogistique interne. »

La douleur pleurétique pourra être efficacement combattue soit par des injections hypodermiques de chlorhydrate de morphine ; soit par des applications de sangsues ; soit au besoin par les deux à la fois ; soit par les granules de cicutine (2 toutes les demi-heures) qu'on pourra joindre aux granules défervescents. La cessation de la costalgie est un point très important à obtenir, car elle entraine celle de l'inflammation ; c'est pourquoi aux injections sous-cutanées morphinées, on peut joindre les granules de sel de Grégory, lorsque le malade appréhende ces injections.

Avec l'ensemble de ces moyens anticongestifs et calmants l'on arrive très bien à calmer la toux ainsi que la dyspnée.

La thérapie dosimétrique n'est pas moins puissante contre la *pleurite proliférative chronique*, car au traitement anticongestif elle peut joindre l'arséniate de fer, l'iodoforme, l'hellénine ; et dans les cas où les douleurs sont intermittentes l'arséniate, de quinine ou l'hydroferrocyanate de quinine.

A cet ensemble de moyens internes, rien n'empêche de joindre les moyens externes :

Teinture d'iode, coton iodé, pointes de feu, frictions stimulantes; toutes les fois qu'il y a indication à stimuler la vitalité des tissus locaux ou la vitalité générale.

En pareil cas, l'on pourra encore donner, avec avantage, les granules d'hypophosphite de soude et de chaux joints à l'hypophosphite de strychnine.

S'il y a une tendance marquée à l'atonie bronchique, on la combattra par l'apomorphine avec les toniques et diuritiques, caféine, arbutine, juglandine, etc.

Grâce à la ténuité du granule dosimétrique, il est toujours facile de remplir plusieurs indications à la fois et par conséquent d'arriver à un résultat favorable, tandis qu'avec les potions et les pilules massives, cela est absolument impossible.

Avec cette thérapie qui ne connait pas et qui répudie l'expectation, il y a un avantage immense à appeler le médecin, dès l'origine du mal. Il y a là des indices précieux pour le début du traitement. Ainsi dans la pleurite, *à frigore*, l'administration du nitrate de pilocarpine, faite dès le début (5 granules toutes les 5 minutes jusqu'à effet), pourra, à elle seule, diminuer, dans une proportion des neuf dixièmes, la gravité de la maladie.

De même dans la pleurite rhumatismale, il y a tout avantage à commencer le traitement général par l'addition des granules de *colchicine*.

Même dans les cas où la thoracenthèse est devenue indispensable, la thérapie alcaloïdique peut procurer une utilité suprême par l'usage libéral des incitants pulmonaires, apomorphine, strychnine, hypophosphites, qui aideront le tissu pulmonaire à vaincre l'inertie et le manque d'expansibilité qui résultent d'une compression prolongée.

Voilà de quel ensemble de moyens médicaux, ceux-là nullement *palliatifs*, dispose la thérapie alcaloïdique contre la pleurésie. Passons à la péricardite.

PÉRICARDITE

C'est toujours une maladie très grave, quelle que soit son origine : chute, coups directs, refroidissement, rhumatisme, fièvre typhoïde, fièvre scarlatine, etc.

Sa gravité provient surtout de ce que sa marche est le plus souvent insidieuse. Ici, la thérapie alcaloïdique est d'autant plus efficace que la maladie est plus franche et se produit d'emblée avec son cortège de symptômes organiques : fièvre, douleur thoracique.

Ici, c'est l'élément inflammatoire qui est essentiellement dangereux. On devra le combattre avec d'autant plus d'insistance que le mal est plus récent et que les symptômes d'excitation sont plus prononcés : « La fièvre devra être vigoureusement « attaquée par la digitaline, associée à l'aconitine et à la strych- « nine (un granule de chaque toutes les demi-heures) ou moins « souvent, suivant l'état du pouls et l'élévation fébrile. L'asso- « ciation des défervescents dans les maladies doit être déter- « minée avec beaucoup de prudence. L'effet poursuivi ne doit « pas être l'effet total des substances synergiques, mais sera « décomposé en autant d'effets qu'il y a de substances employées, « de manière à régler l'action médicamenteuse pour chacun des « organes ou systèmes sur lesquels cette action s'exerce spéciale- « ment. Ainsi la qualité et le nombre des pulsations réglera « l'administration de la digitaline; la température, celui de « l'aconitine; la contractilité, celui de la strychnine. Par consé- « quent, les trois défervescents ne doivent pas être forcément « associés, et l'on ne doit les donner ensemble qu'autant que « chacun a son indication précise.

« Cet avis, bon à observer en général, dans tous les traite- « ments antiphlogistiques par les défervescents, a une impor- « tance particulière dans les maladies aiguës du cœur.

« La douleur thoracique, si elle est violente, sera calmée par « la cicutine (deux granules toutes les demi-heures). Lorsque le « pouls devient vibrant et très plein, nous diminuerons l'excita-

« bilité cardiaque, qui se transformerait bientôt en une dépres-
« sion correspondante, au moyen de la digitaline (deux granules,
« deux ou trois fois par jour).

« Le pouls très faible réclame impérieusement le sulfate de
« strychnine ou la caféine (deux granules toutes les demi-heures
« jusqu'à effet). La *dysphagie*, qui n'est pas seulement importante
« comme *signe de révélation de la maladie*, mais qui est encore le
« symptôme de l'état d'irritation spasmodique du nerf vague,
« sera combattue par l'hyosciamine (un granule toutes les deux
« heures).

« L'insomnie, qui affaiblit beaucoup les forces et contribue à
« l'ataxie cardiaque, disparaîtra avec le bromhydrate de mor-
« phine (trois granules tous les quarts d'heure jusqu'à effet) ou
« croton-chloral à la même dose.

« A la dyspnée, qui peut provenir de plusieurs causes, mais
« presque toujours de la faiblesse systolique, nous opposerons
« l'apomorphine avec la caféine (deux granules de chaque toutes
« les demi-heures). En leur associant quelques doses de digita-
« line, on peut obtenir d'excellents résultats. Le hoquet, qui
« fatigue beaucoup le malade et nuit à la régularité de la circu-
« lation, sera traité par l'atropine ou mieux par le valérianate
« d'atropine, à la dose de un granule toutes les heures. Les hy-
« dropisies des membres et les hydropisies viscérales réclament
« surtout les toniques du cœur (digitaline, caféine, strychnine) et
« les diurétiques (scillitine, sedlitz Ch. Chanteaud). On donnera
« la scillitine à la dose de deux à trois granules, trois fois par
« jour, et le sedlitz simplement une cuillerée à café le matin. »

Voilà pour le traitement dosimétrique. Quant au traitement classique, le voici textuellement, d'après le *Manuel Debove et Achard.*

TRAITEMENT CLASSIQUE

« Le meilleur traitement de la péricardite aiguë, c'est la révul-
« sion sur la région précordiale, au moyen de vésicatoires, de
« sangsues, ou même encore de ventouses scarifiées ou de
« pointes de feu. En Allemagne, on emploie, pour les mêmes
« indications, les applications de glace.

« Divers autres ont proposé, en vue d'empêcher la formation
« de l'épanchement, les médications mercurielle et stibiée. La

« digitale, qui fortifie l'impulsion cardiaque, trouve ici son « application. Mais cette médication doit être surveillée de près, « et suspendue dès que le pouls se ralentit à l'excès et devient « irrégulier.

« Le repos absolu est de rigueur. L'alimentation doit être légère.

« Les stimulants : vin, alcool, champagne, acétate d'ammo- « niaque, sont employés contre les symptômes d'insuffisance « cardiaque.

« Dans la péricardite avec épanchement, on emploie les pur- « gatifs et les diurétiques. » Et c'est tout.

Nous nous abstiendrons ici de toute réflexion, estimant que les *exposés* faits ci-dessus montrent avec une éloquence suffisante de quel côté est le progrès et l'avenir thérapique et de quel côté est la routine et l'impuissance.

NÉPHRITE

Primitive, ou secondaire c'est-à-dire consécutive à une fièvre infectieuse, à une fièvre éruptive ou à une pneumonie. La néphrite aiguë (*a frigore*) a souvent un début insidieux, fièvre variable, quelquefois très forte, quelquefois minime; frissons avec douleurs des reins, céphalié, dyspnée, urines plus rares; et dans les cas graves, troubles d'urémie.

TRAITEMENT CLASSIQUE

« Régime lacté, frictions sur la peau, ventouses sur la région « des reins, saignée de trois à quatre cent grammes dans les cas « de symptômes urémiques.

« La saignée est absolument indiquée dans ce cas-là. Non « seulement elle a une action immédiate sur les symptômes « aigus du moment, mais elle diminue les mauvaises chances « du passage de la néphrite, de l'état aigu à l'état chronique.

« Le régime lacté, de son côté, a une importance capitale et « doit être continué pendant plusieurs semaines, même après « guérison apparente (1).

(1) *Manuel de Médecine* de Dieulafoy.

TRAITEMENT DOSIMÉTRIQUE

Que la néphrite soit épithéliale, parenchymateuse, interstitielle, aiguë ou chronique, dit le Dr d'Oliveira Castro, l'indication dominante sera toujours remplie par l'aconitine.

« La néphrite épithéliale, qu'elle soit idio-pathique ou deutéro-pathique, devra être combattue, jusqu'à ce qu'on soit certain de son entière résolution.

« Par suite du manque d'énergie du traitement ou d'une médication expectante, il peut rester un point insignifiant d'inflammation, insuffisant pour révéler l'existence de la maladie, mais assez grand pour devenir le point de départ, quelquefois longtemps après, d'une extension phlogistique parfois incurable.

« Les doses doivent varier suivant l'état de la fonction rénale. « Dans les néphrites épithéliales, les troubles de l'élimination étant moindres, nous pourrons donner l'aconitine avec la digitaline, à la dose d'un granule de chaque toutes les trois ou quatre heures jusqu'à effet, en ayant soin de surveiller les résultats du traitement avec plus d'attention que dans n'importe quelle maladie, afin d'agir à mesure que les effets physiologiques se maintiennent.

« Dans les néphrites interstitielles, le traitement devra être beaucoup moins actif, parce que l'accumulation est plus rapide. En général, il suffit de trois doses par jour pour obtenir des effets thérapeutiques.

Il est bon de se rappeler que l'aconitine est tolérée sans inconvénient à des doses d'autant plus rapprochées et d'autant plus considérables que la fièvre est plus intense et la température plus élevée.

Lorsqu'il en sera besoin, l'on pourra calmer les douleurs lombaires au moyen de la codéine et de la cicutine donnés ensemble (deux granules de chaque toutes les demi-heures) jusqu'à effet.

L'on insistera le plus possible sur le régime lacté, et si le lait était mal supporté, on le donnerait coupé avec une décoction agréable, et l'alternerait au besoin avec le sirop d'orgeat.

Si, nonobstant ces précautions, les urines étaient rares et troubles, on donnerait, avec la boisson, des granules d'arbutine (quatre à cinq toutes les heures ou toutes les demi-heures, suivant les cas).

De même, l'on devra toujours redouter et prévoir l'accumulation de l'urée dans le sang, et se rappeler que les sécrétions de la muqueuse intestinale peuvent, du moins dans les premiers temps, suppléer à l'insuffisance des reins et empêcher la production de la céphalée, de la dyspnée et des convulsions. Les laxatifs salins, et tout particulièrement le sedlitz Ch. Chanteaud, à dose moyenne, seront le meilleur préventif.

En cas d'œdème, les arséniates de fer et de strychnine rendront les meilleurs services et sont bien préférables au perchlorure de fer et au tannin employés vulgairement. Avec l'aconitine employée dès le début, ainsi qu'avec les granules que nous venons d'indiquer, l'on n'aura nul besoin de recourir aux saignées, et encore moins aux vésicatoires qui ne donnent habituellement que de mauvais résultats.

NÉPHRITE CHRONIQUE

(Albuminurie)

S'accompagne toujours d'albumine dans les urines, et, le plus souvent, d'œdème de la face, ainsi que des extrémités. C'est une affection assez fréquente en Amérique, où tout le monde use de glace fondante aux repas comme boisson ordinaire.

Ici le régime lacté est la condition absolue du traitement. L'on y joindra, en même temps que le laxatif à petite dose au sedlitz Ch. Chanteaud, les arséniates de fer et de strychnine, le camphre monobromé; et, en cas de céphalalgie, le valérianate de caféine et le salicylate de quinine.

En résumé, bien que nous n'ayons présenté qu'un aperçu succinct de la médication dosimétrique dans la néphrite aiguë comme dans l'albuminurie, l'on peut voir sans peine, néanmoins, *à quel degré superlatif* les moyens d'action de la dosimétrie l'emportent sur ceux de la médecine classique. Dans la néphrite aiguë le traitement dosimétrique est destiné à devenir d'autant plus précieux qu'ainsi que l'indique le *Manuel Dieulafoy*, l'expectation et les demi-moyens ont pour effet de rendre cette maladie très grave et très dangereuse.

LITHIASE RÉNALE

Les concrétions urinaires qui constituent la gravelle, par suite de la précipitation des sels urinaires, constituent une affection des plus sérieuses mais parfaitement curable. Des deux formes principales de la gravelle, acide et alcaline, urique et phosphatique, c'est la dernière qui est la plus tenace.

Chez les adultes d'un certain âge, la lithiase rénale se lie toujours plus ou moins au rhumatisme goutteux.

Reconnait deux facteurs principaux : la prédisposition native et héréditaire, et les défectuosités et les écarts du régime.

Les sables et graviers du rein se forment et s'accroissent souvent sans provoquer le moindre symptôme. Mais dans d'autres cas on les voit provoquer, soit des catarrhes purulents, soit une oblitération de l'uretère avec distension hydronéphrose et catarrhe purulent.

Les sables et graviers assez peu volumineux pour s'engager dans les urétères ont un double parcours à franchir pour être expulsés de l'organisme, d'abord le trajet depuis l'uretère jusqu'à la vessie ; et, en second lieu, depuis la vessie jusqu'au dehors.

C'est pendant la première partie de ce trajet que les graviers donnent lieu aux coliques dites *néphrétiques* d'autant plus violentes que le calcul engagé dans l'uretère présente des aspérités.

Deux indications primordiales se présentent donc dans la lithiase rénale :

1° Faciliter l'expulsion des graviers à travers l'uretère, la vessie et l'urèthre ;

2° Faire cesser dans le rein la formation des graviers.

Voyons quels sont pour cela les meilleurs moyens :

TRAITEMENT CLASSIQUE

« Le traitement de la colique néphrétique, dit le *Manuel Dieu-*

« *lafoy*, a surtout pour but de calmer la douleur. On fait usage « de potions de morphine, de potions au chloral, d'inhalations de « chloroforme; on prescrit des bains tièdes et prolongés; on « conseille des boissons diurétiques et alcalines; du lait coupé « avec de l'eau de Vichy. L'antipyrine donne les meilleurs résul- « tats non seulement pour les coliques néphrétiques violentes, « mais encore pour les douleurs sourdes et tenaces qui accompa- « gnent si souvent la lithiase rénale. Au moment de l'accès, l'on « donne l'antipyrine en solution ou en cachets à la dose de 1 à « 3 grammes, et on lui associe des injections de chlorhydrate de « morphine.

« En dehors des accès, le traitement est celui de la lithiase « urinaire, le régime et l'hygiène occupant une place impor- « tante. Il faut éviter les légumes riches en acide oxalique, tels « que l'oseille et les tomates, les asperges; défendre les boissons « alcooliques, les truffes, le gibier. On prescrit le carbonate de « lithine à la dose de 25 à 30 centigrammes par jour; le bicarbo- « nate de soude à la dose de 1 à 2 grammes. On conseillera une « cure aux eaux de Vittel, de Contrexéville, d'Evian, de Vichy, de « Carlsbad ».

TRAITEMENT DOSIMÉTRIQUE

Au point de vue du traitement des coliques et de l'expulsion des graviers, nous avons peu de chose à ajouter à ce traitement. Mais il n'en est pas de même en vue de leur formation et des moyens préventifs.

Dans la phase douloureuse de l'expulsion, les moyens pharmaco-dynamiques doivent avoir pour but de relâcher les fibres des canaux dans lesquels les calculs se trouvent engagés, et de rendre ainsi plus facile leur issue vers la vessie.

Cette indication, pour laquelle la thérapie classique est impuissante est parfaitement remplie par l'hyosciamine (2 granules de deux en deux heures, répétés trois à quatre fois).

Contre les coliques d'intensité moyenne le *bromhydrate de morphine* et l'*hyosciamine*, 3 granules du premier et 1 du second ensemble, tous les 1/4 d'heure, pourront être suffisants. Mais si les douleurs sont violentes, spasmodiques et accompagnées de vomissements, l'on ne doit pas hésiter à faire fondre de suite dans une à deux cuillerées à soupe d'eau tiède, 6 granules de morphine et 2 d'hyosciamine qu'on injectera dans le rectum avec une petite seringue en celluloïde ou en verre.

Ces injections, que le malade peut se faire lui-même, sont très calmantes, et, agissant en même temps sur la vessie, font cesser les spasmes vésicaux. Si une seule ne suffit pas, on peut la renouveler une demi-heure après. S'il arrive qu'après la cessation des coliques, le malade se plaigne de douleurs sourdes, soit aux reins, soit à la vessie, c'est le cas d'employer les granules de codéine et de camphre bromé, 2 de chaque tous les 1/4 d'heure, trois à quatre fois avec la boisson lactée.

Dans les cas de dépression extrême et lipothimies, on se trouvera bien de la strychnine, 2 granules tous les 1/4 d'heure.

Contre les hématuries, on donnera les granules d'ergotine, 3 granules toutes les 1/2 heures.

Enfin, dans les cas de dysurie avec urines troubles, on aura recours à l'*arbutine,* 3 granules toutes les 1/2 heures ou toutes les heures.

Si la gravelle est liée à un état arthritique, l'usage de quelques granules de colchicine sera d'une grande utilité.

Dans tous les cas, l'exercice, la sobriété, la modération en toutes choses, le régime à prédominance végétarienne, une diététique lactée, méthodique, sont des conditions d'amélioration et de guérison les meilleures, et souvent indispensables.

Mais, préalablement à toute édiction de traitement curatif et préventif, l'on devra s'assurer par le plessimètre de l'état du foie et de la rate, ainsi que de l'état sensible ou indolore des deux reins.

On aura là le plus sûr guide pour le choix, comme pour la dose et la durée, de l'administration des alcalins ; de même que pour établir le régime diététique et le régime lacté.

Si l'engorgement du foie est considérable et coïncide avec la gravelle urique, ce sont les eaux bicarbonates sodiques, au repas, eau de sedlitz, eau de Vals ; le sedlitz Ch. Chanteaud le matin, la quassine avant le repas, le carbonate de lithine dans du lait, qui conviendront le mieux tout d'abord.

Mais dès que l'engorgement hépatique sera diminué, ainsi que dans les cas où il n'existe pas, ce sont les benzoates de soude et de lithine qui conviendront le mieux et devront être employés.

Dans les deux cas on usera le plus possible du régime lacté dont les prises serviront de véhicule aux benzoates. Deux fois par jour, de grand matin et le soir sur le tard, aux heures où l'estomac est vide de tout aliment, le malade devra prendre une ou deux tasses de lait additionné de 0.50 de benzoate de soude et de 0.05 de benzoate de lithine chaque fois. La médication ainsi pratiquée est beaucoup plus profitable.

La lithiase rénale étant toujours le résultat d'une altération plus ou moins ancienne de l'appareil rénal, ce n'est pas en une saison thermale de Vichy ou d'ailleurs qu'on peut en espérer la guérison ; c'est par un usage continu des moyens reconnus les meilleurs.

L'on devra donc continuer pendant des mois, et parfois peut-être des années, l'usage des benzoates sous la forme méthodique que nous avons indiquée.

En outre, comme régime diététique nous ne saurions trop insister pour que le *calculeux* cesse de faire usage des potages gras, ainsi que d'aliments épicés et poivrés.

Nous lui conseillons, en place, d'adopter les potages maigres, composés simplement de légumes (herbes, graines et racines), bouillis et nageant dans leur bouillon où il n'entre que le minimum nécessaire de beurre ou de graisse, et pas de pain.

Ces potages, qui demandent à être cuits à fort feu et n'exigent qu'une demi-heuré de cuisson, peuvent être très variés au printemps et en été, où l'on trouve en abondance des pois, des fèves, des pommes de terre, des haricots frais, etc., et des légumes herbacés de toute sorte. En hiver, le choix est plus restreint, mais l'on a encore sous la main les poireaux, les pommes de terre, les raves, la courge, les racines jaunes, les choux, etc...

Ces potages légumineux semi-liquides, nutritifs et hygiéniques tout à la fois, peuvent au besoin être, dans les commencements, mélangés d'un peu de lait. Ils ont en tout temps l'avantage d'être rafraîchissants, diurétiques et très digestifs. Par leur action continue, ils exercent la plus heureuse influence sur les voies rénales et urinaires, et je les conseille en toute certitude par suite d'une longue expérience.

Lorsque la colique néphrétique est accompagnée ou suivie d'un mouvement fébrile avec douleurs rénales, intermittentes, c'est signe de pyélite qui devra de suite être combattue par l'aconitine et la codéine, un granule de chaque toutes les heures, et au besoin un granule d'hyosciamine donné toutes les 2 heures, dans l'intervalle.

Lorsque le mouvement fébrile coïncide, ou laisse après lui une douleur sourde et persistante des reins, c'est que l'on a affaire à un *calcul rénal* plus ou moins volumineux, état morbide pour lequel la thérapeutique n'a d'autres ressources que le régime lacté et la morphine à haute dose, en attendant l'intervention chirurgicale.

CYSTITES, AIGUE ET CHRONIQUE

La cystite aiguë se caractérise par une douleur au bas ventre, au périnée, au rectum, par des besoins continuels d'uriner ; des contractions de la vessie avec brûlure au passage de l'urine. Quelquefois rétention, urine altérée sanguinolente ou purulente, constipation, inappétence, fièvre habituellement modérée, quelquefois violente.

TRAITEMENT CLASSIQUE

« Au début on appliquera des sangsues à l'anus ou au périnée, « et même sur l'hypogastre ; de grands bains ou des bains de « siège seront pris deux fois par jour ; — on administrera des « lavements émollients tièdes trois fois par jour, et l'on y « adjoindra 10 gouttes de laudanum pour calmer la douleur ; des « cataplasmes et des lotions avec le laudanum pur seront appli- « qués sur l'hypogastre.

« On prescrira le repos absolu au lit, la diète absolue ; les « boissons prises en petite quantité et chaudes ; des potions avec « 10 et 20 centigrammes d'extrait d'opium. En cas de cathété- « risme on videra la vessie sans la presser et l'on aura bien soin « de n'introduire que des sondes aseptisées, des sondes métalli- « ques de préférence (1). »

TRAITEMENT DOSIMÉTRIQUE

Ici le traitement alcaloïdique se bornera à quelques additions

(1) Dieulafoy, *Manuel de pathologie interne*.

à faire à celui que nous venons d'exposer. — Dans la plupart des cas les granules d'aconitine remplaceront avec avantage les sangsues, surtout chez les individus faibles ou anémiés, pour calmer et faire cesser les symptômes inflammatoires.

Ces granules seront administrés tous les quarts d'heure ou toutes les demi-heures, suivant l'acuité de l'inflammation.

Pour combattre les douleurs hypogastriques et les ténesmes, on y joindra les granules de *cicutine* et d'*hyosciamine,* un de chaque toutes les demi-heures.

En outre, pour calmer l'irritabilité de la muqueuse et les sensations de brûlure, on pourra donner les granules de camphre bromé et de codéine.

Les lavements tièdes émollients, donnés trois fois par jour, sont très utiles ; on rendra leur action bien plus efficace encore en les faisant suivre d'une injection de solution médicamenteuse à garder, administrée avec une seringue uréthrale, et composée de 2 granules de cicutine, 2 d'hyosciamine, 2 de camphre bromé et 4 de sel de grégory, dissous dans une grande cuillerée d'eau tiède.

CYSTITE CHRONIQUE

La cystite chronique s'établit généralement après une cystite aiguë, après des rétentions d'urine successives, après le séjour de calculs de graviers, de sondes insuffisamment propres, dans la vessie ; quelquefois à la suite d'inflammation chronique de la prostate, ou d'un développement de fongus dans la vessie.

Survient surtout dans la vieillesse, à la suite de congestions prostatiques ou vésicales, et amène l'apparition des urines bourbeuses et sanieuses dès que l'affection est mal soignée au début.

TRAITEMENT

Les indications et les moyens sont les mêmes que ceux que nous venons d'indiquer plus haut. Mais le plus souvent il sera nécessaire de vider la vessie et d'y faire un lavage avec de l'eau de goudron tiède, légèrement boriquée.

Quant aux agents alcaloïdiques, c'est au médecin à faire un choix judicieux parmi ceux que nous venons d'indiquer. Il faut surtout une grande continuité dans le traitement et se servir de la sonde *aseptisée* le moins possible, car la cystite chronique est une affection tenace et où le moindre obstacle éternise le traitement.

Ici, comme dans la néphrite chronique, l'on tirera le plus grand profit des granules d'arbutine, d'acide benzoïque et de benzoate de soude, ainsi que du régime lacté.

Quant au reste du régime diététique, l'on n'aura qu'à se baser sur ce que nous avons dit à propos de la lithiase rénale.

DIABÈTE

RÉSUMÉ PATHOGÉNIQUE D'APRÈS LES DERNIÈRES DÉCOUVERTES SUR L'ACTION DU PANCRÉAS

Traitement classique. — Traitement dosimétrique.

Dans cette question si controversée des origines du diabète, nous allons par exception, et à cause des découvertes relativement récentes concernant le rôle que joue, dans cette pathogénie, la *glande pancréatique,* nous allons, dis-je, essayer de résumer succinctement les théories qui nous paraissent le mieux éclairer cette question *pathogénique.*

Suivant Claude Bernard, le foie, par ses cellules hépatiques, transforme d'une part en glycogène, le glycose recueilli par la veine-porte dans l'acte digestif, et d'autre part il utilise les éléments d'épargne qui avaient été emmagasinés dans les tissus, et avec les deux il produit de nouveau du sucre qu'il renvoie à l'économie, après les avoir rendus assimilables.

Il y a donc là un équilibre établi entre la production du sucre par le foie et sa destruction par l'organisme où il sert à la nutrition des tissus. Si cet équilibre est rompu, il y a immédiatement accumulation de sucre dans le sang et production de diabète.

Ces transformations se font sous l'influence du système nerveux et chacun sait que la piqûre du 4e ventricule, ou bien l'excitation du bout central du *pneumo-gastrique*, entraînent la production immédiate d'un diabète artificiel.

Aux yeux de Claude Bernard, les désordres diabétiques avaient donc pour cause un excès de production de la substance glycogénique, provenant elle-même de troubles nerveux.

Pour remplacer le sucre éliminé, la source hépatique redouble pour ainsi dire d'activité, et elle épuise l'organisme pour suffire à la production et à cette dépense exagérée de matière sucrée.

La théorie de M. Bouchard est différente. Celui-ci voit la cause du diabète dans l'*inutilisation* du sucre produit. Le sucre fourni par le foie, est brûlé pour une part, non pas dans le poumon, mais bien à la périphérie des organes où il est porté avec l'oxygène par le sang ; pour l'autre part, il est accumulé dans les mêmes tissus, où il sert dans les deux cas à leur travail de mutation et de formations. S'il survient des troubles nerveux, cette utilisation du sucre ne peut se faire normalement, et il y a production de diabète.

— Récemment, au Congrès médical de Lyon, a paru une nouvelle théorie donnant au pancréas une part importante dans la régularité de la fonction glycogénique. MM. Volvering et Witouski observèrent que l'ablation complète du pancréas chez un chien, entraînait la glycosurie. — M. Lépine, d'autre part reprenant ces expériences, observa que si la glande était *incomplètement* enlevée le diabète ne se produisait pas.

Il en conclut donc à l'existence d'une sécrétion interne pancréatique, qui jette dans le torrent circulatoire une substance spéciale douée de propriétés particulières, et qui a été isolée par M. Barral.

D'autre part, cette déduction a été corroborée par l'examen hystologique de la glande auquel s'est livré le professeur Renaud, et où il a trouvé que les conduits de sécrétion étaient disposés de façon à conduire les produits dans l'intérieur des vaisseaux et pas à l'extérieur. D'un autre côté, *Tyraulsi*, en donnant des féculents à un animal privé de pancréas, vit survenir de la *glycosurie*.

De ces expériences, le professeur Lépine conclut à l'existence d'un *ferment* qu'il appelle *glycolique*, et qui a pour fonction de détruire le sucre dans le torrent circulatoire, maintenant sa quantité à un taux uniforme.....

Il faut donc admettre aujourd'hui l'action du pancréas sur la fonction glycogénique; et cette action elle-même est évidemment sous l'influence du système nerveux qui règle la production plus ou moins grande de *ferment glycolique* d'après la production du sucre dans le sang.

Par conséquent le *diabète* serait dû, bien moins à une altération de la glande pancréatique, qu'à une lésion de la *cellule nerveuse*.

C'est le pendant de ce qui arrive pour le foie, car voici ce que dit le Dr Renault, dans le *Manuel Debove et Achard*, à propos des fonctions du foie : « Le foie dont les cellules fonctionnent mal, « cesse de produire des pigments biliaires vrais, et fabrique de « l'urobiline; cesse de produire du glycogène et partant laisse « passer les matières sucrées et amylacées sans les utiliser. »

Pour nous qui ne cherchons dans cette étude que les indications thérapeutiques, notre première constatation sera que la pathogénie diabétique est bien plus complexe qu'on ne l'avait cru jusqu'à ce jour.

La 2e, c'est que l'affection est bien plus de nature nerveuse que glandulaire; et la preuve certaine, c'est qu'on ne trouve presque jamais d'altération du foie au début du *diabète*. Il ne présente des signes de *congestion caractéristique* que lorsque l'affection est arrivée à sa dernière période et que l'organe a trop travaillé; et alors ces lésions sont concomittentes avec celles du rein, et se produisent simultanément.

La 3e, c'est que la lésion nerveuse ne se borne pas à la *cellule hépatique*, mais qu'elle s'étend à la cellule *pancréatique* et probablement même à tout le système ganglionnaire.

Mais, sur ces altérations du tissu nerveux, l'anatomie pathologique et le microscope n'ont fait jusqu'ici aucune lumière.

Heureusement, ainsi que le fait observer le Dr Poucel, qu'il n'est pas douteux que la lésion du tissu cellulaire ne soit toujours précédée et préparée par celle du plasma sanguin (1), ce qui fait que ces désordres trophiques, *diabète*, *albuminurie* ou *lithiase*, sont toujours susceptibles d'être prévenus ou rectifiés par une bonne hygiène.

Passons maintenant à la médication.

(1) *Du rôle de la congestion du foie dans la génèse des maladies*, 1 vol. in-8, 2e édition.

TRAITEMENT CLASSIQUE

« Ce traitement est fort simple. Règle générale, le diabétique « doit être sobre d'aliments féculents et s'abstenir d'aliments « sucrés ; il doit boire du lait, du cidre, de la bière. Il choisira « dans les boissons les vins qui ne sont pas sucrés.

« Le diabétique ne doit pas réprimer sa soif : qu'il boive de « l'eau, et qu'il en boive une quantité. Il s'oppose ainsi à la « deshydratation des tissus, et il favorise l'élimination des « sucres. L'antipyrine est un merveilleux médicament. On le « donne à la dose de 1 à 3 grammes par jour.

« Il ne faut jamais donner l'antipyrine ni à fortes doses, ni à doses « successives. On la prescrit deux ou trois jours par semaine. « Les préparations arsénicales et alcalines, et les eaux minérales « correspondantes doivent être prescrites. Comme préparation « arsénicale on donne l'arséniate de soude à dose de 5 milli- « grammes pris aux repas.

« Le traitement alcalin, les eaux chaudes de Vichy, de Carls- « bad, jouissent d'une réputation bien méritée ; les bains, les « douches, les frictions, les massages, doivent être prescrits. « L'exercice à pied ou à cheval, l'exercice, la natation, sont « nécessaires pour assurer la destruction du sucre musculaire. « Les sueurs profuses doivent être évitées, et il ne faut pas « oublier que c'est après des fatigues ou des excès qu'on voit « apparaître les premiers symptômes du coma diabétique.

« Il n'est pas nécessaire, il est même nuisible à mon sens de « vouloir faire disparaître totalement le glucose. Tel diabétique « qui était robuste et bien portant avec 50 grammes de sucre « dans les urines par jour, maigrit et s'affaiblit si on lui donne « un régime sévère qui peut faire disparaître le sucre complète- « ment et rapidement.

« Sous l'influence d'un régime absolu, le sucre peut dispa- « raître complètement, mais le diabétique est exposé à l'albumi- « nurie, à l'amaigrissement, à la tuberculose. Je répète donc « qu'en traitant les diabétiques, il faut savoir les ménager. Les « aliments féculents, les pommes de terre, ne doivent pas être « absolument défendus (1) ».

(1) Dieulafoy, *Manuel de pathologie interne.*

TRAITEMENT DOSIMÉTRIQUE

Une première indication résultant de l'état actuel de nos connaissances sur la pathogénie du diabète, c'est que la prohibition totale de faire usage de légumes herbacés, de graines légumineuses ainsi que de raves et de pommes de terre, est beaucoup moins nécessaire et bien moins profitable au malade qu'on ne l'avait cru jusqu'à ce jour.

Il est non moins évident que le principal objectif du traitement devra consister à relever et à tonifier l'état général du système nerveux, aussi bien pour l'innervation générale que pour l'innervation ganglionnaire.

Tous les auteurs, en effet, ont été unanimes à constater que le diabète d'*origine nerveuse* est dangereux, tenace et difficile à modifier. C'est donc avec raison que d'Oliveira Castro faisait déjà observer, il y a dix ans : « que le système nerveux, souverain dans les actes de nutrition, a une intervention prépondérante dans la production du diabète. »

D'autre part, il est d'observation générale que l'affaissement des forces nerveuses est un des caractères distinctifs de cette maladie ; affaissement comprenant non seulement les actes de la vie de relation et de *génitalité*, mais encore l'innervation trophique. C'est toujours, en effet, par une grande faiblesse musculaire, par l'empâtement de la langue, la soif, la boulimie, la dyspepsie et le dérangement des fonctions intestinales que se révèle le diabète, avant tout examen des urines.

Il y a donc là une nécessité de premier ordre à rehausser au plus vite, aussi bien l'innervation médullaire et cérébrale que l'innervation ganglionnaire. Ces deux indications, *généralement négligées dans tous les traitements classiques*, sont admirablement remplies en dosimétrie, l'une par l'hypophosphite de *strychnine* et l'*acide phosphorique* (3 granules de chaque 3 fois par jour) ; l'autre par la *quassine* et l'*arséniate de soude* (2 granules de chaque 3 fois par jour avant le repas.)

Pour éviter les inconvénients de l'accoutumance dans les longs traitements, on peut alterner l'*hypophosphite de strychnine* avec l'*arséniate* de même base et l'acide *phosphorique* avec l'*hypophosphite de chaux*.

De même pour la *quassine* et l'*arséniate de soude*, qu'on peut alterner, l'un avec la *juglandine* ou l'*hellénine*, l'autre avec l'*arséniate de caféine* ou avec l'*arséniate de fer*.

Cette indication névrosthénique est ici d'une importance souveraine ; aussi l'emploi de l'*hypophosphite de strychnine*, de la *quassine*, de l'*arséniate de soude* est-il habituellement d'une efficacité merveilleuse (1).

Nous ne devons pas oublier, d'une part, que le diabète vrai ou le diabète essentiel est une affection transmissible par hérédité, et conséquemment de nature zymotique. Il n'est pas rare, en effet, de la constater chez de tout petits enfants, et dans la majorité des cas le *diabète* est associé soit à la *diathèse goutteuse*, soit à une affection nerveuse. De là une deuxième indication des antiseptiques : *arséniates*, *salicylates*, etc.

Il est rare que le diabète ne soit pas accompagné et même précédé d'engorgement du foie et de la rate, ou même des deux à la fois. C'est en ce cas surtout que les eaux gazeuses bicarbonatées, soit de Vals, soit de Vichy ou de Carlsbad, sont particulièrement utilisées avec avantage. Il en est de même du salicylate d'ammoniaque et du salicylate de quinine. Malheureusement il en est de ces deux agents comme de l'antipyrine si prônée par Dieulafoy ; ils sont très mal supportés par l'estomac, presque toujours détraqué dans cette affection.

Au contraire, tous les granules alcaloïdiques antiseptiques sont admirablement tolérés.

Un point non moins important est celui de bien déterminer quelle est la diatèse morbide qui a pu préparer le diabète : *arthritisme*, *herpétisme*, *paludisme*, *scrofule*, *syphilis*.

Contre ces diverses diathèses, l'arsenal dosimétrique nous offre des armes sûres et précieuses : la *colchicine*, l'*iodoforme*, l'*arséniate de soude*, le *salicylate de quinine*, la *juglandine*, le *biiodure d'hydrargyre*, etc., etc. Nous devons même y ajouter le *sulfure de calcium*, très utile dans le cours du diabète comme préventif des furoncles et de l'érysipèle.

La polydipsie, quelquefois très pénible et toujours consécutive à l'affaissement du système nerveux, se calme d'habitude

(1) Je soigne en ce moment et depuis plus d'un an, un diabétique chronique qui, dès le début de son traitement, a été pris, pendant plus de six mois de phlyctènes gangréneux qui, après avoir parcouru successivement les deux pieds, ont cicatrisé et fini par guérir complètement.

assez vite sous l'action des névrosthéniques. Il en est de même pour la cessation de la polyphagie et de l'impuissance.

La diététique devra toujours être surveillée ainsi que le régime pour en éliminer le plus possible les matières sucrées et les féculents.

Cependant l'on est beaucoup moins rigoriste à ce sujet qu'on ne l'était autrefois, sous l'influence des théories chimiques de Bouchardat. L'on n'impose plus aux malades des privations de pain et de légumes herbacés et de graines légumineuses, comme les lentilles par exemple, d'une façon aussi formelle et aussi absolue qu'autrefois.

Mais les prescriptions avaient beau être absolues, les infractions n'en étaient pas moins fréquentes ; et comme les malades ne tardaient pas à s'apercevoir qu'il n'en résultait aucune aggravation, les commentaires qui s'en suivaient n'avaient rien de flatteur pour la médecine et les médecins.

DERMATOSES

Toutes les rougeurs, éruptions, effervescences de la peau sont l'indice d'une altération du plasma-sanguin favorable à l'éclosion de microzymes et qui demande à être modifiée. Les marques visibles à la peau ne sont qu'une graine qui s'épanouit. Tantôt l'agent zymotique est intérieur, acquis ou héréditaire; tantôt il est adventice.

Si l'on se contente de le modifier sur place, comme cela se pratiquait jadis, sans modifier l'état général par un traitement interne, ce ferment ira le plus souvent se localiser ailleurs à l'abri de l'antiseptique appliqué extérieurement.

Il faut donc, tout en modifiant la lésion extérieure, attaquer la cause de l'altération des liquides récrémentitiels de l'économie, si l'on veut guérir la maladie locale sans amener des répercussions dont les plus habituelles sont le catarrhe-bronchique, la congestion alvéolaire des extrémités des bronches et par suite la *dyspnée* et plus tard l'*emphysème* par suite de la toux et des efforts respiratoires qui amènent la rupture de ces alvéoles.

Les affections cutanées sont toujours favorablement modifiées par les médicaments alcalins et par les antiseptiques diffusibles ou volatilisables, dont l'élimination se fait en grande partie par la peau, comme c'est le cas des granules d'iodoforme, de sulfhydral, d'arséniate de soude, etc.

Les dermatoses se divisent tout naturellement en deux grandes classes : Dermatoses aiguës, plus ou moins fébriles; dermatoses apyrétiques, vulgairement connues sous le nom de dartres; cette division est celle qui correspond le mieux à la claire-vue des indications et aux nécessités du traitement.

Pour comprendre les effets, sur le derme cutané, des viciations chroniques du sang, vulgairement appelées diathèses (scrophuleuse, syphilitique, arthritique, herpétique), il est indispensable de savoir que ces altérations du liquide nourricier, provoquent des troubles dynamiques dans les expansions nerveuses, troubles qui se transforment en lésions dans les régions où existe une cause d'irritation supplémentaire limitée à un nombre restreint de filets nerveux.

Aux dermatoses diathésiques, on opposera le traitement de la diathèse fondamentale. Dans d'autres cas, si l'irritation paraît causée par des microzymes internes, on verra à annihiler cette cause par le sulfhydral et autres nécrophytiques les plus convenables.

Si l'affection provient d'un manque d'innervation, nous donnerons l'acide phosphorique et l'hypophosphite de strychnine ; si, au contraire, l'irritation locale résulte d'une exagération des phénomènes de nutrition, nous donnerons l'aconitine et la vératrine.

AFFECTIONS CUTANÉES AIGUES ET CHRONIQUES

Dans toutes ces affections, s'accompagnant d'hypérémie active, comme dans les érithèmes et les eczémas fébriles, c'est l'aconitine et la triade antipyrétique qui sont indiqués et qui calmeront le mieux la fièvre et l'hypérémie locale. L'intensité du traitement, dans tous les cas, devra être basée sur l'ancienneté de l'affection et la résistance qu'elle opposera aux remèdes.

Ainsi, un eczéma exsudatif, datant de peu de jours, pourra être jugulé par un traitement aigu au moyen de l'aconitine et de la vératrine (1 granule de chaque tous les quarts d'heure).

D'Oliveira Castro insiste beaucoup, et avec juste raison, sur la nécessité de poursuivre une médication active, avec persévérance et jusqu'à effet, attendu que les traitements timides ne servent, dit-il, qu'à éterniser la maladie et à pousser le médecin à changer constamment de remèdes.

Dans les affections sèches de la peau, dans les affections squammeuses, icthiose et psoriasis, qui sont l'indice d'une nutrition défectueuse du tissu épithélial, les arséniates de soude et de fer (6 à 10 granules par jour) amèneront un bon résultat.

Dans celles qui s'accompagnent de prurit ou de névralgies,

telles que le zoma et le prurigo, ce sont les calmants du système nerveux, l'aconitine et la cicutine, qui procureront les meilleurs effets et le plus prompt soulagement.

Quant au traitement local, il s'est de plus en plus simplifié à mesure que la nature parasitaire des affections cutanées a été mieux connue. Aujourd'hui, il se borne le plus souvent aux cataplasmes de fécule, à la vaseline et aux poudres de calomel et de soufre précipité, incorporé à un dixième de vaseline.

ÉRYSIPÈLE

L'érysipèle médical, d'apparence spontanée, qui siège habituellement à la face, était considéré, jusqu'en ces derniers temps, comme une inflammation simple du réseau capillaire lymphatique superficiel du derme, et se caractérise, en effet, par une altération de la lymphe et des parois des lymphatiques.

Aujourd'hui, la nature infectieuse et parasitaire de l'érysipèle a été mise hors de doute par le microscope.

« L'agent qui le produit, dit le *Manuel Dieulafoy*, fait partie « du groupe des micrococci, genre streptoccoccus. Les microbes « occupent les espaces lymphatiques, les troncs lymphatiques « de la base des papilles, les fentes lymphatiques du derme, « ainsi que les espaces conjonctifs des gaines des follicules « pileux. »

Ces streptocoques qu'on trouve à la périphérie de chaque plaque érysipélateuse, sont à la fois *aérobies* et *anérobies* et se développent à la température ordinaire.

C'est une affection contagieuse et épidémique, ne conférant aucune immunité, bien au contraire, car on la voit récidiver assez souvent.

L'exanthème facial, qui s'accompagne toujours d'un engorgement douloureux des ganglions lymphatique, est habituellement précédé, vingt-quatre ou quarante-huit heures à l'avance, d'un malaise général avec frissons, fièvre, etc.

Il est des cas où l'érysipèle gagne la gorge où il détermine une rougeur pourprée luisante. Il peut même, avant d'envahir la face, commencer par les fosses nasales sous forme de coryza habituellement douloureux. Dans les cas de moyenne intensité, la durée de cette affection est de six à dix jours.

Complications possibles, néphrite avec albuminurie, endocardite, douleurs articulaires, pleurésie, otite, etc

TRAITEMENT CLASSIQUE

« A l'érysipèle de la face, on oppose un traitement général et un traitement local. Si l'embarras gastrique est nettement accusé, on administre dès le début, un vomitif ou un purgatif salin. L'opium, 5 à 10 centigrammes ; le chloral, 1 à 2 grammes ; les potions calmantes seront données dans le cas d'excitation ou de délire ; les toniques, le vin ou l'extrait de quinquina, le vin de Champagne, trouveront leur indication pendant toute la durée de l'érysipèle, surtout s'il y a prédominance de symptômes adynamiques.

« Les topiques diversement conseillés pour arrêter la marche de l'érysipèle ; collodion, iode, solution de nitrate d'argent, onguent mercuriel, sont sans action. Des compresses trempées dans une eau émolliente (graine de lin ou fleur de sureau) fréquemment renouvelées, procurent au malade un certain soulagement. Les personnes portant une plaie ou une excoriation devront éviter avec soin de s'approcher d'un érysipélateux. »

TRAITEMENT DOSIMÉTRIQUE

Nous avouons que ce *traitement émollient* et *banal*, opposé à une affection minutieusement décrite comme parasitaire, est pour nous une énigme colossale ! N'ayant nul souci de faire de la critique, la constatation du fait nous suffit.

Il est évident que si la médecine classique n'oppose aucun agent nécrophytique au *micrococcus* de l'érysipèle, c'est qu'elle reconnait que ceux qu'elle emploie d'habitude ne seraient d'aucune efficacité.

Heureusement pour la thérapeutique future, l'arsenal dosimétrique, beaucoup mieux peurvu, ne laisse pas le médecin dans une aussi misérable impuissance.

Dès la première période, après avoir nettoyé le tube intestinal par un vomitif ou par le sedlitz Ch. Chanteaud, l'on donnera méthodiquement les granules de sulfhydral, d'arséniate de quinine et de salicylate de quinine.

Par le seul fait de leur absorption, les symptômes fébriles seront plus tardifs et moins intenses, de même que les accidents locaux seront moins vifs et moins étendus. La fièvre et l'hyperthémie, dès qu'ils se produiront, seront combattus par la triade défervescente : aconitine, digitaline, arséniate de strychnine ou bien vératrine, de la même façon que nous avons indiquées pour la variole et la scarlatine. Contre les accidents locaux, nous nous sommes bien trouvé, bien des fois, des pulvérisations phéniquées (à 1 et demi pour cent) dirigées surtout sur les pourtours, ainsi que de la poudre de camphre très fine sur laquelle on applique une gaze phéniquée humide ou bien de la ouate aseptique.

C'est l'état général qui devra surtout guider le médecin pour l'emploi des modificateurs généraux : arséniate de fer, juglandine, hellénine, hypophosphite de chaux, etc.

RHUMATISME ARTICULAIRE

Ainsi qu'on peut le voir à l'article Endocardite, le caractère infectieux et zymotique du *rhumatisme* est reconnu aujourd'hui par les auteurs classiques eux-mêmes. Sous cette dénomination l'on comprend généralement le rhumatisme articulaire aigu et le rhumatisme chronique; et, selon toutes les probabilités, ces deux espèces sont dues à deux ferments différents.

Cependant on ne saurait considérer comme des entités morbides, les localisations diverses du rhumatisme aigu, soit sur les voies pulmonaires, soit sur le cœur, le cerveau, le tube digestif, etc. Ce sont simplement des symptômes provoqués par la localisation de ferments, de ptomaïnes ou de leucomaïnes dans ces divers organes.

Il en est de même des diverses manifestations du rhumatisme chronique, quelle que soit sa forme : *simple*, *noueuse*, *sénile*, *fibreuse* ou *articulaire*. De tout temps le rhumatisme était resté un protée insaisissable et inexplicable, jusqu'à ce qu'enfin, le microscope et les analogies aient pu faire découvrir la cause, toujours la même, de ces manifestations et modifications morbides.

RHUMATISME ARTICULAIRE AIGU

Les caractères de cette affection fébrile sont suffisamment connus pour que nous n'ayons pas à les énumérer ici. Nous nous bornerons à faire remarquer le passage subit de l'*affection*, d'une articulation à un autre; et des séreuses articulaires aux séreuses pleurale, endocardique, péricardique et même péripulmonaire. Quelquefois même, le rhumatisme débute par ces organes.

Le froid humide, le refroidissement subit, prédisposent à l'éclosion du microzyme rhumatogène, éclosion brusque, à début rapide.

Ce qu'il y a surtout à redouter et à prévenir avant la 2e semaine, c'est le passage du rhumatisme aux enveloppes du cœur, complication toujours grave et la cause la plus fréquente des affections et altérations valvulaires du cœur. — On aura à se méfier aussi des récidives possibles au moment même des convalescences.

TRAITEMENT CLASSIQUE

« Le salicylate de soude, dit le *Manuel Dieulafoy*, rend de « réels services (G. Sée); le malade prend en 24 heures de 5 à « 8 grammes de salicylate de soude en plusieurs fois; la médi- « cation est continuée plusieurs jours; et l'on diminue progres- « sivement les doses aussitôt que l'amélioration se manifeste.

« Une autre médication qui a donné de bons résultats consiste « à donner l'antipyrine à la dose de 2 grammes par jour associée « au salicylate.

« En fait de boisson, on prescrit la limonade, l'eau vineuse, « le lait coupé avec l'eau de Vichy.

« Les douleurs articulaires sont calmées par des injections « sous-cutanées d'eau pure, pratiquées au niveau des jointures « malades; auxquelles on peut ajouter, matin et soir, de très « légères injections morphinées.

« Les articulations seront badigeonnées avec un liniment « ainsi composé : huile de camomille 25 grammes, chloroforme « 8, laudanum 2.

« Chez les rhumatisants qui ont une hyperthermie excessive, « avec accidents cérébraux menaçants, il faut recourir sans « hésiter à la médication par les bains froids, qui a donné de si « beaux résultats.

« Le malade est placé dans un bain à la température de 20 à « 22 degrés centigrade.

« On l'y laisse dix minutes ou un quart d'heure, à moins que « la violence des frissons ne force à limiter la durée du bain.

« Sous l'influence des bains, les accidents cérébraux dimi-

« nuent d'intensité, et la température s'abaisse. On recommence « la même indication trois, quatre et cinq fois en vingt-quatre « heures, plusieurs jours de suite si c'est nécessaire. Par cette « méthode, on a pu rappeler à la vie des individus atteints de « rhumatisme cérébral, certainement destinés à périr. »

TRAITEMENT DOSIMÉTRIQUE

Qu'on se donne la peine d'examiner d'un peu près ce traitement classique, et l'on verra qu'il est pas mal suggestif. Ce traitement, en effet, est d'un bout à l'autre un traitement antizymotique et justifie pleinement les théories parasitaires nouvelles auxquelles la logique et les faits conduisent irrésistiblement la thérapeutique moderne.

Le traitement indiqué par le *Manuel Dieulafoy* est-il simplement empirique ? Est-il basé sur les données microzymiques ? Nous laissons au lecteur le soin de se prononcer.

Toujours est-il que le traitement qu'il édicte est essentiellement antizymotique. Il n'y manque que l'emploi des agents susceptibles de faciliter l'élimination régulière des résidus morbifiques laissés par les microzymes, indication que les bains froids réalisent très incomplètement.

C'est tout particulièrement par les propriétés antiseptiques qu'agit le salicylate de soude. L'acide salicylique, en effet, n'est-il pas une combinaison d'acide phénique et d'acide carbonique rendu soluble par son association avec la soude et que les sucs acides de l'estomac viennent dissocier ?

Nous sommes bien loin de contester l'utilité de ce médicament, lorsqu'il est bien toléré ; nous estimons seulement qu'au-delà de quatre grammes il n'est pas sans danger.

L'acide salicylique peut se reformer dans l'organisme après la décomposition du salicylate ; et alors les portions tenues en suspension dans le sang peuvent causer des congestions cérébrales et des embolies susceptibles d'amener plus tard des ramollissements du cerveau. De là ces lourdeurs de tête, indolores, mais abrutissantes par l'absence de mémoire et l'impossibilité d'assembler les idées, qui caractérisent l'action du salicylate à hautes doses.

Quant aux effets des injections sous-cutanées d'eau pure

« pratiquées au niveau des jointures malades », peuvent-elles être autre chose qu'une dilution, et par contre, une atténuation des toxines morbifiques ?

De même pour les immersions froides, dont les viticulteurs algériens usent si largement autour de leurs cuves à vendanges pour modérer la fermentation, leur action est-elle autre qu'une action antizymotique ?

Et à défaut de preuves directes, l'efficacité des lotions et immersions froides dans le rhumatisme fébrile et hyperthermique, n'est-elle pas une preuve nouvelle de son origine infectieuse et parasitaire ?

Maintenant que nous connaissons la pathogénie du rhumatisme, et les indications qui lui sont afférentes, voyons quels sont les moyens d'action de la dosimétrie.

C'est avec juste raison que le Dr d'Oliveira Castro déclarait, il y a dix ans, que la *colchicine,* lui avait donné, dans de très nombreux cas de rhumatisme articulaire *aigu*, des résultats très supérieurs à ceux du salicylate de soude.

La parfaite exactitude de ce résultat a été corroborée à la même époque et depuis, non-seulement par de nombreux médecins pratiquant la dosimétrie mais encore par plusieurs autres, étrangers à cette thérapie scientifique.

Dans ce nombre je pourrais citer le professeur Ullersberger, de Strasbourg, et le professeur Lécorché, de Paris, ancien chef de clinique de Rayer, à la Charité.

Dans un travail important publié en 1884, Lécorché conclut de ses expériences personnelles que, dans les cas de rhumatisme comme dans ceux de goutte, le principe actif du colchique agit efficacement en diminuant rapidement l'acidité des urines et en les rendant neutres ou alcalines.

On sait que le colchique a été employé contre la goutte depuis un temps immémorial, surtout en Angleterre où cette affection est très commune, et où les Drs Garrod et Waston l'ont en quelque sorte popularisée.

« Ce médicament, dit Waston, calme d'une façon presque « magique *les douleurs de goutte;* c'est là un fait incontestable. « En quoi consiste son action sur l'organisme ? C'est ce qu'il est « plus difficile à décider. En tous cas, ce n'est ni par les nausées, « ni par les vomissements, ni par la diarrhée qu'il agit, puisque

« après son administration, le seul phénomène observé parfois « est la disparition de l'inflammation goutteuse. »

Ces vomissements et cette diarrhée, provoqués souvent par le colchique, ne se produisent jamais avec la *colchicine,* qui même à la dose de 6 à 8 milligramme, c'est-à-dire 10 à 15 granules pris dosimétriquement, c'est-à-dire à dose fractionnée dans les 24 heures ne provoquent jamais le moindre malaise. L'action de la colchicine, dont personnellement j'ai déjà énormément usé, est franche de toute action désagréable ou nuisible soit du côté de la tête, soit du côté des voies digestives; et dans les accès fluxionnaires de la goutte comme du rhumatisme chronique, il agit très bien, préventivement et avortivement.

« Dans tous les cas de rhumatismes, aigus ou chroniques, » simples ou compliqués, nous administrons la colchicine, en « suivant deux méthodes différentes : tantôt le traitement aigu, « lorsque l'affection est aiguë ou qu'il s'agit de traiter une exa- « cerbation aiguë dans un rhumatisme chronique; tantôt le trai- « tement lent, lorsque la maladie suit régulièrement une marche « chronique.

« Dans le traitement aigu, nous prescrivons deux granules de « *colchicine* de deux en deux heures, jusqu'à effet thérapeutique « ou physiologique, le premier étant indiqué par la cessation de « douleurs, le second par de la diarrhée et par des vomissements « bilieux qui coïncident avec l'administration des doses. Ces « deux ordres d'effets thérapeutique et physiologique, se pré- « sentent souvent ensemble.

« L'effet obtenu, le malade continue la colchicine, aux mêmes « intervalles, mais en réduisant chaque dose à un granule. Les « effets d'hypercémie biliaire disparaissent promptement, tan- « dis que les effets thérapeutiques persistent. Nous n'avons pas « observé de rechutes ni d'aggravation de la maladie après la « cessation du traitement. En général, les premiers effets se « traduisent dès la fin du premier tube ou au commencement du « second, et il est rare de dépasser trois tubes parce que le malade « se trouve rétabli auparavant (1). »

Il faut se garder d'administrer la colchicine en même temps que des boissons ou des potions acidulées, ou même de vin à cause de son acide tartrique. Cet alcaloïde en effet se décompose

(1) *Éléments de thérapeutique et de clinique.* Dr Oliveira Castro, p. 409.

et subit une transformation au contact des acides. De même pendant tout traitement actif des cas chroniques, l'on devra s'abstenir d'aliments azotés ou indigestes, et faire usage du régime lacté ou de bouillons végétaux ou très dégraissés.

Avec le régime lacté l'on n'a pas à redouter de nausée ou de lourdeur d'estomac tant qu'on ne dépasse pas les doses de dix à douze granules.

Il est des cas où il peut être utile d'avoir sous la main un succédané de la *colchicine*, et on peut le trouver dans la *vératrine*, alcaloïde dont la composition et les propriétés se rapprochent beaucoup de celles de la *colchicine*. Pour renforcer l'action de la colchicine et obtenir un traitement plus actif on peut lui associer la vératrine (2 granules de chaque toutes les deux heures, ou bien 1 granule toutes les heures). L'on peut même, dans certains cas, lui associer les granules de salicylate de soude ou bien de salicylate de quinine.

Lorsque dans le rhumatisme aigu, l'hyperthermie dépasse 39°, en même temps que l'on continue la *colchicine*, on administrera de suite la triade dosimétrique, aconitine, digitaline et strychnine (un granule de chaque toutes les demi-heures).

Lorsqu'il y a intolérance pour les granules, et à plus forte raison pour le salicylate sodique, on pourra recourir, à l'exemple du Dr Hayfelden (de Saint-Pétersbourg), à une ou plusieurs injections hypodermiques de *colchicine* faites avec une dissolution de 4 à 5 granules par injection, dont il est très essentiel de surveiller la limpidité, sous peine d'irriter les tissus, même dans la région fessière qu'il faut toujours choisir de préférence (1).

Certains rhumatismes s'accompagnent d'éruptions cutanées ou bien de prurits. On y remédiera aisément soit, dans le premier cas, par la vératrine, soit, dans le second, par le bromhydrate de cicutine (trois granules toutes les demi-heures, jusqu'à effet calmant).

Le bromhydrate de cicutine, associé ou non à la morphine, sera un excellent calmant dans les douleurs articulaires lancinantes, pour lesquelles on est obligé quelquefois de recourir à la méthode hypodermique.

Parmi les complications du rhumatisme aigu, l'encéphalite

(1) Les injections à faible dose répétées toutes les heures doivent être préférées.

rhumatismale est une des plus redoutables par suite de l'hyperthermie rapide qui la caractérise.

En pareil cas, on donne, au plus vite, dit le Dr d'Oliveira, deux granules d'aconitine avec quatre de vératrine, un de digitaline et deux de colchicine, toutes les demi-heures, en modifiant les doses de chaque sorte et les intervalles des doses à mesure que les effets se produisent.

Bien que dans la plupart des cas les granules antithermiques puissent être suffisants, la prudence exige qu'on ne s'en tienne pas là, et c'est le cas de recourir aux bains froids et aux affusions froides sur la tête, suivant la méthode indiquée par le *Manuel Dieulafoy* dans les fièvres zymotiques et éruptives.

RHUMATISME CHRONIQUE

Se caractérise par un ou plusieurs points de douleur, soit articulaire, soit fibro-musculaire. Tantôt c'est une articulation qui est douloureuse à la pression, tantôt ce sont certains mouvements qui sont douloureux et quelquefois même accompagnés de craquements. Les douleurs musculaires se font sentir dans les mouvements et presque pas au repos. Leur siège est tantôt erratique, tant monoarticulaire avec ou sans fluxion. Lorsque la maladie est abandonnée à elle-même, les articulations se déforment et le malade devient peu à peu impotent.

Le rhumatisme chronique peut revêtir, comme la goutte, la forme fluxionnaire, mais il se différencie de cette dernière en ce qu'il occupe n'importe quelle articulation des pieds ou des mains, tandis que la goutte occupe invariablement un des deux orteils. Il provient presque toujours de l'habitation dans les rez-de-chaussée ou dans des lieux bas et humides, ce qui n'est pas le cas de la goutte.

Lorsqu'il y a production d'un mouvement fluxionnaire, le traitement est le même que pour la goutte et ce sont les granules de *colchicine* qui réussissent le mieux. Ici, de même que pour la goutte, si la colchicine est prise dès les premiers signes de douleur articulaire, la fluxion est toujours atténuée de la façon la plus notable; quelquefois même d'une façon complète. Nous avons déjà indiqué le mode d'administration de la colchicine, nous n'y reviendrons pas.

Dans la forme noueuse, où il y a déformation (quelquefois symétrique) des doigts, des mains et des pieds, c'est l'association de la *colchicine* à l'arséniate de soude qui réussit le mieux (deux granules de chaque trois à quatre fois par jour). Ce traitement ayant besoin, comme beaucoup d'autres traitements chroniques, d'intervalles de repos, l'on pourra, dans ces intervalles, continuer le traitement par l'iodoforme et le cyanure de zinc (trois granules de chaque trois fois par jour). Les frictions, massages et traitements externes devront se baser sur cette considération que la déformation tient non seulement aux dépôts qui se forment, mais encore à la contracture anormale des membres pendant les accès, tandis que les muscles douloureux se relâchent.

Ce genre de rhumatisme, loin d'être toujours dû à la surproduction et à la stase de l'acide urique, coïncide souvent avec des altérations cardiaques et provoque la formation d'hydarthroses aux genoux. Il est fréquemment héréditaire, surtout lorsqu'il dévie les doigts des mains et des pieds. En tant qu'affection parasitaire, son ferment ne se développe guère qu'aux approches ou à l'époque de la vieillesse.

Forme cellulaire. — Il n'est pas sans exemple de voir l'action rhumatismale se porter sur le tissu cellulaire et produire sur tout un membre un œdème considérable sans qu'il y ait ni altération du cœur, ni compression des veines. En pareil cas, c'est le traitement par la pilocarpine, suivie de la cochicine, qui réussira le mieux.

AFFECTIONS DU SYSTÈME CIRCULATOIRE

Les affections du système circulatoire n'offrant qu'un champ très borné à notre étude de thérapie comparée, nous ne nous y arrêterons que pour en esquisser les points essentiels, et montrer que là encore, en intervenant à l'origine de ces affections, la thérapie dosimétrique peut rendre de grands services exceptionnels.

C'est le cœur qui, étant le centre fonctionnel de la circulation, est presque toujours le point de départ des troubles circulatoires; et, comme toujours, les affections de cet appareil commencent par être des désordres fonctionnels avant de devenir des désordres organiques.

Au moment où commencent les *endocardites* et les inflammations du *myocarde*, il n'existe habituellement ni hypertrophie du cœur, ni cardiectasie; ni lésions valvulaires, ni asystolie. Ces lésions n'arrivent qu'à la suite du mouvement fébrile souvent très violent qui accompagne ces maladies.

Lorsque l'endocardite s'établit d'emblée à l'état chronique, c'est qu'il existe un état de l'organisme, héréditaire, tout spécial, et une prédisposition énorme. Il en est de même pour l'hypertrophie du cœur.

Il est cependant des affections cardiaques d'ordre purement fonctionnel et nerveux, telles que les tachycardies, les palpitations et les *angines de poitrine*.

Le premier point essentiel à remarquer dans le *Manuel Debove et Achard*, et par conséquent dans l'enseignement classique, c'est la prépondérance presque exclusive attribuée au *parasitisme infectieux* et aux *altérations parasitaires* du sang à l'origine de toutes les maladies du cœur, aussi bien aiguës que chroniques.

Prenons donc l'*endocardite* qu'on trouve toujours à l'origine de ces affections.

ENDOCARDITE

« La presque totalité des endocardites, disent-ils, est due à « des infections dont l'action sur l'endocarde est favorisée par la « situation particulière de cette séreuse en plein courant sanguin, « et par le rôle spécial que remplissent les valvules dans le fonc- « tionnement du cœur. La démonstration de ces faits est donnée « non seulement par la coexistence clinique d'accidents infec- « tieux avec l'endocardite, mais surtout par l'examen bactériolo- « gique et par la médecine expérimentale.

« La présence de microbes, signalée par maints auteurs, au « niveau des lésions endocardiques, a reçu une confirmation « décisive des recherches histologiques modernes.

« Le rôle pathogénique des microbes rencontrés à l'autopsie « a été démontré expérimentalement ; on a déterminé chez les « animaux des endocardites, en inoculant ces germes dans le « sang, après traumatisme valvulaire ou sans traumatisme.

« Mais ces microbes sont nombreux et variés. Par conséquent, « l'endocardite aiguë n'apparait plus comme une maladie *une* « dans sa nature, mais comme une localisation d'infections « diverses.

« On peut classer les faits de la façon suivante :

« 1° Endocardites infectieuses dans lesquelles l'examen bac- « tériologique a montré les microbes dont l'action est indéter- « minée ;

« 2° Endocardites dont la nature infectieuse microbique est « imparfaitement déterminée. A ce groupe appartiennent les « endocardites du rhumatisme, de la chorée, des fièvres érup- « tives, de la grippe, etc.

« Or, on a pu mettre déjà en évidence le staphylocoque blanc, « dans un cas de chorée avec endocardite ; et, sans parler des « *monadines* découvertes par Klebs, l'on a trouvé divers micro- « coques pyogènes dans le rhumatisme. En outre, dans cette

« dernière affection, M. Achalme a décrit récemment un bacille « particulier ;

« 3° Endocardites dans lesquelles l'infection ne semble pas « réellement en cause, et qui rentreraient peut-être dans les « lésions produites par les auto-intoxications. Dans ce groupe « l'on peut ranger l'*endocardite,* qui survient dans le mal de « *Brigth,* dans la goutte. Mais il convient d'ajouter que ce sont « alors des endocardites *chroniques d'emblée,* et que les lésions « relèvent d'un processus dégénératif plutôt qu'inflammatoire.

« En somme, il résulte de cette recherche pathogénique « que la plupart des *endocardites aiguës* sont de nature *infec-* « *tieuse* (1).

TRAITEMENT CLASSIQUE

« Le rôle du médecin, dit avec raison M. Barbier, l'auteur de « cet article, ne consiste pas uniquement à traiter l'endocardite « une fois développée, mais aussi à empêcher, dans la mesure « du possible, qu'elle n'apparaisse.

« Cette *prophylaxie* spéciale est obtenue par un traitement « précoce et énergique de cet état infectieux. L'antisepsie médi- « cale, en atténuant la virulence des microbes, en diminuant « leur nombre, en écourtant la durée de la maladie, et par con- « séquent en diminuant les occasions des complications infec- « tieuses, devra permettre de restreindre la fréquence de l'endo- « cardite.

« A ce point de vue le traitement du rhumatisme par le « salicylate de soude, à dose suffisante, en est une preuve. »

Voilà qui est parler d'or. — Mais M. Barbier ajoute :

« Nous ne pouvons insister ici sur cette thérapeutique qui est « celle des infections en général ». — Nous le croyons sans peine, et il y a là une raison majeure, c'est la pauvreté de la médecine classique en fait d'antiseptiques *biogènes* et *vivifiants.* Tous ceux qu'elle a adoptés en nombre déjà considérable, et tous ceux qui surgissent chaque jour sont, sans en excepter l'acide salicylique et les salicylates, des dérivés ou des congénères de l'acide phénique, c'est-à-dire des *antiseptiques extincteurs des globules rouges.* C'est la pauvreté réelle au sein d'une richesse apparente.

« Mais une fois l'endocardite en évolution, continue l'auteur,

(1) *Manuel de médecine de Debove et Achard.*

« deux indications se présentent. L'une s'adresse à l'endocardite « proprement dite, considérée comme lésion locale, l'autre aux « *accidents* circulatoires qu'elle entraine et aux phénomènes gé- « néraux qui l'accompagnent.

Par quels moyens s'opposer à ces accidents circulatoires, qui ont pour effet d'entraîner des embolies et autres lésions valvulaires irréparables ?

C'est ce que l'auteur ne nous dit pas et pour cause. La claire vue des indications et le bon vouloir sont manifestes ; ce sont les moyens d'action qui font défaut. Aussi, ajoute-t-il avec une complète sincérité :

« Localement, on ne saurait agir sur les *phénomènes inflam-* « *matoires qui se passent au niveau des valvules* ». C'est là une erreur que nous ne pouvons laisser passer. Si la médecine classique est impuissante à agir sur les phénomènes inflammatoires qui se produisent au niveau des valvules, et par conséquent sur les lésions irrémédiables qui s'en suivent, c'est qu'elle le veut bien, c'est qu'elle se complait dans son impuissance à arrêter ou mitiger tout mouvement fébrile intense.

Avec la thérapie dosimétrique dont la puissance antifébrile est certaine et perpétuellement démontrable, ces impossibilités n'existent pas, et les lésions consécutives peuvent être évitées ou atténuées.

L'auteur continue : « Il est d'observation clinique que l'appli- « cation de ventouses scarifiées, au devant du cœur, calme les « phénomènes d'excitation cardiaque et amène une sédation « remarquable des symptômes pénibles. Lorsque les symptômes « cardiaques sont modérés, et qu'il n'y a ni angoise ni oppres- « sion, cette révulsion peut suffire ; mais il arrive souvent qu'on « voit se développer des accidents myocardiaques plus ou moins « graves et qui appellent une médication plus active.

« C'est dans ces cas où l'éréthisme cardiaque est intense, et « dans lequel le malade agité, inquiet, se plaint de palpitations, « de douleurs cardiaques, d'oppression avec fièvre vive, pouls « fréquent et vibrant, que la *digitale* trouve son indication.

« On pourra employer l'infusion (20 à 60 centigrammes de « feuilles dans 150 à 200 centilitres d'eau) ou bien la macération, « ou bien la teinture à la dose de 1,0 par 24 heures. Elle peut être « associée avec avantage aux bromures alcalins. On prescrira

« ceux-ci seuls à la dose de 2 à 4 grammes, dans les cas d'*intolé-*
« *rance digitalique*, ou bien on substituera à la digitale les autres
« médicaments cardiaques, telles que la *convallia maïalis* en
« infusion ou en teinture.

« Si des accidents myocardiques graves se montrent avec
« petitesse, ralentissement et inégalité du pouls, avec tendance à
« la syncope et au refroidissement, la digitale serait contre indi-
« quée. Il faudrait revenir aux stimulants diffusibles ; à l'éther,
« à la caféine en injections sous-cutanées, à l'alcool à l'intérieur,
« etc., etc.

« Lorsque la maladie entre dans la période de production des
« lésions chroniques, l'iodure de potassium est nettement indi-
« qué. »

TRAITEMENT DOSIMÉTRIQUE

Parmi nos diverses maladies, l'*endocardite* est celle où les préparations de digitale sont le mieux indiquées. Malheureusement ces préparations sont très mal tolérées dès que leur administration se prolonge. Les sécrétions salivaires et digestives se trouvant très perverties dès le deuxième jour de la fièvre, l'estomac devient d'une susceptibilité très grande et d'une propension extrême au vomissement.

D'autre part, on sait que les qualités de la digitale varient du tout au tout, suivant qu'elle a été cueillie dans les jardins ou dans les forêts incultes. Peut-être cette variabilité existe-t-elle aussi pour leur action sur l'estomac, ce qui expliquerait l'ostracisme dont elles ont été l'objet de la part de beaucoup d'auteurs recommandables, tels que Forget, Monneret, Bouchut, Delasiauve, Peter, Frank, etc., etc.

Quoi qu'il en soit, aussi bien au point de vue de la tolérance que de la fixité d'action, la *digitaline* (bien pure) leur est infiniment supérieure.

Employée à l'état de granules, elle a l'avantage de pouvoir s'associer aux granules antiseptiques toujours indiqués également dans l'endocardite, puisque cette affection est toujours infectieuse à l'état aigu. C'est une indication qui marche de pair avec l'indication antifébrile ; par conséquent, tout en administrant la digitaline et l'aconitine à titre d'agents calmants de la circulation, on peut y joindre comme agents antiseptiques, suivant les cas : le *salycilate d'ammoniaque*, le *sulfhydral*, l'*arséniale de strychnine*, l'*arséniale de quinine*, l'*hellénine*, l'*iodoforme*, etc., etc.

Nul n'ignore aujourd'hui que dans les cas de fièvre infectieuse les substances antiseptiques agissent en même temps comme antifébriles.

Quant aux autres indications spéciales, elles ne sont pas moins aisées à remplir, sans pour cela rebuter les voies digestives du malade.

Si la douleur thoracique est violente, on la calmera au moyen de la cicutine (2 granules toutes les demi-heures) jusqu'à effet.

Si le pouls devient vibrant et plein, il y a lieu à diminuer au plus vite l'excitation cardiaque, et à cet effet on donnera la digitaline pendant quelques heures à dose plus rapprochée, 2 granules toutes les heures, pour revenir ensuite aux doses ordinaires.

Mais le traitement devra toujours se baser sur les symptômes présentés sur le moment, aussi bien pour l'administration des antifébriles que pour celle des antiseptiques. Ainsi, l'administration de l'aconitine se règlera sur l'état de la température ; celle de la digitaline sur l'intensité et le nombre des pulsations ; celle de la strychnine sur l'état de la contractilité.

Par suite de l'irritation spasmodique du nerf vague, il survient quelquefois soit du hoquet, soit de la dysphagie.

On les combattra efficacement, l'un par le valérianate d'atropine, 1 granule toutes les heures ; l'autre, par l'hyosciamine, 1 granule toutes les 2 heures.

Quant aux endocardites infectieuses *malignes*, si dangereuses et si souvent mortelles, elles sont passibles du même traitement, en y faisant prédominer les antiseptiques, tels que le sulfure de calcium, le salicylate d'ammoniaque, les arséniates ; l'hellénine et la juglandine, etc., suivant les cas et suivant la pathogénie.

« Les endocardites malignes, dit le *Manuel Debove*, contre « lesquelles on est à peu près désarmé, comportent un traitement « tonique et stimulant : quinquina, sulfate de quinine, alcool, « vin de Bordeaux et vin d'Espagne. Quant au traitement patho- « génique, il est bien incertain, quoique, à la rigueur, on puisse « essayer d'avoir recours aux divers agents antiseptiques inter-

« nes : salicylates, naphtol, salol, benzonaphtol, calomel (1) ». En langage vulgaire, cela ne s'appelle-t-il pas un traitement pour la forme ?...

LÉSIONS VALVULAIRES

Chacun sait que les lésions valvulaires, par l'obstacle qu'elles créent à la circulation, provoquent chez le même sujet, d'abord une augmentation des contractions impulsives du cœur ainsi que l'hypertrophie graduelle de l'organe. Mais, plus tard, cette suractivité contractile, diminuant de plus en plus, fait place peu à peu à un affaiblissement tel que c'est l'état contraire, c'est-à-dire l'*asystolie*, qui se produit.

Dans l'un comme dans l'autre cas, la médecine peut intervenir utilement et retarder la production des désordres cardiaques. Dans le premier, en modérant et régularisant les mouvements contractiles; dans le second, au contraire, en soutenant et facilitant le même mouvement.

Mais, tandis que la thérapie classique ne peut intervenir que par les conseils hygiéniques, la dosimétrie peut le faire, et par l'hygiène, et par des moyens curatifs efficaces.

La raison en est bien simple. C'est que tant que l'incommodité cardiaque n'est pas assez forte pour forcer le malade à garder la chambre, il ne s'astreint pas à prendre les préparations peu ragoûtantes de digitale, de bromure, d'aconit, de noix vomique, etc., qu'on peut lui prescrire. Les fioles venues de chez le pharmacien restent intactes sur la table de nuit. Le même malade prendra très bien, au contraire, les granules attrayants de digitaline, d'aconitine, d'arséniate de strychnine, de caféine, etc., parce qu'il peut les mettre dans son gousset et les avaler sans dérangement.

Ainsi, à tous les points de vue, *n'y a-t-il pas là encore pour la thérapie classique* une cause d'infériorité énorme ?

(1) *Manuel de médecine Debove et Achard*, t. 2, p. 96 et 97.

CARDIALGIE

ANGINE DE POITRINE

L'angine de poitrine est une névrose du cœur très douloureuse, très poignante, souvent rebelle à la vieille thérapie galénique, et qui, au contraire, cède très bien à l'alcaloïdo-thérapie dosimétrique toutes les fois qu'elle se présente comme affection simple; et point comme complication d'un rétrécissement de l'orifice aortique. Voyons d'abord le traitement de la médecine classique au moment de l'accès et dans l'intervalle des accès.

TRAITEMENT DE L'ACCÈS

« Il convient d'agir vite. Employer immédiatement les ventouses scarifiées sur la région précordiale; ou bien vésication au moyen de l'ammoniaque; ou bien compresses de chloroforme.

« Parmi les médicaments de choix, notons le *nitrite d'amyle* qu'on emploie en inhalations de 3 à 6 gouttes au début sur un mouchoir. Son action est rapide, instantanée même, mais passagère. De plus, il y a une accoutumance assez rapide qui force à augmenter la dose. On pourra répéter l'inhalation si l'accès se prolonge.

« La nitroglycérine ou trinitrine s'administre soit par la bouche, soit en injections sous-cutanées, plus actives, qui sont assez bien tolérées. Elle agit moins vite que le nitrite d'amyle, mais son action est plus durable.

« On tire avantage de l'emploi du nitrite d'amyle dans les accès, et de la trinitrine entre les accès. Cette dernière provoque quelquefois une céphalalgie sus-orbitaire qui force à diminuer les doses.

« Le nitrite d'amyle et la trinitrine agissent en dilatant les vaisseaux sanguins périphériques, en augmentant la force et la fréquence des battements cardiaques, surtout du côté du cou et de la tête.

Dans le *traitement entre les accès*, « on évitera les médica-
« ments qui augmentent la tension artérielle, médicaments vaso-
« moteurs, tels que : digitale, caféine, ergot de seigle, bromures ;
« ou bien ceux qui affaiblissent les contractions cardiaques :
« vératrine, chloral, cicutine, sels de potasse.

« On aura recours au traitement *ioduré* qui, dans certains
« cas, semble avoir donné des guérisons, en commençant par
« 0,50 jusqu'à 3 et 4 grammes. Ce traitement devra être longtemps
« suivi.

« Les pratiques hydro-thérapiques sont contre indiquées, sur-
« tout dans les cas où une excitation nerveuse périphérique pro-
« voque l'accès. Les stations hydro-minérales sont celles qui
« s'adressent à l'artério-sclérosie ou à l'arthritisme.

« Le régime et l'hygiène devront être réglés de façon à ce que
« les causes occasionnelles de l'accès soient rigoureusement
« évitées (1). »

Ainsi, tout le traitement classique entre les accès, traitement curatif, se borne à l'*iodure* de sodium ou de potassium, ce qui est peu ! Ce n'est pas que l'*iodure* de potassium ne soit très indiqué et très utile dans beaucoup de cas ; mais pas dans le plus grand nombre et d'une façon exclusive.

Le Traitement dosimétrique, qui s'adresse d'avantage et de préférence à l'élément nerveux, dès que les inhalations de *nitrite d'amyle*, les frictions rubéfiantes, etc. ont mis fin à l'accès, présente des ressources *plus sures*, plus nombreuses et mieux tolérées. Même avant la fin de l'accès, l'on peut donner l'hyosciamine et la daturine (ou bien l'atropine), 1 granule tous les quarts d'heure. Si les spasmes sont douloureux, on y joindra le bromhydrate de morphine, 2 à 3 granules toutes les heures. Si l'on a besoin d'obtenir un résultat rapide, l'on n'a qu'à faire fondre dans quelques gouttes d'eau pure de 3 à 5 granules de bromhydrate de morphine et 1 granule de sulfate d'*atropine* et à les injecter séance tenante ; il est bien rare que l'on n'obtienne de suite un soulagement immédiat.

Chez certains malades qui ont déjà fait abus des opiacés, l'on se trouvera mieux du bromhydrate de cicutine associé ou non à l'aconitine, donnés de la façon suivante : 2 granules de cicutine de quart d'heure en quart d'heure, trois à quatre fois de suite ;

(1) Debove et Achard, *Manuel de Médecine*, t. II, p. 334 et 335.

ou bien 2 granules de cicutine et 1 d'aconitine, si l'on associe ce dernier. Enfin signalons l'iodure de sodium et le bromure de camphre qui, en bien des cas, peuvent rendre de précieux services.

Les insuccès de la médecine classique ont souvent pour première et principale cause : *l'intolérance* de ses préparations pharmaceutiques. En voici, pour l'affection qui nous occupe, un exemple typique :

Un lundi, 25 octobre 1888, j'étais appelé rue Centrale, 28, pour Mme veuve B..., dont le domicile réel était Montée du Télégraphe, 4. C'était une personne de 45 à 50 ans, très pimpante et très soignée dans ses atours, qui étant allée dîner chez son fils, commerçant, rue Centrale, y avait été prise de spasmes accompagnés de syncopes et de suffocations.

Depuis trois ans déjà, Mme B..., d'un tempérament lymphatico-nerveux, était sujette à ces spasmes survenus peu à peu, à la suite de grandes contrariétés. Mais cette fois le mal avait été plus violent que d'habitude, et s'était aggravé d'une indigestion des plus pénibles.

Un docteur distingué du voisinage, ami du fils, avait été appelé ; mais les deux potions qu'il avait prescrites n'avaient pu produire aucun effet. Dès la deuxième cuillerée il y avait eu intolérance pour l'une comme pour l'autre ; si bien que sauf quelques légères intermittences, les souffrances spasmodiques et les accès de suffocation avaient duré toute la nuit.

Ne pouvant absorber les potions du *Codex*, Mme B..., qui connaissait l'existence et les bons effets des granules dosimétriques, y avait songé, et avait bataillé sans trève jusqu'à ce qu'on allât me chercher.

Dès mon entrée dans la maison, je fus pris à part par la belle-fille qui tenait à cœur de me mettre au courant de la situation et de l'état de la malade qu'elle croyait désespéré.

L'on me demandait surtout le service de relever le moral abattu de la malade ; car pour ce qui est de la guérison, l'on savait très bien, disait-elle, qu'il n'y avait rien à espérer de ce côté-là... Bien des médications avaient été essayées, et rien ne pouvait faire mieux que ce qui avait été fait.

Cela ne m'empêcha pas d'examiner attentivement la malade, qui était très fatiguée et très défaite. Elle vomissait tout ce qu'on essayait de lui faire prendre, et se plaignait d'une constriction douloureuse de la poitrine s'exaspérant par intervalles.

La température ne présentait rien d'anormal, mais le pouls, très déprimé, présentait environ 90 pulsations. Le ventre était souple et libre, par exception et par précaution préventive de la malade. En somme, l'état général n'offrait rien d'immédiatement dangereux. Tout pouvait rentrer dans l'ordre en faisant cesser l'état de spasme.

En attendant qu'on allât chercher et qu'on apportât les granules que j'allais ordonner, je fis prendre à la malade de l'eau sucrée à la fleur d'oranger et du sirop de codéïne qu'on avait sous la main, administrée par petites cuillerées à café toutes les cinq minutes ; après quoi je lui prescrivis les granules ci-après : aconitine, brucine, bromhydrate de cicutine, valérianate de caféine, à prendre 1 granule de chaque ensemble toutes les demi-heures, jusqu'à rétablissement régulier de la respiration ; et à prendre ensuite toutes les heures, une fois ce premier résultat obtenu. Ces quatre granules étaient donnés dans une cuillerée à soupe d'une infusion de menthe très chaude, additionnée de trois ou quatre gouttes d'élixir de chartreuse. Application de flanelle très chaude sur la poitrine.

Ces prescriptions, commencées vers les quatre heures de l'après-midi, furent exécutées très ponctuellement.

Le résultat en fut prompt et dépassa mes espérances. Dès le soir même la malade put recouvrer les mouvements de respiration et prendre un assez long sommeil pour réparer les angoisses de la nuit précédente. Il en fut de même dans l'entourage, où l'on était singulièrement ébahi de ce résultat, ainsi que je le vis le lendemain matin.

Je m'étais rendu de bonne heure auprès de ma malade, que je trouvai à moitié assise dans son lit, m'accueillant de son sourire le plus gracieux. Le pouls était revenu à son rythme normal ainsi que la respiration.

Je fis continuer le même traitement avec de simples interruptions au moment des repas. Régime léger, potages et aliments aussi dépourvus de beurre que possible et tout d'abord potage aux poireaux.

L'état de calme se continua toute la journée, sauf vers les

cinq heures du soir où il y eut un léger spasme et de l'anxiété, mais qui fut de peu de durée.

Je fis reprendre l'administration des granules de demi-heure en demi-heure, quatre fois de suite, après quoi on ne les donna que toutes les heures et seulement lorsque la malade s'éveillait.

Le 27, au matin, dans le but de prévenir un retour périodique du spasme, je modifiai la prescription première, en la remplaçant par celle-ci : aconitine, arséniate de strychnine, valérianate de quinine, bromhydrate de cicutine, à prendre un granule de chaque, ensemble, toutes les heures, sauf au moment des repas. Ajouter 1 granule de quassine à la première cuillerée de potage.

A partir de ce jour, l'amélioration se maintint. Tout allait bien et il semblait que la guérison fut complète. Mais il restait de la gêne respiratoire, perceptible surtout pour Mme B... lorsqu'elle montait des escaliers, et qui existait depuis longtemps. Elle n'en parlait pas auparavant, me dit-elle, parce qu'elle croyait que c'était un mal sans remède.

Contre cette incommodité qui me parut provenir d'une *asystolie* cardiaque, je prescrivis, en outre d'un usage quotidien, du sedlitz Ch. Chanteaud à petites doses, les granules ci-après, remplaçant ceux antérieurement employés :

Arséniate d'antimoine. . .	2	granules
Valérianate de caféine. . .	2	—
Bromhydrate de cicutine. .	1	—

à prendre ensemble, trois fois par jour, à intervalles réguliers.

Il y eut encore de ce côté une amélioration très notable ; assez forte même pour que la malade se crût revenue à une santé complète.

Pendant deux ans, elle ne vint réclamer mes conseils que tous les trois à quatre mois.

Je l'avais même perdue de vue depuis près d'un an, lorsqu'au printemps de 1890, elle fut reprise d'un violent accès de spasme. Comme je me trouvais absent, et que mon absence devait se prolonger, on eut recours à un des médecins du quartier.

Malheureusement, cette fois encore, les médicaments prescrits ne purent être tolérés.

L'embarras était grand, lorsqu'une bonne voisine suggéra au

fils de chercher dans mes prescriptions celle qui avait été employée en premier lieu, et qui avait si bien réussi lors de l'attaque initiale dans la rue Centrale.

Ainsi dit, ainsi fait. Ma première formule ayant été retrouvée, on s'en fut expliquer l'urgence et la singularité du cas à un pharmacien compatissant qui voulut bien, par exception, livrer les précieux granules; et comme la première fois, les choses allèrent pour le mieux. A mon retour, le surlendemain, je trouvai Mme B. sur pied et triomphante de s'être tirée d'affaires avec mes vieux papiers.

Cet heureux résultat n'était pas fait pour me déplaire. C'était un témoignage éclatant de la précision avec laquelle peuvent agir les traitements alcaloïdiques.

Depuis cette époque, je n'eus qu'une seule fois l'occasion de voir cette malade. De nouvelles contrariétés morales étant venues l'assaillir, elle cessa, de parti pris, de se soigner, et un beau matin elle fut trouvée morte dans son lit.

MALADIES DU SYSTÈME NERVEUX

MÉNINGITE AIGUE CÉRÉBRALE

« L'immense majorité des méningites aiguës, dit le *Manuel* « *Debove et Achard,* relève de l'infection. Les cavités occulaire, « auriculaire et nasale représentent, lorsqu'elles sont malades, « des foyers infectieux profonds où se multiplient sur place, et « rayonnent aux alentours, des infections tenaces, destructives, « envahissantes, dont les agents microbiens inoculent les ménin- « ges voisines.

« Comme à l'état normal les cavités sont l'habitat d'une flore « bactérienne très variée et riche en microbes pathogènes, il « n'est pas nécessaire d'invoquer une lésion de voisinage pour « expliquer l'origine infectieuse d'une méningite. Cependant, « dans la majorité des cas, l'on retrouve cette lésion causale, « sous forme d'une otite, d'une rhinite ou d'une ostéite de voi- « sinage.

« On compte donc, suivant leur cause productrice, diverses « espèces de méningites :

« La *méningite pneumococcique,* c'est la plus fréquente de « toutes et elle peut se produire aussi bien pendant une pneu- « monie qu'en dehors de cette affection.

« La *méningite bacillaire,* celle qui est dénommée vulgairement « méningite tuberculeuse ;

« La *méningite streptococcique*;

« La *méningite staphylococcique.*

« Les méningites aiguës, qui reconnaissent aussi pour causes « adventive, l'insolation, l'érésypèle, le rhumatisme, la syphilis, « débutent soudainement par une fièvre intense, des vomisse-

« ments, des douleurs de tête, un délire furieux, la contracture « des muscles de la face, le trouble des yeux et de la respiration, « le *cri encéphalique* et le coma.

TRAITEMENT CLASSIQUE

« Le traitement des méningites aiguës n'est pas long à exposer, « dit le *Manuel Debove et Achard :*

« Peu d'affections, en effet, échappent aussi complètement à « l'action thérapeutique. La situation des méninges, leurs « rapports avec le cerveau, et la rapidité extrême du processus « morbide expliquent l'inutilité de l'intervention chirurgicale.

« Le traitement prophilactique consiste dans l'hygiène anti- « septique des cavités naturelles d'où part l'infection des séreuses « crâniennes.

« Celui de la méningite tuberculeuse, tout en s'inspirant des « mêmes règles, commande en outre de soustraire l'organisme « suspect à toute contagion de tuberculose, à la vie urbaine, « ainsi qu'à la mauvaise hygiène générale. Elle impose aux « jeunes gens un régime cérébral particulier, exempt de sur- « menage.

« Le traitement symptomatique se réduit à quelques indica- « tions autour du malade : silence, obscurité et repos.

« A l'intérieur, contre la douleur, l'analgésine, les opiacés, le « chloral ; — contre l'agitation, les bromures alcalins, les « antispasmodiques (lesquels ?) ; les affusions et applications « froides, l'hydrothérapie (bains tièdes et froids) dans les formes « ataxiques.

« Dans la méningite tuberculeuse, on a l'habitude de prescrire « le calomel à dose fractionnée ; les iodures alcalins à faible dose. « On a essayé plus récemment les anti-bacillaires en injection « hypodermique (créosote, gaïacol, iodoforme), ou en application « sur le cuir chevelu (pommade iodoformée).

« Ces méthodes, du moins inoffensives, ont l'avantage de ne « pas ajouter aux souffrances de la maladie celles des anciens « traitements (vésicatoires, huile de croton, saignée).

» Le dernier mot du traitement et l'indication suprême, en « présence d'une méningite, consiste à instituer sans retard le « traitement antisyphilitique sous sa forme mixte et intérieure,

« à moins de contre indication formelle tirée de l'origine même de « la situation pathognomonique.

TRAITEMENT DOSIMÉTRIQUE

Deux indications essentielles que la thérapie néglige universellement, soit par oubli, soit par impuissance, se présentent ici bien évidentes.

1° Celle de neutraliser au plus vite l'action des microzymes infectieux reconnus les facteurs de la méningite ;

2° Celle de combattre la congestion des capillaires du cerveau qui est commune à tous les cas de méningite.

Pour l'alcaloïdo-thérapie ces deux indications sont faciles à remplir, la première au moyen de la *juglandine*, de l'*arséniate* de soude et de l'iodoforme. La seconde au moyen de l'aconitine.

Jusqu'en ces derniers temps, la nature microzymique de la méningite n'ayant pu être démontrée, il n'y avait rien d'anormal à ce que la première des indications, toute fondamentale qu'elle soit, ne fût pas relevée.

Mais, aujourd'hui, il ne saurait plus en être de même.

La juglandine, si nous en croyons tous les pharmacologistes, possède à un degré supérieur toutes les propriétés antiseptiques et antistrumeuses de l'extrait de feuilles de noyer.

Or, l'extrait de feuilles de noyer a fait brillamment ses preuves entre les mains du professeur *Luton*, de Reims, contre la granulie pulmonaire et méningée (méningite granuleuse).

« Les effets de ce remède, dit-il, sont prompts à se faire sentir.

« Dès le premier jour, ils sont appréciables ; la fièvre s'abaisse ; « la langue se nettoie, l'appétit renait ; le malade semble en un « mot renaître à la vie ; toutes les fonctions un instant suspen- « dues ou perverties reprennent leur naturel. Les accidents locaux « qui existent, soit du côté de la poitrine, soit du côté des voies « digestives, s'atténuent parallèlement.

« — Quant à la forme encéphalique, nous serons moins encou- « rageant, car le plus souvent la médication est intervenue trop « tard, et l'on a été débordé par la rapidité des accidents. Sans « compter que la tendance aux vomissements empêchait l'ab- « sorption du médicament.

« Pour ce cas particulier, il y aurait lieu de donner l'extrait de « noyer en lavement; ou bien, si l'on parvenait à degager un prin- « cipe actif, cristallisable ou soluble, on aurait recours à la « méthode hypodermique. En dépit de ces difficultés, nous avons « la ferme conviction d'avoir prévenu ou enrayé de véritables « cas de méningite tuberculeuse, et cela grâce au moyen que « nous préconisons (1).

De telles affimations venant d'un auteur aussi justement estimé ne doivent pas passer inaperçues; et nous mettrons d'autant moins en doute l'action antiseptique spéciale et les vertus antistrumeuses des feuilles de noyer et de juglandine que d'autres auteurs tels que *Négrier*, d'Angers, les ont également reconnues.

Comme il n'est jamais de trop de deux et trois moyens énergiques contre une affection aussi redoutable que la méningite aiguë, sporadique ou épidémique, nous leur adjoindrions sans hésiter, le cas échéant, l'arséniate de soude (ou peut-être même l'arséniate de strychnine dans certains cas), ainsi que les granules d'iodoforme.

D'autre part, nous savons que contre l'inflammation et l'hypérémie méningées, l'*aconitine*, à des doses continues de 1 granule, de quart d'heure en quart d'heure ou toutes les demi-heures, manifeste une efficacité des plus remarquables.

Par conséquent, avec ces deux moyens réunis, employés de bonne heure, l'on peut très bien espérer de mener à guérison la méningite cérébrale tout comme la péricardite ou la pleurite.

Nous arrivons du reste, ici, par des voies différentes et imprévues, aux mêmes conclusions que d'Olliviera Castro, avec cette différence qu'écrivant il y a dix ans en l'absence de toute certitude sur la nature microbique de la méningite, il est moins affirmatif que nous au sujet de l'efficacité absolue des antiseptiques énoncés ci-dessus, que nous considérons comme certaine si l'administration en est commencée de bonne heure.

« La guérison des granulations, dit-il, peut être tentée par « les mêmes moyens que ceux que nous donnons contre la scrofulose.

« Il ne faut pas se borner à attaquer les lésions déjà formées, « il faut encore améliorer la constitution organique pour empê-

(1) Luton. *Études de thérapeutique*, p. 355.

« cher la production de lésions nouvelles. On donnera, dans ce « but, la juglandine avec l'iodoforme et l'arséniate le plus en « situation. 2 granules de chaque (1) trois à quatre fois par jour. »

Dans le cas où l'aconitine ne serait pas suffisante pour réprimer la fièvre, il faudrait lui ajouter la vératrine et la digitaline.

S'il arrive que la fièvre présente des intermittences, on devra prévoir comme possible son caractère pernicieux et la traiter en conséquence par la quinine ; granules de bromhydrate et de ferrocyanate de quinine, 5 de chaque tous les quarts d'heure en y ajoutant 1 granule d'arséniate de strychnine.

Si la *céphalalgie* persiste malgré l'emploi de l'aconitine, on lui adjoindra le camphre monobromé, 3 granules toutes les demi-heure jusqu'à effet. Il en sera de même pour le *délire.*

Contre les vomissements, l'hyosciamine a souvent de très bons effets. On n'en donnera qu'un seul granule à la fois, en en surveillant les effets qui sont habituellement très prompts. Chez les enfants, un 1/2 granule sera suffisant. Dans les deux cas, on renouvellera toutes les heures ou toutes les demi-heures, suivant les besoins.

Comme il y a toujours une grande tendance à la constipation, l'usage du sedlitz Ch. Chanteaud et même celui concomittant d'un granule d'hyosciamine et de brucine donnés ensemble, sera souvent nécessaire.

Contre les convulsions, on donnera la *vératrine* (1 à 3 granules toutes les 1/2 heures), et si celle-ci est mal supportée, on la remplacera par le *croton chloral* (2 granules tous les quarts d'heure).

Les paralysies passagères seront combattues par la strychnine ou la brucine (1 à 2 granules toutes les demi-heures ou tous les trois quarts d'heure) ; — quant aux autres, elles exigeront l'emploi de l'électrothérapie.

Quant aux révulsifs, ils sont aujourd'hui universellement abandonnés, et à juste titre, puisque l'affection est reconnue de nature microbienne.

(1) Les granules actuels de juglandine ont été portés à 1 centigramme.

MÉNINGITE RACHIDIENNE

Cette maladie reconnait la même étiologie générale et relève des mêmes causes pathologiques aiguës et chroniques, et se caractérise généralement par de la fièvre avec douleurs vertébrales et névralgiques irradiées, contracture des muscles postérieurs du tronc, etc.

TRAITEMENT CLASSIQUE

« Ventouses scarifiées le long du rachis et médication anal-
« gésique, morphine, antipyrine, bromures alcalins, hydrate de
« chloral.

« Contre l'inflammation, la révulsion ignée locale et la déri-
« vation intestinale par le calomel. Dans certains cas, l'applica-
« tion de la glace sur le rachis pourra être tentée. Si la syphilis
« est admissible, le traitement spécifique s'impose sous sa forme
« mixte intensive, frictions mercurielles et iodure de potassium
« à hautes doses.

TRAITEMENT DOSIMÉTRIQUE

Les deux indications primordiales, que nous avons relevées pour la méningite cérébrale, s'imposent également ici. Combattre tout à la fois la *cause infectieuse* et *l'inflammation*. Pour cela, nous donnerons alternativement, tous les quarts d'heure, une fois les granules de juglandine, d'arséniate de soude et d'iodoforme; l'autre fois ceux d'aconitine, digitaline et vératrine. Dans les cas graves même, il n'y a pas à hésiter à donner tous ces genres de granules à la fois; car il est d'une urgence extrême ici que l'inflammation ne se propage au tissu nerveux entouré par les méninges, et ne provoque une myélite dont le pronostic est toujours beaucoup plus grave.

Contre les douleurs du rachis provoquées par la compression des tissus congestionnés sur les racines sensitives, on donnera le camphre bromé et la cicutine, 2 granules de chaque toutes les demi-heures jusqu'à effet calmant.

Contre les contractures, la dyspnée et la dysphagie, dérivant de la compression des racines motrices, on pourra donner l'hyosciamine, 1 granule toutes les 2 heures, ou le chloral, 2 granules toutes les demi-heures.

A l'hyperesthésie, on opposera le tannate de cannabine, 2 granules toutes les demi-heures ; de même qu'à la paraplégie l'on pourra opposer la brucine ou la strychnine.

Dans la méningite spinale chronique, les indications sont les mêmes, sauf la violence des symptômes. Souvent, cependant, la fièvre présente des intermittences qui réclament l'administration du sulfate de quinine.

MYELITES AIGUES ET CHRONIQUES

MYÉLITES AIGUËS

Elle apparait le plus souvent à la suite de maladies infectieuses. Peut être parenchymateuse ou intersticielle, suivant que l'inflammation affecte les cellules nerveuses ou le tissu conjonctif. La détermination de la cause interne ou externe est ici très importante.

La forme la plus fréquente est la myélite et méningo-myélite syphilitique.

Se manifeste habituellement par des douleurs rachidiennes avec fièvre et paralysie.

TRAITEMENT CLASSIQUE

« Ventouses scarifiées. — Sachets de glace. — Révulsion ignée, pommade stibiée.

« En raison de la tendance qui règne aujourd'hui à admettre l'origine infectieuse de la plupart des myélites, il nous parait plus rationnel de recourir à la quinine et aux agents de l'antisepsie interne naphtol, salol, benzonaphtol, etc. On ne négligera pas le traitement de la rétention d'urine et la prophylaxie de la cystite purulente (1). »

TRAITEMENT DOSIMÉTRIQUE

Les lésions médullaires débutant toujours par l'hypérémie congestive et s'aggravant par elle ; et, d'autre part, la cause infec-

(1) *Manuel de Médecine* Debove et Achard.

tieuse étant admise, le traitement ne saurait différer beaucoup de celui de la méningite.

Contre l'élément infectieux, nous nous garderons bien de donner ni le salol, ni le naphtol, ni le benzol, toutes substances encombrantes, odieuses à l'estomac et ennemies des globules. Nous donnerons en place la *juglandine*, l'*iodoforme* et l'arséniate de soude, dont les granules seront admirablement bien tolérés par l'estomac et dont l'expérience a depuis longtemps consacré l'efficacité.

Contre la fièvre et l'inflammation, nous donnerons les granules défervescents : aconitine, digitaline, vératrine, 1 granule de chaque toutes les demi-heures ou tous les quarts d'heure jusqu'à effet. Souvent, on sera obligé d'y ajouter soit la cicutine, soit l'hyosciamine, comme calmant du symptôme douleur.

Quant aux révulsifs, nous nous bornerons à la cautérisation ignée, si cette indication se présente, et nous prescrirons les sachets de glace qui, dans bien des cas, peuvent augmenter l'hypérémie.

Nous avons mentionné la diathèse syphilique.

La diathèse rhumatismale pourra se présenter également et devra être combattue soit par la colchicine, soit par le salicylate de soude.

Les perturbations viscérales déterminées par les lésions médullaires donnent lieu le plus souvent aux symptômes les plus variés, gastralgies, pleurodynies.

Que ces lésions de la moëlle et les perturbations douloureuses qui en sont la suite, soient ou ne soient pas curables, le médecin n'en est pas moins obligé d'intervenir, et s'il n'a à sa disposition que des révulsifs douloureux ou des préparations nauséeuses, il se trouve vis-à-vis du malade et de ses proches en piteuse figure.

Sous ce rapport encore, la dosimétrie conserve toute sa supériorité.

Aux phénomènes de paraplégie, il opposera l'hypophosphite de strychnine, le phosphure de zinc, l'acide phosphorique. Deux granules, trois à quatre fois par jour.

Pour les douleurs quelquefois fulgurantes, il aura recours aux bromhydrates de cicutine et de morphine, ou bien le croton-chloral (2 granules tous les quarts d'heure), d'autres fois à l'hyosciamine.

Dans les cas de rétention d'urine, les benzoates, l'arbutine, l'acide benzoïque, pourront faciliter le cathétérisme et prévenir les troubles du côté de la vessie.

Contre les hypéresthésies, on pourra recourir au tannate de cannabine et au croton-chloral.

Mentionnons enfin l'électricité qui, dans certains cas d'anesthésie, pourra intervenir utilement par des courants continus.

MYÉLITES CHRONIQUES

Les accidents de paraplégie, d'affaissement des membres supérieurs, de fourmillements, de tremblements, etc., étant beaucoup plus longs à se produire, le traitement sera dirigé en conséquence. Mais, au fond, les indications et les moyens sont les mêmes que pour la myélite aiguë.

NÉVROSES

HYSTÉRIE

Cette névrose du grand sympathique, qui provient quelquefois de l'anémie, mais le plus souvent d'une prédisposition au déséquilibre dynamique, est le type des affections nerveuses pures.

Comme jusqu'ici on ne lui a pas trouvé de substratum anatomique, l'hystérie apparait de plus en plus comme une maladie mentale, une *psychose*.

Cette névrose, très rare chez l'homme, affecte deux formes bien distinctes :

La *grande hystérie*, dont les accès ressemblent de prime abord à ceux de l'épilepsie, mais qui s'en distinguent en ce qu'ils ne sont caractérisés que par des contorsions, des hallucinations et pas de morsure à la langue.

La *petite hystérie*, qui est la forme la plus commune, se caractérise par des attaques moins violentes, précédées de désordres fonctionnels, lassitude, pleurs, rires, boule hystérique, constrictions de la poitrine et du cou, douleur partant de l'ovaire et arrivant au larynx ; sifflements dans les oreilles, troubles visuels, chute sans perte de connaissance; cris, congestion de la face, hoquet. La crise se termine par une détente, pleurs, évacuation d'urine. Si ces symptômes font défaut, il y a de grandes probabilités pour que l'accès recommence.

L'hystérie peut ne pas se manifester par des convulsions et prendre des formes variées; anesthésie, d'ordinaire à gauche. La peau du côté insensible est pâle et ne donne pas de sang à la piqûre. Contractions généralisées ou locales. Hémiplégie thoracique temporaire. Névralgies variables, intercostale, épigastrique, clou histérique, etc. Perte de la voix, perturbations mentales, hallucinations, délire érotique, délire religieux.

Il peut se présenter, en outre, une hystérie pathologique caractérisée par de la fièvre et des troubles de la nutrition.

TRAITEMENT CLASSIQUE

« Le traitement classique, après avoir constaté que l'opinion ancienne et très répandue qui consistait à croire que les satisfactions sensuelles étaient le grand remède de l'hystérie, est une opinion controuvée et démontrée fausse par feu le Dr Briquet ; après avoir, d'autre part, cité sur le même sujet l'opinion du docteur Peter, qui, dans une étude très soignée de cette maladie, pose cette conclusion : que le mariage n'est pas un remède contre cette maladie qui peut s'amender ou s'aggraver suivant les circonstances ; se borne à passer en revue les moyens offerts par l'*hygiène* pour enrayer ou amender cette maladie.

« Ces moyens sont l'*hydrothérapie*, l'*électrothérapie*, la *psychothérapie*, c'est-à-dire la suggestion. Ce n'est que bien rarement et par exception qu'ils donnent une apparence de bons résultats.

« Quant aux médicaments, le seul qui ait été essayé contre la grande hystérie, n'a donné que des résultats négatifs. C'est le *bromure* de potassium (1). »

TRAITEMENT DOSIMÉTRIQUE

On peut dire du traitement alcaloïdique que, même dans cette ingrate maladie, il soulage toujours et guérit quelquefois.

L'hystérie s'accompagnant de constipation dans l'immense majorité des cas, la première indication à remplir est celle d'assurer une exonération intestinale régulière, et d'instituer, pour chacun des cas, un régime approprié, nutritif et rafraîchissant à la fois, dans le genre de celui que nous avons exposé à propos de la lithiase rénale.

Une autre indication, non moins fondamentale, est celle d'assurer et d'affermir l'équilibre du système nerveux. Pour cela, on

(1) *Dictionnaire des Sciences médicale*, Dr Dechambre, art. Hystérie.

donnera la triade antipyrétique *aconitine, digitaline*, arséniate de strychnine, un granule de chaque deux fois par jour, le matin en se levant et le soir en se couchant. Si l'hystérie s'accompagne de spasmes, on y ajoutera l'hyosciamine, et on les donnera au besoin trois fois par jour.

Dans les cas d'anémie et de pauvreté du sang, les granules d'arséniate de fer et d'hypophosphite de chaux seront très utiles.

S'il y a prédominance congestive, on insistera sur l'aconitine ; s'il y a, au contraire, des battements de cœur, c'est la digitaline qui sera administrée.

Les contractures, qui sont quelquefois très intenses, devront être combattues sans retard, car le succès dépend ici de la rapidité de l'action. Cette action de détente, on la demandera à l'hyosciamine ; on donnera un granule tous les quarts d'heure jusqu'à effet. En cas d'intolérance de l'hyosciamine, on la remplacerait par le croton-chloral.

Contre l'*anesthésie*, on donnera le nitrate de pilocarpine, trois à quatre granules, trois fois par jour, loin du dernier repas.

Contre l'*hypéresthésie*, au contraire, c'est la cicutine, deux granules toutes les heures, qui seront le plus utiles ; et on peut joindre à leur action celle des stimulants extérieurs.

Pendant les attaques, l'intervention du médecin est habituellement d'un minime secours, et il est reconnu aujourd'hui qu'il y a plus d'avantage pour le malade à ce que l'accès se résolve après avoir fait son cours, qu'à le faire avorter ; car, en ce dernier cas, on voit les attaques récidiver avec opiniâtreté. A cette période, l'indication la plus en vue est celle du camphre monobromé.

Contre les paralysies, qui ne sont le plus souvent que dynamiques et temporaires, on opposera comme d'habitude le phosphure de zinc et l'arséniate de strychnine, ou bien la brucine et le phosphure de zinc. — Deux granules de chaque dans les deux cas, renouvelés trois à quatre fois par jour.

CHORÉE

Cette névrose se caractérise par un trouble des mouvements volontaires, par des mouvements et secousses involontaires débutant par la face, d'autres fois par une main et se généralisant bientôt en une décoordination générale des mouvements.

Fréquente chez les femmes chlorotiques et les enfants, elle provient, le plus souvent, d'hérédité épileptique, hystérique, alcoolique, rhumatismale, etc. Contrairement à toutes les apparences, cette maladie peut se ranger, elle aussi, parmi les maladies *parasitaires, attendu qu'elle est épidémique dans les hôpitaux d'enfants.*

TRAITEMENT CLASSIQUE

Purement symptômatique et très vague.

« Cette maladie, dit le *Manuel Debove et Achard*, est généralement bénigne et tend spontanément à la guérison dans l'espace de deux à trois mois. Aussi, dans un grand nombre de cas, peut-on se contenter d'établir autour du petit malade une hygiène convenable, et de remplir les indications fournies par son état général.

« L'emploi des toniques est justifié, dans le plus grand nombre de cas, par l'anémie plus ou moins prononcée des choréiques ; et l'on administre avec avantage les préparations ferrugineuses : le quinquina et l'arsenic. *Ce dernier médicament a été employé fréquemment et semble avoir donné des résultats favorables.* (Souligné par nous.)

« Chez les scrofuleux et les lymphatiques, on a conseillé les iodures alcalins, soit l'iodure de fer. L'hydrothérapie a donné souvent de bons résultats. La chorée étant quelquefois occasionnée par des vers intestinaux, il est toujours prudent de donner un vermifuge, avant tous autres traitements.

« Dans les chorées intenses, de nouvelles indications sont fournies par la violence des mouvements, l'épuisement qui en est la conséquence, la perte de sommeil qui en résulte.

« Divers médicaments antispasmodiques usités autrefois, tels « que la valériane, la belladone, l'oxyde de zinc, le musc, l'assa « fœtida, sont à peu près délaissés entièrement aujourd'hui.

« L'opium a été administré à doses élevées et croissantes, jus« qu'à 4 et 5 centigr. répartis dans les vingt-quatre heures, et « même jusqu'à 0,50 et jusqu'à 1 gramme (Trousseau), à raison « de 25 milligr. toutes les heures.

« Récemment l'antipyrine a donné des résultats favorables à « la dose moyenne de 3 grammes par jour. Dans les cas graves, « l'on pourra employer les inhalations de chloroforme et d'éther, « de façon à provoquer le sommeil et à calmer ainsi l'agitation « choréique. Ou bien donner le chloral à l'intérieur à la dose de « 3, 4 et 5 grammes. Il est bon, toutefois, de ne pas continuer « longtemps l'emploi du chloral, surtout s'il y a des complica« tions cardiaques, en raison de son action sur l'appareil circu« latoire.

« L'application du froid le long de la colonne vertébrale sous « forme de pulvérisations d'éther ; l'électrisation faradique ; de « même que la gymnastique (Blache) ont été employées non sans « succès. »

TRAITEMENT DOSIMÉTRIQUE

Le traitement classique qui se distingue surtout par la multiplicité de ses moyens n'est un peu affirmatif que sur un point, celui de l'administration de l'acide arsénieux qui n'agit jamais que par ses propriétés antiseptiques.

Pour nous, qui cherchons avant tout à discerner les indications, nous trouvons là une confirmation de ce que nous avons souligné sur le caractère épidémique et microbique de la chorée.

D'Oliveira Castro considère cette affection comme une lésion de nature rhumatismale localisée dans le névrilème rachidien; en conséquence il préconise et emploie la vératrine jusqu'à dose saturante.

Nous sommes loin de contredire à cette *pathogénie*, qui me paraît bien la plus vraisemblable, non plus qu'à l'utilité de la vératrine. Mais nous remarquons qu'il est obligé d'administrer cet alcaloïde à doses continues et répétées, assez fortes. « Nous l'avons expérimenté, dit-il, avec des résultats admirables et très rapides. Il est nécessaire d'en donner des doses relativement élevées, mais les choréiques la supportent si bien qu'il semble que la contractilité végétative soit émoussée chez eux par l'excitabilité excessive qui anime les muscles de la vie de relation. »

Nous croyons que ces résultats seraient plus décisifs encore en associant à la vératrine d'autres antiseptiques, tels que l'*iodoforme*, le sulfure de calcium, la juglandine et enfin les arséniates de soude et de strychnine, et en les donnant de suite à dose suffisante.

L'hypéresthésie, qui est quelquefois très vive, sera efficacement combattue par les bains tièdes.

Aux douleurs qui accompagnent l'ataxie, on opposera la cicutine (2 granules toutes les deux heures), ou bien le tannate de cannabine (2 granules toutes les demi-heures.

Lorsque, par suite de la continuité des mouvements musculaires et de l'exténuation des forces, il se produit également de l'ataxie dans les mouvements rithmiques du cœur, on pourra s'adresser utilement à la digitaline et à l'arséniate de strychnine, 1 gran. de chaque quatre fois par jour.

Parmi les autres alcaloïdes auxquels on pourra recourir utilement, notons le bromhydrate de morphine et le camphre bromé, pour remédier à l'insomnie ; l'hyosciamine (1 gran. toutes les deux heures), contre les troubles digestifs, les nausées et les vomissements ; enfin l'arséniate de fer, ou bien le valérianate de fer, ainsi que l'hypophosphite de strychnine contre la diminution des forces et l'anémie.

Ce traitement alcaloïdique agit admirablement lorsqu'il est appliqué dès le début. Mais, même quand il n'interviendra que dans le cours de la maladie, les effets en seront toujours efficaces, parce qu'ils correspondent énergiquement à des indications précises.

ÉPILEPSIE

L'épilepsie, appelée aussi *haut-mal, mal sacré, mal comitial,* est une névrose convulsive, trop connue pour que nous ayons besoin d'en décrire les caractères.

Les *paroxysmes* constituent la manifestation en quelque sorte fondamentale de l'épilepsie. Tantôt franchement convulsifs, ils caractérisent ce qu'on appelle le *grand mal*. D'autres fois, se bornant à un trouble nerveux passager et à une simple perte de connaissance, on les désigne sous le nom de *petit mal*.

Quelquefois l'attaque est précédée de troubles prémonitoires, tels que insomnies, palpitations, sensations de souffle et de chaleur *aura* ou bien de souffle froid, constriction de la poitrine, sifflement d'oreilles.

TRAITEMENT CLASSIQUE

« Le bromure de potassium est universellement accepté « comme le remède usuel en quelque sorte spécifique de l'épi- « lepsie. Il diminue l'excitabilité de la moëlle et les congestions; « il excite les centres modérateurs. Administré avec suite à dose « suffisante, il espace les paroxysmes qui peuvent même dispa- « raître pendant toute la durée de son emploi. Les doses « moyennes pour les enfants sont de 2 à 4 grammes, et de 4 à 8 « grammes pour les adultes, dans les vingt-quatre heures.

« Dans les cas sévères, l'on ne doit pas craindre de pousser « jusqu'à 20 grammes, à dose progressivement croissante et « ensuite décroissante.

« Les médecins anglais préfèrent les doses massives de 15 à « 20 grammes, administrées tous les deux ou trois jours.

« L'important est d'obtenir l'abolition du reflexe pharyngé qui « est l'indice de la saturation utile. Le médicament est absorbé « au début des deux principaux repas. Son emploi doit être « prolongé, d'autant plus que trop souvent l'interruption amène « le retour des paroxysmes. Aussi ne doit-on l'interrompre « qu'après guérison obtenue, définitive depuis un ou deux ans.

« En raison de ce traitement bromuré intensif, les épilep- « tiques sont exposés aux accidents du bromisme à tous les « degrés; ce qui exige souvent qu'on suspende le traitement.

« L'entretien de la surface cutanée en état de propreté; le « régime lacté, les diurétiques, l'arsenic, l'antisepsie intestinale « augmenteront la tolérance du malade pour les hautes doses de « bromure, constitueront les meilleurs préventifs.

« On peut prendre également avec avantage le bromure de « sodium isolé ou associé au bromure de potassium. Le bromure

« de strontium, plus récemment préconisé, tout aussi efficace « que les autres, serait moins toxique et par conséquent mieux « supporté à doses massives.

« A la cure bromurée s'associent heureusement l'hydrothé- « rapie et l'électrothérapie sous forme de courants continus « conduits du front à la nuque, ou le long du sympathique cer- « vical. La céphalée, symptôme si pénible et si fréquent chez les « épileptiques, sera soulagée par l'antipyrine, ou par la compres- « sion de la tête, à l'aide d'une calotte à double fond et à compar- « timents garnis de plomb de chasse.

« En outre des règles d'hygiène à surveiller attentivement, « lorsque l'attaque épileptique éclate, il est possible de la faire « avorter, à condition qu'il y ait un *aura* préalable. Les mêmes « moyens ne réussissent pas sur tous. Tantôt, c'est la constric- « tion d'un membre, le poignet le plus souvent, par un lien com- « pressif; d'autres fois la compression des nerfs sus-orbitaires ; « d'autres fois les applications froides ou l'ingestion de liquides « très froids; d'autres fois la flagellation. Mais trop souvent les « moyens échouent complètement.

« L'essentiel, alors, est de placer le patient à l'abri des trau- « matismes et de la suffocation. Pour cela il suffira, après avoir « étendu le sujet sur son dos, de maintenir les membres en déga- « geant le cou, et si l'attaque se produit dans un lieu fermé, d'ou- « vrir largement les fenêtres.

« Pendant le *stertor,* on surveille la langue comme dans le « sommeil chloroformique, afin d'en éviter la chute sur la glotte. « Le sommeil qui suit la crise doit être respecté.

« L'état de *mal prolongé* est des plus rebelles et des plus « redoutables, il n'est justiciable ni des bromures, ni des inhala- « tions anesthésiques (1).

TRAITEMENT DOSIMÉTRIQUE

La science étant encore très peu avancée sur la nature et la pathogénie de cette névrose, il s'ensuit que les médications sont toutes ou empiriques ou purement symptomatiques.

Cependant les granules alcaloïdiques, tout en n'apportant pas toujours un résultat décisif, peuvent néanmoins être d'un très

(1) *Manuel de Médecine Debove et Achard.*

grand secours, soit en atténuant les effets, soit en les suspendant, soit en les retardant.

La médication bromurée, dit le docteur d'Olivrira Castro, fournit des résultats favorables en apparence ; mais si l'on suit pendant longtemps le malade qui y est soumis, on ne tarde pas à reconnaitre que l'amélioration se paie dans la plupart des cas par des lésions psychiques très importantes.

« Nous pensons, dit-il, que les bromures à haute dose doivent « être réservés pour les cas rebelles à toute autre médication, « lorsque la répétition des attaques et les troubles psychiques « inhérents rendent la vie insupportable à l'épileptique. Avant « eux, nous devons essayer d'autres agents moins nuisibles et « tout aussi avantageux dans un grand nombre de cas. »

En dehors des grandes idiosyncrasies morbigènes de l'organisme telles que la scrophulose, la syphilis, l'artrisme, etc., dont les agents modificateurs sont généralement connus, il existe dans cette névrose d'autres états particuliers que les alcaloïdes peuvent influencer très favorablement.

Ainsi, dans bien des cas où l'épilepsie est provoquée par une excitabilité extrême de la moëlle épinière, l'*aconitine* et la *cicutine*, un granule de chaque, quatre fois par jour, produiront les meilleurs effets.

Contre l'anémie cérébrale, longtemps regardée comme la cause de l'épilepsie et qui en est habituellement la lésion primordiale, l'*atropine*, donnée un granule toutes les deux heures, donnera d'excellents résultats.

Mais les jours où il y aura imminence d'une attaque, l'on activera le traitement en donnant un granule toutes les demi-heures, jusqu'à la sécheresse de la gorge et la dilatation des pupilles.

Lorsque la prédisposition aux attaques provient d'une grande irritabilité nerveuse centrale ou périphérique, on pourra y remédier par le *camphre monobromé*, trois à quatre granules, trois à quatre et cinq fois par jour, ainsi que par le valérianate de zinc.

D'autres fois, les accès sont sous l'influence de troubles cardiaques modifiant la circulation cérébrale. En ce cas, on donnera avec avantage la digitaline associée à la caféine, deux granules de l'une et cinq de l'autre, deux à trois fois par jour.

Comme préventif des accès nocturnes, l'on pourra donner le

soir les granules de croton chloral et de camphre bromé, un granule de chaque, tous les quarts d'heure. jusqu'à effet.

Quant aux prescriptions hygiéniques, et au traitement bromuré, on n'a qu'à s'en rapporter à ce que nous avons relevé plus haut à propos du traitement classique.

Ajoutons, enfin, que lorsque le départ de l'*aura* est dans une des extrémités, l'accès peut être arrêté par la ligature de ce membre sensitif.

NÉVRALGIES

Ce n'est pas à proprement parler une affection, c'est un syndrôme caractérisé par de la douleur continue le long d'un trajet nerveux, avec accès et paroxysme souvent intermittents et n'ayant aucun *substratum* anatomique.

Pour tous les auteurs actuels, la névralgie idiopathique est la conséquence d'une simple modification de l'état dynamique du nerf endolori.

Les névralgies les plus fréquentes sont la névralgie faciale, la névralgie intercostale, la névralgie sciatique. Voyons d'abord les névralgies en général.

TRAITEMENT CLASSIQUE

Nous le transcrivons à titre de simple curiosité.

« La douleur étant l'élément primordial de la névralgie, c'est « à elle que doit s'adresser tout d'abord la médication. Il est des « cas où la cause de la névralgie peut être atteinte et supprimée « immédiatement, comme dans l'odontalgie, par exemple. Le « plus souvent, il faut un long traitement pour lutter, surtout « lorsque cette cause est d'ordre général. Encore ce traitement « n'est-il pas toujours efficace ; parfois, enfin, la douleur elle- « même est contraire au succès du traitement causal.

« Le premier devoir du médecin est donc de modérer l'intensité de la souffrance, indépendamment de la cause sous l'in- « fluence de laquelle s'est développée la névralgie.

« Les injections hypodermiques de chlorhydrate de morphine « représentent le moyen le plus rapide et le plus sûr de soulager « le malade. Malheureusement, leur action est de courte durée. « Au bout de quelques heures, la douleur reparait avec son « intensité première, si l'on ne pratique pas de nouvelles injec- « tions. Or, il y a un certain danger à les répéter souvent, c'est « celui de conduire sûrement le malade au morphinisme.

« On peut s'adresser à l'antipyrine, qui a l'avantage de pou- « voir être renouvelée sans danger. De même aux injections « d'éther, aux injections de chlorhydrate de cocaïne, qui ne doi- « vent pas dépasser deux centigrammes et demi ; à l'intérieur on « peut prescrire les diffusibles calmants et sédatifs, l'extrait thé- « baïque, le chlorhydrate de morphine, la belladone, ou la jus- « quiame sous forme d'extrait.

« Les préparations d'aconit réussissent parfois mieux que les « précédentes.

« On emploie de préférence les granules d'aconitine cristal- « lisée, à un quart de milligramme, dont on peut donner jusqu'à « trois à quatre dans les vingt-quatre heures, en espaçant les « doses et en surveillant de très près la médication, et faisant « cesser l'usage aux premiers signes d'intoxication.

« La *phénacétine*, l'*acétamilide* ont été recommandées à la dose « de un à deux grammes par cachets de 0,50. L'*exalgine* se pres- « crit à la dose de 0,25 ; cette dose peut être répétée une seconde « fois, et même une troisième, mais il faut s'attendre alors à voir « se développer des troubles gastriques, des vertiges, de l'obscur- « cissement de la vue.

« Dans le même ordre de médicaments, le sulfate de quinine « est un de ceux sur lesquels on est en droit de compter, même « lorsque l'impaludisme n'est pas en cause, mais seulement pour « la névralgie des nerfs crâniens. Une foule de médicaments ont « été administrés à l'intérieur contre les névralgies, mais leur « action est des plus incertaines (1). »

On voit combien ce traitement est confus, indécis et dénué de confiance.

Nous ne citerons que pour mémoire la *révulsion* au moyen du *chlorure* de *méthyle* ainsi que l'électrisation.

(1) *Dictionnaire des Sciences médicales* du Dr Dechambre.

TRAITEMENT DOSIMÉTRIQUE

Les névralgies étant presque toujours le résultat d'un déséquilibre des forces nerveuses, le premier souci du médecin doit être celui d'en chercher et d'en déterminer la cause, et de rectifier tout ce qu'il pourra découvrir d'anormal, soit dans la pondération des organes hémato-poiétiques, tels que le foie et la rate, soit dans l'hygiène et la diététique habituelles.

Si la névralgie est sous la dépendance d'une congestion chronique du foie ou de la rate, ou des deux ensemble, il est certain qu'elle ne cédera complètement que lorsque cette cause plus ou moins tenace aura été supprimée. Il en est de même absolument des névralgies provoquées pour la lithiase biliaire.

D'autres fois, c'est un régime trop azoté et trop arrosé de café qui vicie le sang, de telle façon qu'aucun remède ne réussira, tant que le régime pathogène n'aura pas été rectifié.

Parmi les autres causes de névralgie, la chlorose est une des plus fréquentes et, en pareil cas, tout traitement antinévralgique devra être précédé du traitement de la chlorose : *arséniate* de fer, *hyperphosphite* de soude, *quassine*, etc.

Si la névralgie ne tient à aucune de ces causes, il y a des probabilités pour qu'elle soit le résultat d'un simple déséquilibre nerveux et, dans ce cas, l'arséniate de strychnine et l'hyosciamine, un granule de chaque, toutes les heures, répétés cinq fois, seront très efficaces.

Une des causes les plus fréquentes de l'hypéralgie, est la congestion accidentelle ou habituelle des nerfs, et c'est dans ces cas que l'*aconitine*, donnée jusqu'à effet, un granule toutes les demi-heures ou tous les quarts d'heure, fait merveille.

D'autres fois, au contraire, c'est l'anémie des centres nerveux qui est la cause efficiente, et contre celle-là c'est l'acide arsénieux, l'arséniate de fer, le valérianate de zinc, associés au chlorhydrate de morphine, deux granules de chaque, trois à cinq fois par jour, qui donneront les meilleurs résultats.

Dans bien des cas, où la cause est très difficile à bien déterminer, les granules d'*aconitine* et de sel de *grégory*, ou bien d'aconitine et de valérianate de quinine, un granule de chaque, tous les quarts d'heure, agissent parfaitement.

Les névralgies caractérisées par leur mobilité sont celles qui cèdent le mieux, non seulement à l'aconitine ou à la gelsémine, mais encore aux agents physiques externes, tels que le bain tiède, la lotion froide, la friction alcoolique, etc.

Quant aux révulsifs de tout genre, c'est surtout dans les *névrites chroniques* qu'ils donnent quelques bons résultats, lorsque les névrites n'ont été qu'imparfaitement amendées par l'aconitine.

Contre la névralgie dentaire, c'est toujours l'aconitine et la gelsémine qui réussissent le mieux, tandis que la morphine ne fait qu'augmenter la congestion et augmenter le mal. Lorsque la névralgie est occasionnée par une carie profonde, c'est la cocaïne employée localement qui réussira le mieux.

Contre la névralgie plantaire, on se trouvera bien d'employer à l'intérieur les granules de croton-chloral et de cicutine (2 granules de chaque toutes les demi-heures jusqu'à effet ; et à l'extérieur, sur la partie malade, de la teinture d'iode morphinée.

Contre les viscéralgies, c'est le bromhydrate de morphine qui réussira le mieux, et si elles s'accompagnent de spasmes, on y joindra le sulfate d'atropine (1 granule toutes les demi-heures).

Dans les névralgies sciatiques, la gelsémine ou à son défaut le tannate de cannabine sont les deux substances qui donneront les meilleurs résultats à la dose de 2 granules toutes les demi-heures.

Il est des cas de sciatique, même parmi ceux de cause idiopathique et *à frigore,* extrêmement rebelles, et ne cédant ni au salicylate de soude, ni aux opiacés internes et externes, ni à la térébenthine. J'ai eu il y a quelques années un cas de ce genre où la douleur était horriblement vive, et dont je n'ai pu triompher que par les injections de nitrate de pilocarpine, administrées tous les matins à la dose de 14 à 16 milligrammes. Encore la névralgie n'a-t-elle complètement cédé qu'après 21 jours de ce traitement.

MIGRAINE ou HÉMICRANIE

Il est deux affections d'ordre nerveux, la migraine et le mal de mer, que la dosimétrie guérit parfaitement, mais contre lesquelles la médecine classique est toujours restée impuissante.

Que dire de cette impuissance? Pense-t-on qu'elle puisse lui être comptée comme un titre de gloire?

Chacun sait que la migraine est une maladie caractérisée par des accès de névralgie céphalique se renouvelant tous les mois et quelquefois toutes les semaines à des intervalles plus ou moins réguliers et n'affectant qu'un seul côté de la face, ce qui lui a valu le nom d'hémicrânie.

Ces accès, qui durent habituellement 6 heures et ne se prolongent pas au-delà de 48 heures, présentent trois phases bien distinctes :

Une phase prodromique, une phase stationnaire et une phase terminale.

TRAITEMENT CLASSIQUE

« Les différents traitements qu'on a proposés contre la migraine « sont nombreux, dit le *Manuel Dieulafoy*. Comme traitement de « l'accès, on a proposé les injections sous-cutanées de morphine. « L'antipyrine, 2 à 4 granules en potion ou en cachets. La pul- « vérisation d'éthile ou de chlorure d'hétyle sur la région cérébro- « spinale; l'application d'un diapason électrique sur le front; le « massage.

« L'hydrothérapie et les bromures, comme traitement général, « constituent les moyens les plus efficaces. On peut leur adjoin- « dre les alcalins, les arsénicaux, les ferrugineux.

D'autre part, voici ce que dit le *Manuel Debove et Achard* :

« La thérapeutique échoue le plus souvent contre la migraine. « Une affection de l'intestin ou de l'estomac, qui sans être la cause « première de la migraine peut du moins l'aggraver, sera traitée « par les moyens connus. La goutte et le rhumatisme qui lui « sont associés seront utilement combattus par la lithine et un « régime convenable. »

Après avoir recommandé tour à tour l'hydrothérapie, la gymnastique, la vie saine dans un air pur; puis le bromure de potassium contre les accès; puis l'antipyrine à haute dose jusqu'à 3 grammes, de même que la quinine et la caféine; après avoir constaté le peu d'avantage de la morphine et des narcotiques, l'auteur termine par la réflexion suivante :

« Trop souvent après des essais thérapeutiques en tous genres, « le médecin et le malade en sont réduits à désarmer. Il eût été

« aussi sage peut-être, au moins dans les cas bénins, de renoncer « d'emblée à la lutte ».

TRAITEMENT DOSIMÉTRIQUE

La grande affaire, avec l'alcaloïdo-thérapie, c'est de bien saisir les indications et à cet effet d'établir bien exactement la pathogénie successive des phénomènes morbides dès leur point de départ.

C'est ce qu'a fait avec beaucoup de patience et de sagacité le Dr d'Oliviera Castro. — Après avoir analysé les opinions de tous les auteurs qui, dans les derniers temps, se sont occupés de ces matières, tels que Mellendorf, Bois-Raymond, Hervez de Chegoin, Point-Carré, etc., l'auteur conclut ainsi :

« Point Carré est de tous les auteurs celui qui donne l'inter« prétation qui se rapproche le plus de notre manière de voir.

« Le fluide nerveux, troublé dans sa distribution régulière par « diverses circonstances dont les plus communes sont les excès « de table, l'inanition, la fatigue de la vue, les parfums violents, « les veilles, les travaux intellectuels prolongés et les altérations « de certaines fonctions normales, excite le sympathique cervical, « produisant la tétanisation des éléments contractiles qui sont « sous sa dépendance.

« Cette tétanisation peut très bien être comparée à la période « de frisson des fièvres. L'irritation, arrivant jusqu'aux fibres « lisses des vaisseaux, produit leur rétrécissement et, par suite, « l'ischémie des organes arrosés par eux. Les troubles sensoriaux « et intellectuels n'ont pas à ce moment-là d'autre origine. La « semi-amaurose, la difficulté de percevoir les sons, la faiblesse « intellectuelle, trouvent dans la pénurie sanguine, suivie de la « pénurie nerveuse, leur explication naturelle. La douleur qui « accompagne ces symptômes est attribuée à la compression des « filets sensitifs par la contraction des parois des vaisseaux, et « analogue par sa génèse aux coliques utérines.

« Dans cette première période, la cause de la douleur est donc « une irritation spasmodique, ayant son siège dans l'épaisseur « des parois vasculaires.

« La durée de cette première période varie beaucoup, mais en « général elle parait être courte. A l'irritation succède l'état

« contraire, suivant le propre de toutes les manifestations nerveuses. A l'exaltation succède la paralysie ; à la tétanisation, le relâchement ; à l'ischémie, la congestion ; en admettant l'existence des nerfs vaso-dilatateurs, nous pourrons dire que l'irritabilité en excès donne lieu à la paralysie des vaso-constricteurs et par suite à la prédominance des vaso-dilatateurs qui entrent en action dès qu'ils ne sont plus équilibrés par leurs antagonistes.

« Les phénomènes propres à cette seconde période sont analogues à ceux de la réaction fébrile. C'est à ce moment qu'on observe la dilatation des vaisseaux rétiniens, la chaleur et la rougeur du visage, des oreilles et de la conjonctive ; l'excrétion de la sueur, des larmes, de la salive, d'une urine claire et abondante et d'une grande quantité de bile qui, entrant dans l'estomac, provoque des nausées et des vomissements.

« La congestion de la rétine et du labyrinthe produit des sensations lumineuses et subjectives, et l'hypéresthésie auditive.

« Le cerveau hypérémié se fatigue au moindre effort intellectuel. La douleur céphalique persiste, mais en prenant un autre caractère et une autre origine ; ce n'est déjà plus la douleur constrictive, comme au début de l'accès ; mais une douleur expansive qui s'affine avec les pulsations artérielles et doit être attribuée à la distension du filet périvasculaire des ramaux de la 5e paire. La durée considérable de cette période, comparée à celle de la première, fait supposer que dans chaque accès, il y a des paroxysmes pendant lesquels la phase d'irritation est naturellement moins sensible chaque fois, à cause de l'épuisement progressif de l'irritabilité nerveuse, tandis que la seconde période devient, pour la même raison, plus visible à chaque exacerbation. »

D'après cette analyse, on peut déjà discerner quel sera le traitement de chaque période; de même qu'on comprendra comment, dans certains cas, l'accès peut avorter par transposition nerveuse ou par une dérivation sanguine. Cela s'observe quelquefois avec l'ingestion d'un élixir diffusible, tel que l'élixir de Chartreuse ou avec une simple tasse de café noir. C'est le même genre d'effet qu'obtenait Piorry en frictionnant les paupières avec une solution concentrée d'extrait de belladone.

Lorsqu'on intervient dans cette période, l'on devra conseiller l'hyosciamine, le camphre bromé, l'arséniate de caféine, le valérianate de zinc; et on les donnera à dose rapprochée, attendu que cette période est très courte.

Dans la seconde période, analogue à celle de la réaction fébrile, on donnera l'*aconitine* comme anticongestive, la *strychnine* comme stimulant vital et les sels de *quinine* comme antipériodiques.

Il est même des cas où la *digitaline* sera très utile, c'est lorsqu'on voit que la douleur est exaspérée par les pulsations artérielles.

Un autre alcaloïde toujours indiqué et toujours très efficace dans la migraine, c'est la *guaranine*, qu'on donner a (2 granules toutes les demi-heures) en même temps que l'aconitine et avec ou sans la strychnine.

Grâce à ces moyens, l'on verra les accès diminuer en durée et en intensité, et plus tard diminuer en fréquence et se supprimer.

Au point de vue du traitement préventif, il est de la plus haute importance de bien rechercher les causes prédisposantes et déterminantes de l'hémicrânie.

La chlorose est souvent parmi les causes prédisposantes, de même que la constipation. On les combattra l'une et l'autre par les moyens appropriés et dont nous avons déjà parlé à propos de l'hystérie.

Si l'hémicrânie est reconnue idiopathique, on pourra employer avec avantage, suivant les cas, l'hyosciamine, l'arséniate de caféine, le valérianate de zinc, et, dans tous les cas, la guaranine, qui agit aussi bien à titre préventif qu'à titre curatif. Comme préventif de nouveaux accès, on la donnera à la dose de trois à quatre granules, trois à quatre fois par jour.

L'exercice au grand air et l'hydrothérapie seront toujours d'utiles auxiliaires dans ce traitement qui devra être continué longtemps avec méthode et discernement.

Après avoir cité maints exemples de guérison par le traitement dosimétrique, d'Oliveira Castro ajoute : « Ces résultats « démontrent que M. Jaccoud a manqué de prudence en condam- « nant les malades atteints de migraine à attendre patiemment le « terme naturel de leurs souffrances. »

MAL DE MER

(NAUPLE-PATHIE)

La suppression, désormais certaine, du mal de mer, œuvr de la médecine dosimétrique, n'est pas un fait de médiocre importance. C'est un grand événement intéressant tous les peuples dans leurs relations intermaritimes, qui pourront dorénavant devenir plus fréquentes.

Cette découverte est un nouveau titre d'honneur po r la dosimétrie. Elle seule, en effet, a apporté des moyens cur et préventifs efficaces dans cette affection si redoutée; et c'es en étudiant successivement chaque symptôme important, chaque phase du mal, qu'elle y est parvenue.

Depuis longtemps, l'on avait cherché à guérir ou tout au moins à atténuer les effets du mal de mer, et les études à ce sujet n'avaient pas manqué. Pritchard, Géraldès, Richet ont prôné l'hydrate de *chloral;* le Dr Nunn, les injections de *morphine;* Ossian, Bonnet et Dupuy s'adressèrent à l'*antipyrine*, cette grande panacée omnibus. D'autres employèrent successivement le nitrite d'*amyle*, les *bromures*, la *cocaïne*, etc.

Mais les résultats obtenus ne furent guère encourageants et nul de ces remèdes n'a survécu à la première épreuve.

Ce n'est qu'avec l'avènement et les progrès de l'alcaloïdo-thérapie dosimétrique qu'a pu surgir un véritable traitement curatif et préventif. Et ce résultat a été obtenu parce qu'au lieu de chercher un médicament type pouvant, par lui seul, maîtriser l'affection, des alcaloïdistes hors ligne, tels que Burggraeve, Doixe, Ruy, Van Meulen, opposèrent à chaque période de la thassalalgie, et à chaque élément pathogénique de ce déséquilibre nerveux, un alcaloïde dont l'action vint rectifier les effets anormaux.

C'est au docteur Le Grix, auquel du reste nous empruntons la plus grande partie de ces détails, qu'il appartenait, dans sa remarquable communication au congrès de Carthage, de fixer définitivement une méthode thérapeutique aussi claire que naturelle pour le traitement du mal de mer.

Cette bizarre affection, qui est parfois si douloureuse, commence dès que le navire sort du mouillage, et ce sont le tangage, le roulis et les secousses de tout genre qui en sont vraisemblablement la cause.

Subitement, le passager sent que tout tourne autour de lui, et passe alors par divers états successifs : vertiges d'abord, puis vomissements incoercibles et constipation opiniâtre auxquels succède un état de prostration plus ou moins accentuée, et allant jusqu'à l'abandon complet de toute volonté et de toute personnalité.

A chacun de ces états, il fallait opposer un traitement spécial. Il fallait arriver à maintenir l'équilibre du système nerveux en empêchant la disjonction de ces deux grandes divisions, et en maintenant la tonicité du diaphragme ainsi que des sphincters.

Pour fortifier et préparer le malade à cette lutte, on fait prendre au passager, avant et pendant le voyage, l'*arséniate de strychnine* à dose minime mais continue.

Pour combattre le vomissement incoercible, si pénible et quelquefois si douloureux, l'*hyosciamine*, également à dose minime et filée, est pour ainsi dire un spécifique. Enfin, l'élément sensitif est assoupi et tenu en laisse par la morphine administrée de la même façon.

Mais pour que les trois alcaloïdes puissent bien agir, il faut qu'en entrant dans le bâteau les voies digestives soient bien en équilibre et surtout qu'il n'y ait pas de constipation. A cet effet, l'on pourra faire usage soit du sedlitz Ch. Chanteaud, soit de quelques granules de podophyllin.

Mais le tableau suivant, si net et si magistralement établi par le Dr Le Grix, expliquera pour le médecin beaucoup mieux que nous pouvons le faire, les phases et les données de ce traitement.

Récapitulation synoptique symptomatique

POUR LES MÉDECINS

Traitement préventif.	une heure avant d'embarquer, et chaque quart d'heure jusqu'au départ.	*Arséniate de strychnine*, 1/2 milligr. (soit 5 granules).

Traitement curatif..	Vertiges................		*Arséniate de strychnine* 1/2 millig. (de 15 en 15 minutes, avec du café fort ou de l'eau).	
	Vomissements..	incoercibles...	*Arséniate* ou *Sulfate*	*de strychnine* 1/2 millig.
			et *Hyosciamine* 1/2 millig.	
		....	(àà 1 de 15 en 15 minutes)	
		douloureux et tenaces	Iodhydrate ou Bromhydrate	*de morphine* 1 mill.
	Mydriase.................		Morphine (ses sels).	
	Constipation..............		*Podophyllin* 1 centigr. (3 granules le soir) (au besoin, sedlitz le matin).	
	Affaissement.............		*Hypophosphite de strychnine.*	
Traitement fixatif...	Pendant 3 ou 4 jours........		Arséniate de strychnine et Hyosciamine	àà 3 doses par jour

POUR LE PUBLIC ADULTE (1)

Traitement invariable — (jusqu'à effet)	Préventif	Strychnine	Sulfate ou Arséniate ou Hypophosphite	au 1/2 millig.	Commencer une heure avant le départ.
	Curatif	Hyosciamine extractive		au 1/2 millig.	àà 1 granule pour une dose.
	Fixatif	Morphine	Bromhydrate ou Iodhydrate ou Chlorhydrate	à 1 millig.	chaque quart d'heure.

POUR LES ENFANTS AU-DESSUS DE 3 ANS

Traitement préventif.	Brucine 1/2 millig..	4 granules avant le départ (espacés).
Traitement curatif..	Brucine 1/2 millig..	1 granule chaque 15 minutes.
	Hyosciamine 1/4 mill.	1 granule chaque heure au moindre malaise ou dans les vomissements.
Traitement fixatif...	Calomelas 1 centigr..	5 à 10 granules le soir pendant plusieurs jours.

le tout pris toujours avec une gorgée d'eau ou de café.

Dr LE GRIX.

(1) La Pharmacie Dosimétrique, pour faciliter ce traitement, a fabriqué les

Le traitement, dans les conditions ordinaires, ne pouvant être pratiqué qu'avec la présence d'un médecin, sous peine de voir se produire bien des imprudences dans l'administration des 3 alcaloïdes, la Pharmacie dosimétrique a été amenée à réunir en un seul granule les trois parties composantes du traitement : Sulfate de strychnine, 1/2 milligamme ; hyosciamine, 1/4 de milligramme ; bromhydrate de morphine, 1 milligramme.

A ces prescriptions, nous nous permettrons de joindre quelques conseils, fruits d'une expérience personnelle ; car, étant né sur les bords de la mer et ayant beaucoup voyagé sur cet élément perfide, j'ai eu occasion de faire bien des traversées grandes et petites.

Le premier soin du passager en entrant dans un bateau, quelle que soit la brièveté ou la longueur de la traversée, doit être celui de s'assurer qu'en pratiquant la position horizontale, il pourra se coucher sur le côté droit sans que ses yeux et son champ respiratoire se trouvent contre la paroi du navire. Ce point est très important sous tous les rapports, et lorsque la couchette qu'on est obligé de prendre ne remplit pas ces conditions, on ne doit pas hésiter, coûte que coûte, à en changer les dispositions en faisant placer la literie dans le sens hygiénique que nous avons indiqué.

Le second point, c'est qu'on ne doit pas chercher à braver le mal de mer. Dès qu'on sent les malaises précurseurs, l'on ne doit pas rester sur le pont et attendre les vertiges, mais descendre de suite sur sa couchette, y pratiquer la position horizontale et attendre que l'organisme se soit habitué peu à peu au tangage, au roulis et à l'atmosphère du navire.

Avec ces simples précautions, il m'est arrivé, quoique très sujet au mal de mer, de faire sans aucune souffrances, des traversées des plus houleuses. Il est certain pour moi que si, à ces précautions hygiéniques on peut joindre les moyens préservatifs et curatifs de l'alcaloïdie dosimétrique, l'on n'aura plus rien à craindre du mal de mer, même par les plus gros temps.

granules antinausiques composés de sulfate de strychnine 1/2 mill., hyosciamine 1/4 mill., bromhydrate de morphine 1 mill., associés dans un granule soluble.

MÉTRITES AIGUES

Parmi les maladies où la thérapie dosimétrique peut apporter un secours exceptionnellement efficace, nous devons ranger les métrites aiguës, quelles que soient leur origine et leur nature: puerpérale, catarrhale ou parenchymateuse.

Pour mieux le faire comprendre, nous allons continuer à mettre en parallèle le traitement classique et le traitement alcaloïdique.

MÉTRITE CATARRHALE. — TRAITEMENT CLASSIQUE

Voici ce traitement, textuellement reproduit du *Dictionnaire Jaccoud :*

« Il n'y a pas de procédé thérapeutique qui permette d'agir « électivement sur la muqueuse utérine atteinte d'inflammation « aiguë. L'administration des balsamiques (copahu, cubèbes) « est absolument inefficace et la médication topique contre « indiquée; car en face d'une affection aussi rigoureuse, les « avantages problématiques ne compenseraient pas les dangers « qu'elle ferait courir.

« On pourra, en général, se borner à des soins hygiéniques « ou de propreté : repos, bains tièdes prolongés ; injections vagi- « nales émollientes pour déterger le vagin et entrainer les sécré- « tions morbides.

« Si les accidents ont une gravité plus grande, on y joindra « avec avantage les cataplasmes émollients en permanence sur « l'abdomen ; les révulsifs légers sur l'intestin (huile de ricin, « eau minérale purgative). La période aiguë terminée, les astrin- « gents faibles sont substitués aux émollients pour combattre la « vaginite.

« *Le danger principal de l'affection étant son passage à l'état* « *chronique*, favorisée par les troubles menstruels et le lympha- « tisme, il faudra user de précautions au moment des règles : « éviter avec soin tout ce qui pourrait augmenter la congestion

« catarrhale (froid, fatigues, rapports sexuels, constipation), et « fortifier l'économie par une bonne hygiène. »

Le traitement classique de la métrite parenchymateuse n'est pas beaucoup plus riche : « Bains tièdes, repos au lit, irrigations « vaginales chaudes, cataplasmes émollients sur l'abdomen, sont « suffisants dans les cas légers. On calmera la douleur par des « applications narcotiques, au besoin par l'opium pris à dose « convenable, en lavement ou en potion. Quand l'inflammation « est plus intense, on doit joindre au traitement des révulsifs et « des antiphlogistiques. Les premiers sont représentés par les « purgatifs doux (eaux minérales, huile de ricin), les seconds « par les émissions sanguines (saignées du col utérin), par des « scarifications ou bien application de sangsues à la même place « au nombre de 5 à 6. Dans certains cas, on doit revenir plu- « sieurs fois à ces applications pour obtenir une amélioration « définitive. Si l'application sur le col est impossible (ce qui « arrive dans les neuf dixièmes des cas), on fera ces applica- « tions sur les grandes lèvres ; mais le résultat est moins avan- « tageux.

TRAITEMENT DOSIMÉTRIQUE

Que la métrite soit puerpérale ou catarrhale, qu'elle provienne de fatigue après couches ou de froid subit, la connaissance de la cause n'influe que très peu sur le traitement.

C'est l'élément congestif, l'hypérémie qu'il s'agit de combattre et d'amener à résolution dans les deux cas. Il en est de même pour la métrite parenchymateuse qui ne se distingue des deux autres qu'en ce que l'hypérémie étant plus considérable et siégeant dans le tissu musculaire de la matrice, la résolution est plus difficile à obtenir.

Que dire du traitement classique et de ses prescriptions banales ? N'est-il pas vraiment piteux pour les hommes de science et de talent qui se refusent à quitter les stériles ornières de la tradition, d'en être réduits, en face des phénomènes fébriles et inflammatoires de la métrite, à n'avoir à prescrire que des cataplasmes et des sangsues ; ces dernières, heureusement, inapplicables la plupart du temps, car leur utilité est des plus contestables? La thérapie alcaloïdique et dosimétrique n'a pas grand peine à faire mieux, ayant en mains des armes infiniment supérieures.

Comme elle répudie l'expectation, et *qu'elle obéit à des principes scientifiques bien déterminés* et *vérifiés par l'expérience*, elle recommandera au médecin de ne pas même attendre l'*apparition de la fièvre* pour se mettre en action. Il devra la prévoir, et, dès les premiers frissons, signe de l'invasion inflammatoire, il s'efforcera de vaincre la paralysie vaso-motrice, cause première de la congestion. Pour cela il donnera l'arséniate de strychnine et l'acide phosphorique, 1 granule de chaque tous les quarts d'heure jusqu'à réaction. Afin de rendre plus prompt l'effet de ces granules, nous les donnerons avec un peu d'infusion de menthe bien chaude, ou même additionnée d'une cuillerée à café d'élixir de chartreuse.

Dès que le mouvement fébrile, signe de phlogose, se montrera, nous donnerons l'aconitine et le cyanate de quinine, 1 granule de chaque tous les quarts d'heures. Si le pouls est vibrant et la fièvre intense, nous y joindrons la digitaline que nous donnerons aussi de quart d'heure en quart d'heure.

Si le ventre est douloureux et que la douleur s'irradie jusqu'à la région lombaire, tout en continuant la médication antithermique, on pourra calmer cette algésie par le bromhydrate de cicutine et le croton-chloral, 2 granules toutes les deux heures jusqu'à effet; et l'on continuera, avec ou sans intervalles, tant qu'il restera de la sensibilité morbide. Lorsque la métrite s'accompagne de vomissements, c'est le chlorhydrate de morphine qui devra être préféré.

Il peut arriver que la métrite détermine de l'hypéralgie rectale et vésicale. En ce cas, on arrivera à la calmer par les granules d'hyosciamine, et si le ténesme est accentué du côté du rectum, une injection rectale de quelques granules de cocaïne et d'hyosciamine, quatre à cinq de chaque, préalablement dissous, en auront promptement raison.

Dans d'autres cas où il se manifeste des tendances à l'hémorrhagie, on y obviera par les granules d'*ergotine* et d'*arséniate de strychnine*.

Plus tard, lorsque tout sera rentré dans l'ordre, et que la période résolutive sera bien accentuée, c'est par la *quassine*, l'*arséniate de fer*, la *juglandine*, l'*hypophosphite de chaux* que l'on pourra continuer.

Il va sans dire que le repos au lit et les petits moyens médico-hygiéniques indiqués dans le traitement classique devront être observés.

Lorsque ce traitement antipyrétique, antialgésique et résolutif aura été suivi ponctuellement, le passage de la métrite à l'état chronique, habituel avec le traitement classique, ne devra provoquer que peu de craintes, même dans la métrite parenchymateuse, bien plus grave et tenace que la métrite puerpérale ou catarrhale.

MÉTRITE CHRONIQUE

Nous avons dit que l'utitité des sangsues contre l'hypérémie utérine était des plus contestables. C'est, qu'en effet, il est une infinité de cas où la forme chronique est due à un manque de vitalité vaso-motrice ; sans compter que bien souvent cet état fâcheux s'accompagne de débilité générale et d'*hypérémie*.

Il est clair que, dans des cas semblables, l'ergotine et l'arséniate de strychnine seront infiniment plus efficaces que les émissions sanguines par les sangsues, car ces deux substances répondent à des indications précises.

Ici, le traitement devra toujours être local et général.

Le traitement général s'adressera à l'ensemble de la constitution qu'il s'agit de modifier, ou plutôt de tonifier. On choisira pour cela l'arséniate ou le salicylate de fer, la quassine ou la juglandine, l'hypophosphite de chaux, etc.

L'hydrothérapie pourra être avantageusement employée, soit sous forme d'ablutions froides, le matin au réveil, soit sous forme de douches.

Quant au traitement local, il se borne aux injections détersives et astringentes du vagin et du col de la matrice : ce sont habituellement des décoctions de feuilles de noyer, des solutions phéniquées à 1 ou 2 pour cent, des solutions d'eau blanche, ou de tannin, des solutions de perchlorure de fer au 30°, etc.

URÉTHRITE ET ORCHITE

Le traitement dosimétrique de l'uréthrite et de l'orchite, par lequel nous terminons cette étude de thérapie comparative, ne différant en rien au point de vue des indications du traitement classique, nous nous bornerons à signaler les moyens thérapeutiques nouveaux que la dosimétrie peut mettre utilement en œuvre pendant la période inflammatoire de ces deux affections.

Ce sont dans les deux cas les granules d'*aconitine*, d'*hyosciamine* et de *camphre monobromé*, qui, en diminuant la congestion, l'éréthisme et la sensibilité locales, aident puissamment aux bons effets des bains tièdes, des boissons émollientes et balsamiques abondantes, et, par suite, épargnent au patient la production intense des érections nocturnes, l'acuité des mixtions, les privations de sommeil et la prolongation des phénomènes aigus.

PHARMACOLOGIE DOSIMÉTRIQUE

SEDLITZ CH. CHANTEAUD

Ce n'est pas sans motifs sérieux que le sedlitz granulé purifié, qui porte le nom de son inventeur Ch. Chanteaud, fait en quelque sorte partie de la thérapie alcaloïdique.

Pour que cette médication produise tous ses effets, sans dangers comme sans inconvénients, il est indispensable que les voies intestinales soient toujours libres, c'est-à-dire prêtes pour l'absorption et rebelles à toute *accumulation* alcaloïdique.

Il y avait donc une question vitale pour la dosimétrie à avoir sous la main une substance laxative, communiquant au sang des principes alcalins et ne produisant sur l'intestin aucune action irritante.

Tel est le sedlitz Chanteaud, qui a pour base le sel de sedlitz ou sulfate de magnésie ; mais non pas le sedlitz du commerce, mais bien un sel magnésien préalablement purifié, déshydraté, associé à une petite quantité de bicarbonate de soude et d'acide tartrique pour le rendre effervescent ; et granulé ensuite pour favoriser son absorption.

Les sedlitz du commerce ne sont pas toujours inoffensifs. Ils renferment souvent des résidus organiques qui les rendent nauséeux, sans compter le danger que l'on risque à absorber de pareils ferments.

Souvent aussi, ces sels sont acides, et pour peu qu'ils contiennent des iodures alcalins, il peut se former dans l'économie des *iodates* dont M. Melsins a fait connaître l'action violente se traduisant par des coliques réitérées.

La purification du sulfate de magnésie se fait par calcination, qui détruit les germes organiques et lui enlève en même temps que son eau ses sels volatils *chlorures* et *iodures*. Il reste, de ce fait, la magnésie calcinée qui, saturant l'excès d'acide, donne un sel parfaitement neutre mélangé à un excès de magnésie calcinée, auquel les dissolutions de sedlitz hydraté doivent leur aspect laiteux.

Ce sedlitz, granulé avec le plus grand soin, donne un produit toujours identique. Cette granulation se fait à chaud avec une légère addition de sucre qui le soustrait à l'influence de l'air, et masque la petite amertume du sel neutre, tandis que sa légère effervescence rend aussi la solution plus légère à l'estomac.

Tel est ce sel, qui d'habitude n'est pas administré comme un purgatif, c'est-à-dire comme un agent perturbateur et spoliateur; mais bien comme un régulateur intestinal provoquant une sorte de lavage hygiénique, expulseur des ferments et incitateur de l'absorption.

Il agit sous un petit volume; une cuillerée à café dans un demi-verre d'eau suffit pour produire son effet physiologique, c'est-à-dire pour tenir le corps libre. C'est un remède préventif des viciations du sang et des humeurs, qui a eu autant de succès en Angleterre et en Amérique qu'en France. Ainsi, en Amérique, le docteur Bertholow l'a préconisé non seulement dans les maladies infectieuses fébriles, mais encore dans la dysenterie, dans les intoxications saturnines, les flux hémorrhoïdaires et la constipation habituelle.

SULFHYDRAL OU SULFURE DE CALCIUM

Le sulfure de calcium ou sulfhydral est encore une conquête de la dosimétrie au profit de la thérapeutique moderne.

L'idée d'employer les sulfures contre le croup et la diphtérie avait déjà été mise à l'essai au commencement de ce siècle par Chausier et Ribes sous la forme de sulfure de potassium. Mais comme ils employèrent cette substance nauséeuse sous forme de sirop et d'électuaire, les enfants s'en étaient bien vite dégoûtés et leur répugnance avait fait délaisser le remède.

Il est probable que le Dr Fontaine, de Bar-sur-Seine, aurait eu le même sort en 1875, dans ses premiers essais avec le *sulfure de calcium*, si le granule Ch. Chanteaud n'avait été là pour faciliter son absorption et populariser cette médication. C'est bien au Dr Fontaine que revient le mérite de cette médication sulfureuse contre la diphtérie et le croup, et qui peu à peu arrive à s'étendre à toutes les affections zymotiques et parasitaires, telles que la coqueluche, les fièvres éruptives, l'érésypèle, etc.

D'après les statistiques connues à ce jour, la médication par les granules de sulfhydral est, entre toutes, celle qui a donné le plus de succès dans la diphtérie et le croup. Sous ce rapport elle marche de pair avec la sérumthérapie du Dr Roux, et elle a l'avantage sur cette dernière de pouvoir être appliquée d'une façon immédiate, à toute heure, en tous lieux.

Avec la médication par le sulfhydral, qui du reste se combine parfaitement avec la sérumthérapie, on peut très bien, lorsque la trachéotomie est reconnue nécessaire, remplacer cette opération sanglante par le *tubage du larynx* tel qu'il a été simplifié à la maternité de Lyon et dont nous avons décrit la manœuvre à l'article : *angine diphtérique*.

D'après le Dr Rabuteau, l'action médicatrice des sulfures provient de ce que, dans l'organe vivant, les sulfures avides d'oxygène se transforment en sulfates, contrairement à ce qui se passe dans le tube intestinal et dans un organisme mort, où les sulfates se changent en sulfures.

Il se produit en même temps dans l'estomac une certaine quantité de gaz acide sulfhydrique, qui n'occasionne sur les globules rouges d'autre action qu'une action antiseptique ; et point d'action délétère, comme cela arriverait, si ce gaz pénétrait de dehors en dedans dans les poumons.

C'est le même genre d'action qui se produit avec les *lavements gazeux de sulfure de carbone*.

Le granule de sulfure de calcium dosé à 1 centigramme peut être administré à dose filée et par un seul à la fois, tous les quarts d'heure ou toutes les demi-heures, non seulement pendant plusieurs heures, mais pendant quatre et cinq jours de suite, de façon à maintenir l'organisme sous l'influence du gaz parasiticide tout le temps qu'il est nécessaire.

Cette action ne saurait jamais s'exercer trop tôt, et l'on doit commencer le traitement sitôt qu'on soupçonne la maladie. La continuité du traitement est une condition de succès, et son intensité doit être proportionnée à celle de la maladie. Ainsi, dans certains cas de variole grave, d'Oliviera Castro l'a employé jusqu'à la dose de 120 et 140 granules par jour, et son audace a été couronnée de succès.

Ajoutons pour terminer que Trousseau et Pidoux ont conseillé le sulfure pour guérir la salivation mercurielle; et que Burch, de Strasbourg, s'en servait dans la phtisie pulmonaire, mêlé avec parties égales d'extrait d'aconit.

ALCALOÏDES DÉFERVESCENTS

ALCALOÏDES EN GÉNÉRAL

La découverte des alcaloïdes, commencée avec le XIXe siècle, a déjà parcouru une belle carrière et a illustré les noms de Derosme et de Sturmetz.

Il n'est presque plus de plante médicinale qui n'ait son alcaloïde représentant les propriétés générales de la plante dégagées d'avec d'autres principes accessoires habituellement défectueux ou toxiques.

Qui dit alcaloïdes, dit corps chimiques définis, tous azotés, tous capables de s'unir aux acides.

A l'exception de la *nicotine*, tous les alcaloïdes oxygénés sont solides, inodores et fixes. Les alcaloïdes non oxygénés sont liquides, volatils et odorants.

Tous ont une saveur amère plus ou moins intense et persistante. Tous, par le seul fait qu'ils sont *amers*, sont des agents antiseptiques, en outre de leurs propriétés spéciales.

Ils sont tous par excellence ou des modifications dynamiques, ou des incitateurs vitaux, ou des régulateurs actifs de l'organisme; et leur intervention est d'autant plus utile qu'elle est plus en concordance avec les efforts de la nature vers la guérison.

Qu'importe que les alcaloïdes à haute dose puissent être des poisons si, employés à dose minime et fractionnée, ils peuvent manifester les effets thérapiques les plus efficaces!

Le médecin n'a qu'une préoccupation à avoir, celle de ne pas exposer l'organisme aux effets d'une accumulation alcaloïdique.

Or, grâce à leur extrême solubilité, qui fait que leur élimination commence dès la deuxième heure et se continue sans interruption, les granules Ch. Chanteaud peuvent à doses minimes, mais successivement continues, arriver à un total très considérable, sans autre effet qu'un résultat thérapique merveilleux qu'il serait impossible d'obtenir par toute autre méthode.

Les adversaires de la dosimétrie, qui ont incriminé ces granules à cause de leur trop de solubilité, ont bien perdu leur temps. C'est là au contraire leur mérite par excellence, en même temps que celui de leur composition toujours identique et identiquement active; et c'est là la justification de leur succès.

ACONITINE

L'aconitine est aujourd'hui et restera très probablement le médicament le plus important de la thérapeutique.

« Non seulement elle est souveraine dans les pyrexies en « général, dit le professeur Laura, de Turin, mais encore, ainsi « que nous le démontrerons, elle réussit admirablement dans un « grand nombre de formes et d'entités morbides rebelles à toute « autre médication même la plus énergique. »

L'aconitine est le principe médicamenteux utile de l'*aconit Napel* qui en contient de 3 à 4 p. 100, en même temps que d'autres principes nuisibles ou dénués d'utilité. C'est pourquoi le médecin a toujours plus de sécurité avec l'emploi de l'aconitine qu'avec celui des préparations d'aconit.

D'après les observations de Van Renterghem, concordant avec celles de Laborde et Duquesnel, l'aconitine est un modificateur puissant du système nerveux. Elle exerce une action notable sur les principales fonctions de l'économie, en agissant avec prédominance sur la portion bulbospinale du myélencéphale et sur le système du grand sympathique.

Son action élective sur les *nerfs sensitifs* dont elle réduit et supprime les fonctions, est manifeste, ainsi que celle sur le *centre vaso-moteur*.

A dose *physiologique*, elle calme la circulation, diminue le calibre capillaire et abaisse la température.

« En dosimétrie, l'aconitine, dit Van Renterghem, trouve son « indication dans la plupart des maladies, car il n'y a que fort « peu de cas qui ne présentent des symptômes fébriles inflamma- « toires ou névralgiques.

« En effet, son action sédative sur les centres vaso-moteurs, se « traduisant par la chute du pouls et la diminution du calorique, « l'élève au premier rang des remèdes dits *défervescents*; sa pro- « priété de réduire le calibre des vaisseaux capillaires lui imprime « le caractère d'*antiphlogistique* par excellence.— Enfin, son pou- « voir anesthésique sur les nerfs sensitifs, lui désigne une place « d'honneur comme *antinévralgique*. »

Elle trouve son indication dans toutes les maladies fébriles, tant dans les fièvres essentielles que dans les fièvres symptomatiques ; c'est à double titre dans les fièvres inflammatoires.

Dans tous les cas, c'est la durée de la fièvre, la fréquence du pouls et le degré de température, qui doivent déterminer la fréquence et la durée de l'emploi de l'aconitine.

Le plus souvent elle n'est pas donnée seule, mais bien combinée à la digitaline et la strychnine, avec lesquelles elle forme ce que l'on a dénommé la *triade défervescente*.

Combinée simplement avec la *digitaline* et à la *scillitine*, elle manifeste des propriétés diurétiques puissantes ; tandis qu'associée à la *vératrine*, ce sont des propriétés anticongestives et défervescentes qui se trouvent augmentées. C'est un excellent calmant dans le délire fébrile des enfants. Chez les adultes, dans les insomnies causées par l'hypéresthésie cérébrale, l'aconitine procure aux malades un sommeil calme et réparateur, d'où ils se réveillent reposés et avec l'espérance de guérir ; résultat inappréciable pour qui connait les précieux effets d'une telle espérance.

Comme sédatif, dit le professeur Laura, nous l'avons employée dans beaucoup de cas, avec un succès très grand, dans les états d'éréthisme irritatif et exalté des aliénés, chez lesquels l'aconitine associée à l'hyosciamine fait cesser admirablement les insomnies persistantes et rebelles. « D'après les expériences de « Burggraeve, corroborées par d'autres auteurs, elle serait excel- « lente pour éloigner de graves accidents lorsqu'on l'administre « préventivement avant de grandes opérations chirurgicales, ou « avant les accouchements qu'on prévoit devoir être laborieux.

« Grâce à son emploi, la situation reste calme et la chaleur mor-
« bide ne peut s'établir.

« L'aconitine Ch. Chanteaud est très pure et toujours iden-
« tique à elle-même. C'est là une condition absolue de succès et
« de *l'absence de danger*. On sait, en effet, d'après le savant Dr van
« Renterghem, que le commerce offre, sous le nom collectif
« d'aconitines, une quantité de produits, soit amorphes, soit cristal-
« lisés, qui présentent des différences notables dans l'énergie de
« leur action. Le granule d'aconitine, parfait sous tous les rap-
« ports, contient un demi-milligramme de substance active (1). »

Ajoutons, pour terminer, que cet alcaloïde s'élimine en partie par l'intestin. Aussi, pour éviter tout danger d'accumulation, est-il nécessaire de surveiller les évacuations intestinales et de les provoquer au besoin par un purgatif opportun, tel que le sedlitz Ch. Chanteaud ou le podophyllin.

DIGITALINE

« La *digitale* pourprée, dit le professeur Laura, est classée
« parmi les médicaments *héroïques*, mais à l'état sauvage, à
« cause des phénomènes d'empoisonnement qu'elle détermine
« parfois chez les malades qu'elle devrait sauver, on peut la
« considérer comme un véritable agent toxique.

« L'introduction de la *digitaline pure* a donc été une grande et
« sérieuse conquête de la thérapeutique, et ce ne sera pas un des
« moindres mérites de l'école dosimétrique d'avoir propagé et
« fait adopter partout l'usage de cet alcaloïde. »

En effet, tout a été dit sur la variabilité d'action des feuilles et des préparations de digitale, dont les effets changent et varient du tout au tout, suivant le lieu où la plante a poussé et l'époque où elle a été récoltée. D'une plante à une autre la composition varie et cette composition est des plus complexes, car, en outre de la digitaline, les chimistes y ont trouvé de douze à quinze autres principes différents.

Un autre avantage de la digitaline, c'est de ne pas produire

(1) *Pharmacothérapie dosimétrique*, Dr Laura, p. 77.

sur la muqueuse stomacale les effets irritants et nauséeux de toutes les préparations de digitale. Si l'on songe que tous les cardiopathes sont plus ou moins dyspeptiques, on comprendra l'aggravation que ces préparations irritantes leur font subir, et l'horreur qu'ils manifestent au bout de peu de temps pour tous les remèdes sortant de chez le pharmacien ; horreur qu'ils étendent ensuite à la médecine et aux médecins.

Bien plus, avec de telles préparations, dont la puissance exacte est rarement connue, on a toujours à redouter, soit des collapsus du myocarde, soit même des collapsus généraux avec syncope, et cela avec des doses moyennes d'une infusion de 2 grammes. Il suffit pour cela d'un simple effet d'accumulation ou d'un espacement de doses insuffisant.

A propos d'un cas de ce genre, où une dose de 0,15 de poudre de digitale avait amené la mort d'un cardiaque, chez lequel, il est vrai, l'autopsie avait révélé un état graisseux du cœur, le professeur Peter s'exprimait de la façon suivante à la Société de médecine de Paris (séance d'août 1874) : « La dégénérescence « graisseuse du cœur est souvent très difficile à reconnaître, et « c'est là qu'est le danger de la digitale ; aussi, je l'emploie très « peu et comme à contre-cœur ; je m'en méfie ; je la redoute ; je « ne l'emploie que comme régulateur des mouvements du cœur, « lorsqu'ils sont très irréguliers et très tumultueux... » Et il ajoutait en terminant : « On ne doit pas donner longtemps la « digitale, sous quelque forme que ce soit ; on peut et l'on doit « en suspendre l'usage. Enfin, il est nécessaire de savoir que la « digitale est un médicament formidable,... plein de dangers ;... « et que dans les maladies du cœur le commencement de la pru- « dence est le commencement de la sagesse. »

« La *digitaline*, dit le professeur Laura, est, pour nous, le « véritable agent médicamenteux de la *digitale pourprée*, sûr « autant que sans danger ; tandis que c'est aux principes âcres « de la plante qu'il faut rapporter ses inconvénients. Et, dans « cette déclaration, nous ne sommes guidé que par l'expérience « clinique et l'expérimentation physiologique comparée.

» Au reste, les médecins dosimètres ne sont pas les seuls à « reconnaître ces faits. Les docteurs Hommole et Léger, et le « Dr Cantani avec eux, enseignent que la digitaline, quand elle « est très pure, n'exerce aucune influence réelle sur l'appareil

« gastro-entérite, dont les altérations sont produites par l'acide « digitaléique (1). »

Il est incontestable que la digitaline exerce une action favorable dans les troubles dynamiques de la circulation. La sédation qu'elle imprime aux mouvements exagérés et désordonnés du cœur, lui assigne un rôle des plus importants dans le traitement d'un grand nombre de maladies.

C'est pourquoi la dosimétrie emploie la *digitaline* comme remède à plusieurs fins : 1° comme antipyrétique et antiphlogistique ; 2° comme régulateur cardiaque ; 3° comme diurétique ; 4° enfin, comme sédatif et tonique du cerveau, dans la manie aiguë et l'hypérémie cérébrale de forme congestive (Gubler).

L'*aconitine* possédant, ainsi que nous l'avons vu, des propriétés antipyrétiques très remarquables, l'idée de lui associer la *digitaline* pour cette action antifébrile était toute naturelle, de même que celle de leur adjoindre la *strychnine* et la *vératrine*, à cause de leurs propriétés complémentaires.

Comment cette propriété antithermique et antipyrétique de ces alcaloïdes associés s'exerce-t-elle ?

Est-ce en neutralisant par leurs vertus antiseptiques l'élément infectieux générateur de la fièvre et en excitant les émonctoires éliminateurs à expulser, de l'organisme, les principes toxiques et morbifiques ? Cette hypothèse nous paraît, entre toutes, celle qui réunit le plus de probabilités.

Comme régularisateur cardiaque, la digitaline est franchement indiquée toutes les fois qu'il y a rupture de l'équilibre dynamique du système circulatoire, ou bien dès que, dans les lésions valvulaires du cœur il y a défaut de compensation.

En tant qu'agent diurétique, la digitaline exerce son action modificatrice sur la circulation rénale ; elle diminue les congestions passives du rein, compagnes habituelles des affections organiques.

Mais la digitaline est avant tout un médicament cardiaque.

C'est son action élective sur le cœur et les vaisseaux qui lui a valu la place prépondérante qu'elle occupe dans la thérapeutique vasculaire, et que viennent lui disputer, avec succès, la caféine d'une part, qui ne présente pas les dangers, et la spartéine d'au-

(1) Laura, *Pharmaco thérap. dosimétr.*, p. 286.

tre part, qui limite son action au cœur, sans toucher à la pression sanguine.

Potain et Rendu ont fait de la digitaline le médicament de l'insuffisance mitrale. C'est l'opinion la plus générale, la plus exacte, à la condition qu'on n'en commence l'emploi qu'alors que la lésion n'est plus compensée, et qu'il commence à y avoir ce que M. Huchard appelle l'*hyposystolie*..

Dans les hydropisies ascite et anasarque, elle est utile, à condition que le filtre rénal fonctionne bien, autrement, elle serait plutôt nuisible et exposerait à des accidents d'intoxication.

LA STRYCHNINE

L'introduction et la vulgarisation de la strychnine dans la thérapeutique ne seront pas un médiocre titre de gloire pour la dosimétrie et pour son fondateur. Ce n'est pas que depuis longtemps les propriétés *sténiques* de la *strychnine* ne fussent connues, mais les médecins ne s'en servaient qu'en tremblant, et en allant eux-mêmes surveiller le dosage chez le pharmacien.

On lui préférait la noix vomique, et bien des médecins, qui suivent aveuglément la tradition, lui donnent toujours la préférence, bien que « la noix vomique contienne, en outre de la « strychnine et de la brucine, un *principe toxique* (l'igasurine) « avec un amalgame de principes composés, mal définis et mal « reconnus (Laura) ».

Mais la strychnine et la brucine n'ont pas seulement sur la noix vomique l'avantage de la pureté et de la fixité d'action : sous la forme granulaire elles ont encore celui de pouvoir être absorbées sans susciter l'amertume insupportable que manifeste la noix vomique, quel que soit son mode d'administration. Ce n'est pas que l'amertume soit moindre dans la strychnine, car elle se révèle déjà à un cent millième, c'est-à-dire à un centigramme pour un litre d'eau. Mais son action médicatrice se manifeste à des doses si minimes que cette amertume est complètement masquée sous la forme granulaire.

Le granule dosimétrique de strychnine représente sous tous

les rapports l'idéal typique du médicament parfait, c'est-à-dire renfermant le *minimum* de matière et le *maximum de force.*

C'est que par ses propriétés stimulantes et tonifiantes *immédiates* du système nerveux, la strychnine est *l'incitateur de la vitalité* par excellence et un agent médicamenteux unique en son genre.

Si la médecine classique n'utilise pas davantage ces incomparables propriétés, ce n'est pas qu'elle les ignore ou qu'elle les conteste; c'est qu'en dehors du *granule dosimétrique,* la strychnine est très difficile à manier, et que, d'autre part, ce minuscule agent de la dosimétrie n'a pas encore reçu de place dans la tradition classique. Pourquoi cette espèce de défaveur ?

Parce que cet agent lilliputien ne s'est pas présenté au public par la bonne porte, qui est la porte universitaire et académique.

Mais peut-être un jour ce crime lui sera-t-il pardonné, et alors sa gloire rayonnante montera sans bruit et sans secousses jusqu'au septième ciel et jusque par dessus les nues.

Il est facile de se convaincre que nous n'exagérons rien.

L'on n'a pour cela qu'à parcourir l'article strychnine, soit dans le dictionnaire des sciences médicales de Dechambre, soit dans le dictionnaire Jaccoud. Mais surtout dans le premier; à propos du traitement de la fièvre palustre il dit : « Le docteur « Grimaud, d'Angers, signalait en 1851 à l'Académie des sciences « les propriétés fébrifuges de la strychnine; et Pearson Nash, « médecin anglais, exerçant aux Indes orientales, confirmait « plus tard cette observation. Il vit ce médicament réussir sou- « vent dans les cas rebelles au quinquina et à l'arsenic, à la dose « de trois à quatre milligrammes répétés quatre fois par jour.

« La strychnine est un antiputride puissant, comme l'ont « prouvé les recherches de Charles Robin. Elle peut, à ce titre, « agir contre la fièvre intermittente, car tous les fébrifuges sont « antiputrides.

« D'autre part, nous avons vu qu'elle a des effets constrictifs « sur la rate, dont le volume diminue sous son influence, ce qui « ajoute encore à ses propriétés fébrifuges une qualité de plus, « puisque cet organe est nécessairement hypertrophié dans la « fièvre intermittente vulgaire et chronique. »

Paralysies, névroses, choléra, anémie, diabète, il n'est guère de maladie contre laquelle, nonobstant son amertume, cet alcaloïde n'ait été employé par la médecine classique. Mais il y a diverses manières d'employer le même médicament.

Jusqu'ici, la médecine classique n'a donné qu'un seul agent alcaloïdique contre l'ensemble d'une maladie, choléra, diabète, fièvre palustre, et n'a jamais formulé de mode d'emploi spécial dans l'administration des doses, laissant ce soin à la sagacité de chaque médecin.

La dosimétrie, au contraire, cherchant dans chaque maladie quels sont les désordres fonctionnels qui se présentent et se succèdent, s'applique à les combattre et à les rectifier dès les débuts, au moyen des propriétés connues et toujours les mêmes de ces divers alcaloïdes.

Et ces alcaloïdes, nous ne saurions trop le répéter, elle ne les administre pas au hasard. Elle les donne de telle façon qu'ils peuvent produire les effets thérapeutiques les plus intenses sans l'ombre d'un danger pour l'organisme.

C'est ainsi qu'en administrant dans une fièvre grave un granule d'aconitine, un granule de digitaline et un granule de *strychnine* tous les quarts d'heure, cela fait bien 6 milligrammes de chaque toutes les trois heures. Mais comme, par suite de leur extrême solubilité, l'élimination se fait déjà dès la fin de la deuxième heure et se continue par la suite, l'organisme peut rester plusieurs journées, *jusqu'à effet* définitif, sous l'influence des médicaments les plus énergiques sans le moindre inconvénient.

C'est ainsi que le même malade se trouve souvent avoir absorbé, dès la fin de la deuxième journée, 40 milligrammes de strychnine et autant des deux autres alcaloïdes, c'est-à-dire des doses dont chacune des trois serait mortelle si on la donnait en une seule fois.

Aussi est-il à peine besoin de dire combien l'emploi de la strychnine par la méthode hypodermique est inutile, dangereux et rarement indiqué.

En résumé, ce n'est pas seulement dans les paralysies, comme on le croyait autrefois, que la strychnine peut rendre d'éminents services. Son influence spécifique n'est pas moindre sur les nerfs trophiques de la vie végétative où ce puissant modificateur de la vitalité développe son action spéciale sur la fibre musculaire qu'elle excite, qu'elle ranime et à laquelle elle redonne du ton.

C'est par excellence le médicament tonique et sauveur, dans l'hygiène comme dans *tous les états morbides de la vieillesse.*

Toutes les fois que les forces nerveuses sont languissantes, les granules de strychnine trouvent leur emploi utile, quelle que soit la région organique où cet affaiblissement se produit : vessie, estomac, intestin, fibres alvéolaires du poumon, fibres du myocarde, etc.

Si l'on songe, en outre, que les propriétés éminement antiseptiques le rendent précieux dans toutes les affections zymotiques et fébriles, il sera facile d'apprécier combien son champ d'application devient illimité.

Substances antagonistes : camphre monobromé et bromures.

VÉRATRINE

La vératrine est le principe actif de l'ellébore blanc, *veratrum album*, plante herbacée qui pousse dans les prés humides des Alpes et des Pyrénées.

Elle se présente sous la forme d'une poudre blanche, inodore, mais provoquant des éternuements au contact de la membrane pituitaire.

Sans être amère, son goût est âpre et brûlant.

Les médecins et cliniticiens dosimètres ne sont pas les seuls à avoir reconnu les propriétés contro-stimulantes et défervescentes de la *vératrine*. Pecholls et Radier, Trousseau, Bouchut, Piedagnel, Koch et Liebermeister, en Allemagne, s'en sont servi avec succès et l'ont vantée pour combattre la fièvre.

D'après Van Renterghem, la seule raison qui l'a fait délaisser plus tard, en Allemagne comme en France, c'est la façon mal pondérée avec laquelle on l'a généralement administrée. « Ainsi, Liebermeister la préconise (1) en pilules au demi-centigramme, administrées d'heure en heure jusqu'à produire l'effet nauséeux

(1) Van Renterghen, *Compendium de Médecine dosimétrique et de Mat. médicale*, p. 923.

et le vomissement. » Cela fait juste une dose dix fois plus forte que celle employée par la dosimétrie. Comment la médication n'en aurait-elle pas été discréditée ?

« Administrée à petites doses progressives et successives, la « vératrine, dit le professeur Laura, développe ses véritables « effets physiologiques propres; elle abaisse la température et « rend moins fréquentes et moins vives les contractions du cœur « et des artères; cette action modératrice, et en partie sédative « plutôt que déprimante, en fait un antipyrétique et un antither- « mique très précieux.

« Nous avons expérimenté dosimétriquement la vératrine « dans un très grand nombre de cas et toujours sans le moindre « inconvénient, mais au contraire avec un avantage très mani- « feste, contre les divers modes de pyrexie et les divers processus « fébriles qui résistaient trop longtemps à l'aconitine — cet anti- « thermique souverain par lequel nous débutons toujours — ou à « l'aconitine et à la quinine dans les cas de rémittence bien « prononcée.

« La vératrine a presque toujours dompté rapidement les « pyrexies d'une manière très douce et sans l'ombre d'acci- « dents (1).

« Il n'y a pas d'âge où nous ne l'ayons expérimentée, *même « dans l'enfance la plus tendre, toujours avec succès et sans incon- « vénient.* »

De telles affirmations venant d'une source aussi autorisée méritent, croyons nous, d'être prises en sérieuse considération.

Cette propriété de ralentir profondément la circulation sanguine a été mise à profit par d'excellents maîtres en obstétrique dans des cas d'*endométrite puerpérale* et en général dans les formes pyrétiques très intenses *post partum*.

Turnbull vante la *vératrine* dans les *maladies nerveuses*: et il est facile de discerner, d'après les propriétés de cet alcaloïde, quelles sont *celles* où il doit parculièrement réussir. De même pour les cas d'épilepsie, de convulsions et de folie contre lesquels elle a été utilement employée.

Nous sommes partisan de l'antithermie et de l'antipyrexie, dit Laura qui a beaucoup employé cet alcaloïde, mais nous procé-

(1) *Pharmacothérapie comparée*, p. 82.

dons toujours dosimétriquement, redoutant l'antithermie trop rapide et préférant l'antithermie progressive et régulière. Il est rare que nous dépassions dix granules par jour pour les adultes — et de un à trois chez les enfants du second âge (associés assez souvent à l'aconitine).

MÉMORIAL SYNOPTIQUE

DES INDICATIONS MÉDICAMENTEUSES

DE LA

THÉRAPIE DOSIMÉTRIQUE

DOSES, PROPRIÉTÉS ET APPLICATIONS

A

Acide arsénieux 1 milligr. par granule	Fièvre typhoïde, névralgies périodiques rebelles, fièvres ataxo-adynamiques, cachexies suppuratives, affections cutanées.	
	Doses	États aigus, 1 gr. toutes les heures ou toutes les 1/2 heures.
		États chroniques, de 12 à 15 et 20 par jour, en 3 et 4 fois.

Acide benzoïque 1 milligr.	Utilisé dans la gravelle et la goutte. Est peu soluble. — Le plus souvent remplacé en thérapeutique par les benzoates de soude et d'ammoniaque. Doses : de 10 à 15 granules par jour, en 3 et 4 fois.

Acide phosphorique
1 milligr.

Excitant hémogénique. Etats algides, morbidités nerveuses, amnésie des vieillards, scrophulides des enfants.
Doses : 8 à 15 granules par jour.

Acide salicylique
1 centigr.

Antiseptique et antifébrile. — Affections antiseptiques, rhumastisme articulaire aigu, fièvres éruptives, dyspepsies fétides.
Doses : 10 à 15 granules, en 3 ou 4 fois.

Acide tannique, tannin
1 centigr.

Doit être administré seul. — Diarrhées chroniques des enfants, Ecoulements muqueux, hémorrhagies. Peut servir de collyre dans les conjonctivités sub-aiguës.
Doses : 10 à 15 granules par jour, en plusieurs fois.

Aconitine amorphe
1/2 milligr.

Antiphlogistique et anticongestif, modératrice du système vaso-moteur ; fait tomber la fièvre en ramenant la chaleur à sa moyenne physiologique.
Névralgies hypérémiques, céphaliques.
Combinée à la digitaline et à la strychnine, c'est un défervescent fidèle et puissant. Il constitue ce qu'on appelle la *triade antifrébile*.
Possède des propriétés sudorifiques, diurétiques et cholagogues.
A l'inverse des alcoolatures dont le titre est si variable, l'aconitine administrée à dose filée ne produit jamais que des effets défervescents.
Doses :
- Etats aigus, 1 granule tous les quarts d'heure ou toutes les demi-heures.
- Etats chroniques, 2 granules 3 et 4 fois par jour.

Agaricine 1 milligr.	Médicament précieux et actif contre les sueurs nocturnes. Succédané de l'atropine. Doses : de 3 à 6 granules par jour.
Anémonine 1 milligr.	Action irritante locale, stimulant des centres nerveux. Action générale semblable à celle de l'aconitine; paralysie, coqueluche, constipation opiniâtre. Doses : 6 à 8 granules par jour, en plusieurs fois.
Apomorphine 1 milligr.	Expectorant tonique de l'appareil respiratoire. Utile dans les broncho-pneumonies des enfants à l'instar de la pilocarpine, mais à un moindre degré. Dans les bronchites capillaires, on l'associe à la brucine. Doses : 1 à 2 granules par heure.
Arbutine 1 centigr.	Glucoside antiseptique sans astringence et diurétique. Très utile dans les affections chroniques des voies urinaires. Employée aussi dans les bronchites chroniques et rebelles des sujets lymphatiques. Doses : 8 à 10 granules par jour. (Dosé anciennement à 1 milligramme, a été porté à 1 centigramme.)
Arséniate d'antimoine 1 milligr.	Ses propriétés participent de celles de ses deux composants. Utile dans l'emphysème pulmonaire chronique et dans toutes les ectasies bronchiques. Employé comme modérateur des affections du cœur,

Arséniate d'antimoine *(suite)*	Doit être administré par 1 et 2 granules à intervalles très espacés, de façon à ne pas diminuer l'appétit. Doses : 1 à 6 granules par jour.
Arséniate de caféine 1 milligr.	Palpitations, désordres nerveux du cœur, torpeur céphalique, suite de congestion, céphalies périodiques de cause palustre. Doses : 8 à 10 granules en 3 ou 4 fois.
Arséniate de fer 1 milligr.	Reconstituant émérite du sang dans les chloro-anémies et dans toutes les convalescences. Très utile dans les dermatoses lymphatiques, dans les leucorrhées, et dans tous les états de débilitation prédisposant à la phtisie pulmonaire. Doses : 6 à 10 granules par jour.
Arséniate de manganèse	Succédané du fer lorsque celui-ci est mal supporté. Mêmes indications. Mêmes doses.
Arséniate de potasse 1 milligr.	Trouve son indication dans les affections cutanées d'origine rhumatismale ou d'origine herpétique. Doses : 6 à 10 granules par jour.
Arséniate de soude 1 milligr.	Très utile dans les maladies herpétiques et dans tous les engorgements chroniques. Associé à l'iodoforme il modifie favorablement les suppurations. Doses : 6 à 10 granules par jour.

Arséniate de quinine 1 milligr.

Particulièrement utile contre les intermittences névralgiques ou fébriles qui surviennent comme complications. Il en est de même pour les accès larvés et irréguliers consécutifs à l'impaludisme, ou à une viciation du sang, ainsi qu'il arrive à la suite de la fièvre typhoïde ou de la scarlatine.

Doses : de 8 à 10 et jusqu'à 20 granules par jour, par 1 à 2 successives.

Adonidine 1 milligr. à doser

Glucoside qu'on retire de l'*adonis vernalis* (Renonculacées), très amer, soluble dans l'alcool et pas dans l'eau.

Régularise les battements du cœur en relevant la pression sanguine et en augmentant la force des contractions ventriculaires.

Très efficace dans les insuffisances mitrales et aortiques. — M. Huchard, qui lui a reconnu des propriétés très diurétiques, le déconseille dans les rétrécissements de l'orifice aortique et l'artéro-sclérosie.

Doses : 4 à 5 milligrammes qu'on peut porter successivement jusqu'à 1 centigramme et plus.

Aspidosamine ou Aspidopermine

Alcaloïde tiré de l'*Aspidosperma quebracho*, de la famille des Apocynées, et qui florit dans la République Argentine, où son écorce est employée comme succédané du quinquina.

D'après les expériences de MM. Huchard et Eloy, cet alcaloïde aurait des propriétés eupneïques très prononcées et serait indiqué dans l'asthme, l'emphysème, les dyspnées cardiaques, et en général dans tous les états où la respiration est gênée passagèrement.

Dans un cas d'éclampsie, cité par le Dr Rolland, l'injection de 8 centigrammes de cet alcaloïde,

Aspidosamine ou Aspidopermine *(suite)*

fut suivie de la cessation rapide des convulsions et de la guérison. Le Dr Oliviera Castro (1) le recommande particulièrement pour calmer la dyspnée dans l'*angine de poitrine.* « Il est à « désirer, dit-il, que cet alcaloïde, de même « que l'*adonidine* (diurétique) soient prochai« nement introduits dans l'arsenal dosimétri« que en granules d'un milligramme, car nous « les jugeons indispensables à la thérapeutique « des maladies du cœur. »

C'est par suite de cette recommandation très justifiée, que nous avons donné ici la place qu'ils paraissent absolument mériter.

Arséniate de strychnine 1/2 milligr.

La composition seule de ce sel alcaloïdique indique ses doubles propriétés éminemment antiseptiques ou névrosthéniques tout à la fois. C'est assez dire que ses indications sont très fréquentes dans la plupart des maladies, et particulièrement à l'origine de toutes les pyrexis et fièvres zymotiques.

Combinée avec l'hyosciamine, elle est souvent d'une utilité très grande dans plusieurs affections et états spasmodiques.

Doses : de 1 à 2 granules à des intervalles plus ou moins rapprochés.

Asparagine

Nous ne citons cet alcoolide que pour mémoire, car il nous paraît tenir dans la nomenclature thérapique une place bien imméritée.

Atropine 1/2 milligr.

Extrait de l'*atropa belladona:* d'un goût amer, âcre, désagréable ; soluble dans l'eau bouillante, mais peu soluble à froid.

(1) *Éléments de thérapeutique et de clinique dosimétriques*, p. 332.

Atropine *(suite)*

Action modératrice de la contractilité et diminutrice des sécrétions.
Est moins sédative que l'hyosciamine dont elle partage les autres propriétés.

B

Benzoate d'ammoniaque
1 centigr.

C'est un neutralisant pour les acidités de nos humeurs.
Modificateur très utile des sécrétions catarrhale, sudorale et urinaire. S'emploie particulièrement dans les cystites atoniques et les bronchites des enfants,
Doses : 10 à 15 granules et même 20 par jour.

Benzoate de lithine
1 centigr.

S'assimile mieux que le carbonate de même base plus vulgairement employé jusqu'ici.
Très utile dans les affections goutteuses et rhumatismales ; dans les lithiases des conduits biliaires ; dans les affections des voies urinaires, dans les pyrosis, dans les dyspepsies acides.
S'allie très bien avec le lait, et produit avec lui des effets d'autant meilleurs qu'on prend l'un et l'autre au moment où l'estomac est en état de complète vacuité : le matin au réveil et le soir sur le tard.
Doses : de 10 à 15 et 20 granules.

Benzoate de soude
1 centigr.

Mêmes indications et mêmes doses que les deux sels précédents.

Bi-iodure de mercure
1 milligr.

Indiqué dans toutes les manifestations non récentes de la syphilis et de l'infection syphilitique.
Doses : de 4 à 10 granules par jour.

Bromhydrate de cicntine
1 milligr.

Mêmes propriétés que la cicutine, mais d'une action plus prompte. C'est le calmant spécifique de la moelle épinière et de ses mouvements reflexes.
Son emploi contre les douleurs des cancers est traditionnel. S'est montré utile contre le tétanos, combiné à la strychnine et à l'aconitine.
Doses:
- de 1 à 3 granules tous les quarts d'heure, dans les affections aiguës.
- de 5 à 10 granules, dans les affections chroniques.

Bromhydrate de morphine

Voir *morphine*.

Bromhydrate de quinine

Voir *quinine*.

Brucine
1/2 milligr.

On l'extrait des fausses angustures; congénère de la strychnine, mais moins violent. Convient aux enfants et aux personnes faibles.
Très utile dans les dyspepsies atoniques et les paralysies.
Doses : de 1 à 2 granules toutes les demi-heures.

Bryonine
1 milligr.

Glucoside du *bryona*, de la famille des Cucurbitacées; d'une saveur douce, amère, un peu âcre.
Excitant tonique du tube digestif; purge sans

Bryonine *(suite)*

coliques. Utile dans les constipations; dans les pneumo-typhus et dans les paralysies recto-vaginales.

Doses:
- Etats aigus, 1 à 2 granules toutes les demi-heures.
- Etats chroniques, 6 à 10 granules par jour.

C

Caféine
1 milligr.

Les propriétés digestives du café étant attribuées à son action favorable sur l'écoulement de la bile, il est tout naturel que son alcaloïde jouisse des mêmes propriétés. Aussi, dans les migraines et les céphalalgies de provenance hépatique, agit-il favorablement et fait-il fonction de calmant. C'est aussi un tonique du cœur et un excitant diurétique. Bon stimulant du cerveau qu'il tient en éveil.

Doses : Le dosage granulaire étant minime, l'on peut en prendre de 20 à 25 granules par vingt-quatre heures, en 3 ou 4 fois.

Calomel
1 milligr.

Vermifuge (par 10 et 20 granules à la fois). Cholagogue. Antiparasitaire. Antiseptique.

Dose : de 1 à 2 granules toutes les heures.

Camphre monobromé
1 centigr.

Aldéhyde servant de véhicule au brome pour pénétrer dans l'économie. D'une saveur amère rappelant le camphre. Calmant du système

Camphre monobromé *(suite)*	nerveux ganglionnaire. S'emploie dans l'hystérie, dans l'insomnie, les convulsions, l'épilepsie, le délire nerveux, etc. Doses : de 1 à 3 granules, répétés à distances rapprochées.
Carbonate de lithine 1 centigr.	Dissolvant de l'acide urique. S'emploie dans les lithiases. Doses : de 6 à 18 granules par jour.
Chlorhydrate de morphine 1 milligr.	Possède toutes les propriétés de la morphine, avec un plus grand degré de solubilité et une action plus prompte. Doses : 1 ou 2 granules, à renouveler jusqu'à effet. Voir *Morphine*.
Cicutine 1/2 milligr.	Extrait du *conium maculatum* ; cicuta major. Ainsi que nous l'avons dit pour son bromhydrate, c'est le calmant spécifique des douleurs névralgiques ou autres provenant de la moelle épinière. C'est un modérateur de l'excitabilité réflexe. Doses : Cas aigus, 1 granule toutes les demi-heures, jusqu'à effet. Cas chroniques, 6 à 10 granules par jour.
Citrate de caféine 1 milligr.	Plus soluble, et action plus prompte que celle de l'alcaloïde. Céphalées congestives et migraines. Doses : de 5 à 6 granules toutes les demi-heures, jusqu'à effet.

Cocaïne
1/2 milligr.

Extrait des feuilles de l'*erytroxylum coca* (Pérou). Excitant stomachique. Cet alcaloïde décongestionne le cerveau et conserve les forces nutritives. Très employé comme anestésique local pour les petites opérations, ainsi que dans les inflammations de la bouche et du pharynx. Utilisé aussi dans la dyspepsie nerveuse, la gastralgie et toutes les névropathies gastriques.
Dans l'œsophagisme : de 1 à 2 granules tous les quarts d'heure, jusqu'à effet.

Codéine
1 milligr.

Excellent calmant du système nerveux. Cet alcaloïde a l'avantage d'être beaucoup moins constipant que la morphine. On la donne dans les irritations des voies aériennes conjointement avec l'iodoforme. Employée aussi avec avantage dans les entéralgies et les gastralgies.
Doses : de 1 à 3 granules tous les quarts d'heure.

Colchicine
1/2 milligr.

Action infiniment plus sûre et plus douce que celle du colchique. Comme diurétique, c'est un succédané de la digitale. Très utilisée contre le rhumatisme aigu et la goutte (1 à 2 granules toutes les demi-heures). Elle donne d'excellents résultats contre ces deux affections.
En prolongeant son emploi, l'on obtiendrait des propriétés émétiques ou purgatives.

Colocynthine
1/2 milligr.

Principe actif de la coloquinte (Cucurbitacées). Résinoïde très amer ; soluble dans l'eau. Tonique laxatif, stimulant de l'intestin grêle. Utile dans les dyspepsies atoniques et la constipation. Est souvent associée à la quassine, à la jalapine, à l'évonymine, etc.
Doses : de 3 à 5 granules, 2 à 3 fois par jour.

Cotoïne 1 milligr.	Extrait du coto (Bolivie). Parait avoir des propriétés antifermentescibles et antipyrétiques. Similaire de la guaranine. Peut être employée avec avantage dans diverses affections de l'appareil digestif : vomissements, inappétence, dysenterie. Doses ; 3 granules toutes les trois heures.
Croton-chloral	Calmant des hypéresthésies de l'excition réflexe. Utilisé dans les toux nerveuses, les névralgies, les myélites. Doses : 2 granules toutes les demi-heures, jusqu'à effet.
Cubébine 1 milligr.	Agit en influençant les urines, qu'elle rend plus aromatiques et moins irritantes. C'est assez dire qu'il faudrait l'administrer heure par heure et en quantité considérable (3 à 4 tubes par jour), à cause de l'infériorité de son dosage par trop exigu.
Cyanure de zinc 1 milligr.	Excellent antinévralgique : gastralgie ; convulsions choréiformes. S'associe avec l'aconitine, l'hyosciamine et même la strychnine dans la chorée. Doses : de 5 à 8 granules par jour. Très préconisé par Lutton contre le rhumatisme aux doses de 10 centigrammes par jour.
Cyclamine 1 milligr.	Poudre blanche, laxative à petite dose. Laxative et cholagogue. S'associe soit à la colocynthine, soit à l'évonymine. Doses : de 6 à 10 granules par jour.

D

Daturine
1/4 milligr.

Calmant ; antinévralgique et antipasmodique. Action analogue à celle de l'atropine et de l'hyosciamine, mais plus énergique. Efficace contre l'asthme et les coliques utérines, les névralgies oculaires et la photophobie.
Se donne par 1 seul granule à la fois, à l'instar de l'atropine.

Diastase
1 centigr.

Dans l'apepsie et les dyspepsies buccales et intestinales, elle remplace la ptyaline.
Doses : de 2 à 5 granules avant chaque repas.

Digitaline amorphe
1 milligr.

C'est le sédatif du cœur et de la circulation en général. Dans les affections du cœur, elle est particulièrement utile dans la période d'*hyposystolie*. On l'emploie dans l'éréthisme cardiaque, dans toutes les maladies fébriles et congestives, et dans les maladies chroniques du cœur. On peut s'en servir aussi pour ménager les forces du cœur chez les vieillards et contribuer à la longévité.
Dans les hydropisies ascite et anasarque, elle est utile, à condition que le filtre rénal fonctionne bien ; sinon, elle pourrait être nuisible et provoquer même de l'intoxication.
La digitaline cristallisée chloroformique, qui offre le plus de conditions de pureté, se dose

Digitaline amorphe *(suite)*

habituellement en granules, à 1/5 de milligramme par granule.

Doses : à l'état aigu, 1 granule toutes les demi-heures, ou moins souvent, suivant les cas.

E

Elatérine 1 milligr.

Cet alcaloïde, extrait du concombre sauvage *(Momordica elaterum)*, est un des exemples les plus frappants de l'avantage qu'il y a à employer les alcaloïdes de préférence à la plante. En effet, la plante récoltée en septembre ne contient que 0,6 à 0,7 p. 100 d'alcaloïde, tandis qu'en juillet elle en contient 0,4 à 0,5 p. 100, c'est-à-dire 10 à 12 fois plus. Comment se fier à des expériences faites ainsi avec une plante, tantôt inerte, tantôt presque toxique ? A forte dose, c'est un drastique violent, provoquant des évacuations séreuses et colliquatives. Possède des propriétés *emménagogues* et peut être employée contre les hydropisies essentielles.

La dose est de 5 à 8 granules par jour, seule ou combinée à des petites doses de digitaline.

Elle paraît posséder, comme la colocynthine, la propriété de provoquer des évacuations alvines par injection hypodermique.

Emétine 1 milligr.

C'est le principe actif de l'ipéca, dont elle possède toutes les propriétés contro-stimulantes et expectorantes, avec une action moins vio-

Emétine *(suite)*

lente pour la muqueuse stomacale. Convient dans la médecine des enfants comme expectorant et antispasmodique, dans les bronchites, les pneumonies, la dysenterie, la coqueluche.

Comme vomitif : 2 à 3 granules dissous dans une cuillerée d'eau, toutes les dix minutes.

Comme expectorant et antispasmodique : 1 granule toutes les deux ou trois heures.

Emétique 1 centigr.

Suivant le mode d'administration, on en obtient des effets purgatifs, vomitifs, contro-stimulants. Etait autrefois beaucoup plus employée que de nos jours.

Doses :

Comme purgatif, 1 granule tous les quarts d'heure.

Comme vomitif, 2 à 3 granules toutes les deux heures.

Comme expectorant, 1 granule toutes les trois heures.

Ergotine 1 centigr.

Extrait amorphe du seigle ergoté ; possède toutes les propriétés du seigle ergoté, sans en avoir au même degré les propriétés toxiques. C'est un excito-moteur des fibres lisses, utile, à cause de cela, dans les inerties et atonies utérines, ainsi que dans les hémorrhagies. Son action emménagogue est très marquée ; et comme emménagogue, on peut l'employer dans la dysménorrhée, combinée soit à l'*hyosciamine*, soit à la *cicutine*, soit à l'*élatérine*.

Evonymine 1 milligr.

Principe actif des fusains (*Evonymus europeus*) découvert par Riedérer. A dose convenable, possède des propriétés laxatives, diurétiques,

Evonymine *(suite)* — cholagogues et expectorantes. Doit posséder des propriétés antiseptiques, puisqu'il est très préconisé en Angleterre contre la fièvre intermittente.
Doses : de 20 à 40 granules par jour.

G

Gelsémine 1/2 milligr. — Alcaloïde du *Gelseminium Semper Vivens*, jasmin odorant de la Caroline.
Sédatif du système nerveux vaso-moteur à l'instar de l'aconitine, employé contre les odontalgies, les névralgies faciales, les douleurs intercostales, et même les douleurs sciatiques.
Doses : un granule tous les 1/4 d'heure, jusqu'à effet.

Guaranine 1 milligr. — Extrait du *Paulinia Sorbilis*, dont les semences sont plus riches en caféine que le café et le thé. Il augmente la vitalité et se montre très utile dans toutes les adynamies. Excellent contre la migraine, possède aussi des propriétés antidiarrhéiques.
Doses : 3 granules, trois à quatre et cinq fois par jour.

H

Hélénine
1 centigr.

Principe actif de l'aunée (*Inula Helenium*). C'est un bon antiseptique et un stimulant des sécrétions catarrhales... ce qui l'a fait employer dans les affections pulmonaires. Catarrhes des bronches, du larynx, de la vessie.

Est souvent très utile dans la coqueluche, et le serait peut-être davantage encore à l'état de gargarisme et de collutoire.

C'est un tonique des voies digestives, utile dans la dyspepsie atonique et flatulente, et dans les états hystériques.

Doses : de 1 à 3 granules, quatre à cinq fois par jour.

Hydrastine
1 milligr.

Principe actif de l'*Hydrastis Canadiensis* (Renonculacées). Considéré en Amérique comme succédané de la quinine. Tonique de l'estomac et *cholagogue* à l'instar de la quassine, c'est-à-dire légèrement laxatif. Peut s'employer contre la constipation aussi bien que contre la diarrhée, lorsque ces états morbides dépendent de l'atonie intestinale. En pareil cas, on l'associe à un autre alcaloïde.

Doses : de 10 à 20 granules par jour.

Hypophosphite de Chaux
1 Centigr.

Agent d'assolement, très utile et souvent indispensable dans l'hygiène de la première enfance et des enfants à la mamelle comme aliment du système osseux et nerveux et comme tonique Vital.

Doses : de 10 à 20 granules par jour.

Hydro-ferro cyanate de quinine
1 milligr.

Grâce à sa composition complexe, possède des propriétés tout à la fois antipériodiques, toniques et calmantes, à un degré que son minime dosage ne saurait expliquer. Convient admirablement dans la médecine des enfants. Particulièrement indiqué chez tous les malades pendant la période d'apyrexie, et en particulier chez ceux dont les voies digestives sont faibles ou fatiguées.

Doses : 5 à 6 à la fois, répétées toutes les heures.

Hyosciamine
1/2 milligr.

Analgésique, antispasmodique et calmant, c'est le meilleur de nos sédatifs.

Utile dans toutes les affections où prédomine un excès de contractilité.

Associée à l'aconitine, elle produit le calme du cerveau dans les insomnies. Peut donner les meilleurs résultats dans la constipation spasmodique, dans la hernie étranglée, l'occlusion intestinale, la dysurie, la gastralgie, l'entéralgie, les névroses spasmodiques ; le tremblement nerveux, etc. A l'instar de l'atropine, elle diminue les sécrétions muqueuses et sudorales, et trouve son emploi dans les phtisies et la bronchorrhée.

Doses : 1 granule toutes les demi-heures ou tous les quarts d'heure, jusqu'à effet.

Hypophosphite de strychnine 1/2 milligr.	Excellent tonique du système nerveux, dont il soutient et active les fonctions. Utile dans toutes les adynamies, et particulièrement dans l'hygiène et les affections des vieillards ; est indispensable dans tous les cas de dépression vitale causée par la maladie, par l'âge ou par l'excès du travail. Doses : de 8 à 10 granules par jour, et plus au besoin, à doses filées.
Hypophosphite de chaux 1 centigr.	Agent d'assolement, très utile et souvent indispensable dans l'hygiène de la première enfance et des enfants à la mamelle, comme aliment du système osseux et nerveux, et comme tonique vital. Doses : de 10 à 20 granules par jour.
Hypophosphite de soude 1 centigr.	Mêmes indications que le précédent, avec cette particularité que celui-ci convient mieux aux adultes et surtout aux vieillards. Mêmes doses que ci-dessus.

I

Iodhydrate de morphine 1 milligr.	Trouve son indication toutes les fois qu'il y a lieu d'employer la morphine chez des scrofuleux ou des syphilitiques. Efficace dans les inflammations scrofuleuses occulaires avec photophobie, associé surtout à l'hyosciamine. Préparation très soluble. Doses : 1 granule toutes les demi-heures.

Iodoforme
1 milligr.

Cette dose, qui paraît bien minime, est très suffisante pour imprégner et influencer l'organisme, et elle a l'avantage de ne pas provoquer des désordres ou des lésions du filtre rénal. C'est le corps qui contient le plus d'iode sous un volume déterminé.

C'est tout à la fois un calmant et un stimulant diffusible.

Doses : 1 à 2 granules tous les quarts d'heure.

Iridine
1 milligr.

Cholagogue et laxatif par excitation de la contractilité intestinale.

Très utile dans les congestions hépatiques, les lithiases biliaires, l'ictéricie, etc. On lui attribue aussi des propriétés diurétiques et contro-stimulantes, qui permettraient de l'associer à l'aconitine.

Doses : 2 granules, cinq à six fois par jour.

J

Jalapine

Ne se comporte pas comme le jalap. C'est un simple stimulant tonique du gros intestin, et point un drastique. Ses propriétés se rapprochent de celles de l'élatérine, de même que les indications.

Doses : de 6 à 15 et 20 par jour.

Juglandine

Possède toutes les propriétés des feuilles de noyer (*Juglans regia*) d'où on l'extrait ; pro-

Juglandine *(suite)*

priétés toniques, cholagues, dépuratives, légèrement vermifuges et laxatives.

Comme tonique, il faut le donner à petites doses successives.

Comme laxatif, il faut, au contraire, l'administrer aux doses de 25 à 30 centigrammes, en une ou deux fois rapprochées.

Sa dose, qui était autrefois au milligramme, a été portée avec raison à un centigramme, d'après l'avis de la Société de thérapeutique.

K

Kermès minéral
1 centigr.

Particulièrement utilisé pour ses propriétés expectorantes ; on l'emploie aussi pour les affections du cœur dans la période hypertrophique.

Doses : de 6 à 12 et 15 par jour, à petites doses successives.

Kousséine
1 milligr.

Vermifuge beaucoup plus doux que le kousso. Peut remplacer avantageusement la santonine chez les jeunes enfants.

Deux à trois granules toutes les heures, jusqu'à effet.

L

Lactate de fer 1 centigr.	Préparation granulaire bien tolérée. Utile dans l'anémie, la chlorose, la diarrhée atonique. Se donne à la dose de 5 à 10 granules par jour, avant les repas.
Leptandrine 1 milligr.	Tonique du foie et des voies digestives; aussi, a-t-il son indication dans les affections bilieuses et les diarrhées chroniques, dans la fièvre typhoïde, etc. Doses : de 3 à 15 et 20 par jour.
Lobelline 1 milligr.	Obtenue de *Lobelia inflata* par Procter. Expectorant, antispasmodique, diaphorétique (émétique à forte dose); convient dans la pneumonie et broncho-pneumonie, dans les laryngites avec ou sans spasmes, et dans l'épilepsie.

N

Narcéine	Mêmes propriétés que la codéine, mais avec une action légèrement stimulante. Calmant anti-

Narcéine *(suite)*

spasmodique, se donne dans les cas de torpeur.
Deux granules toutes les demi-heures, dans la journée, ou quatre granules le soir, en une fois.

Nitrate de pilocarpine 1 milligr.

Alcaloïde extrait, en 1875, par E. Hardy, du *Pilocarpus Jaborandi* (Rutacées du Brésil); hypercrinique général des glandes *salivaires, sudorifiques, hépathiques*, et des *grandules muqueuses* de l'appareil bronchique; il est indiqué dans toutes les affections respiratoires et angines commençantes.

Employé à dose fortement expuitive au début, c'est *le spécifique* de la pneumonie qu'il fait avorter en quelques heures. Il suffit pour cela que l'expuition salivaire ait fait évacuer tous les pneumocoques. (Voir à ce sujet à l'article *pneumonie*.)

Utile également dans les corizas, les stomatites et les pharyngites ; il est particulièrement efficace dans les congestions bronchiques et la bronchite capillaire ou alvéolaire.

P

Pepsine pure

Est indiquée toutes les fois qu'il y a lieu à suppléer au suc gastrique et d'aider aux forces de l'estomac.

Doses : 3 à 4 granules avant chaque repas.

Phosphate de fer 1 centigr.	Reconstituant du sang par ses deux parties composantes, agit efficacement sur le système osseux et nerveux. Est utile dans tous les états chloro-anémiques, le lymphatisme et le rachitisme au début. Doses : 5 à 10 granules par jour.
Phosphure de zinc 1 milligr.	Tonique du système nerveux, est utile dans toutes les débilités nerveuses d'où qu'elles proviennent, convulsions chroniques de l'hystérie et de la chorée. De 6 à 10 granules par jour.
Picrotoxine 1/2 milligr.	Extrait de la coque du Livant. Est un excitant de la circulation capillaire périphérique, surtout aux extrémités supérieures du corps. Utile comme vermifuge dans les convulsions helminthiques des enfants. Convient aussi dans certaines variétés d'asthme et de coqueluche dyspnéiformes par ses propriétés antispasmodiques. Doses : Affections aiguës, 1 granule toutes les heures. Affections chroniques, 2 à 3 granules deux à trois fois par jour.
Pipérine 1 milligr.	Stimulant de la sécrétion catarrhale et des muqueuses digestive et urinaire, est *contreindiqué* dans toutes les irritations du canal gastro-intestinal. Peut être utile contre l'anorexie, la blennorrhée chronique et la bronchite chronique. Doses : 1 à 2 granules trois à cinq fois par jour.

Podophyllin
1 centigr.

Cholagogue et excitant de l'intestin. C'est un laxatif sans coliques, d'un effet lent, mais sûr. Dans la constipation habituelle, on en prend de deux à quatre le soir en se couchant.
Utile dans les ictéricies et dans les dyspepsies qui dépendent de la congestion du foie.

Proto-iodure d'hydrargyre
1 centigr.

Antisyphilitique traditionnel.
Doses : 6 à 12 granules par jour.

Q

Quassine
1 milligr.

Extrait du *Quassia amara*. Tonique amer, il stimule l'estomac dans son travail de digestion. Il est stomachique et régulateur de l'excrétion biliaire. Antiseptique et stimulant de la contractilité stomacale, il est utile dans la majeure partie des dyspepsies, dans toutes les convalescences de maladie grave, et dans tous les cas d'atonie digestive.
Très utile dans les pituites matinales des alcooliques, ainsi que dans les toux et les *céphalées* d'origine gastrique. Associée à la morphine et à l'hyosciamine, elle corrige l'action stupéfiante de ces alcaloïdes.

S

Sel de Grégory 1 milligr.	Combinaison de codéine et de morphine, ce sel participe des propriétés des deux composants. Bon calmant pour la nuit à la dose de 5 à 6 granules, deux par deux, à un quart d'heure ou demi-heure d'intervalle. Utile contre les toux violentes, la diarrhée, les douleurs abdominales.
Salicylate d'ammoniaque 1 centigr.	Plus actif et plus diffusible que le salicylate de soude, est utilisable dans toutes les affections infectieuses, septicémiques et particulièrement dans le rhumatisme aigu ou chronique, mais surtout le rhumatisme aigu. Doses : 1 à 2 granules toutes les heures ou toutes les deux heures.
Salicylate de fer 1 centigr.	Indiqué dans les chloro-anémies compliquées de rhumatisme. C'est un antiputride et un reconstituant du sang, très utile dans les affections scorbutiques et les dyspepsies putrides. Doses : 2 à 3 granules trois, quatre et cinq fois par jour.
Salicylate de quinine 1 centigr.	Médicament antipériodique et antirhumatismal tout à la fois. C'est en même temps un agent antiseptique.

Salicylate de soude 1 centigr.	Bien connu pour ses propriétés antirhumatismales ainsi que contre la goutte. Doses : 3 à 5 granules deux à trois fois par jour.
Santonine 1 centigr.	Principe actif du semen-contra. Vermifuge et vermicide des ascarides intestinaux. Doses : 6 à 15 granules avec 2 à 4 granules de podophyllin.
Scillitine 1 milligr.	Excellent diurétique et succédané de la digitale. Est utile dans les bronchites chroniques, dans la période d'expectoration, ainsi que dans certaines maladies du cœur. Doses : 1 à 2 granules toutes les deux ou trois heures.
Sedlitz granulé effervescent	Il a pour base le sulfate de magnésie déshydraté et purifié associé à une petite quantité de bicarbonate de soude et d'acide tartrique pour le rendre effervescent. Ce sulfate de magnésie est préalablement soumis à la calcination qui, en détruisant les germes organiques, les iodures et les chlorures qui souillent les sels du commerce, en fait une préparation hors ligne, à la fois alcaline, rafraîchissante, laxative ou purgative, suivant la dose à laquelle on la prend. On peut le prendre mêlée à de la limonade citrique, comme boisson ordinaire, au déclin des maladies infectieuses. Doses : de 1 à 3 cuillerées à café suivant l'effet laxatif du purgatif qu'on désire obtenir.

Sous-nitrate de bismuth 1 centigr.

C'est un absorbant et un désinfectant du tube digestif. C'est un antidiarrhéique. Mais son emploi ne doit pas être trop longtemps prolongé sous peine de devenir irritant et nuisible.

Utile surtout dans les diarrhées séreuses et putrides.

Doses : 10 à 15 granules avant les repas.

Sulfate d'atropine 1/2 milligr.

Action plus faible que celle de l'atropine à doses égales.

S'emploie dans les mêmes cas.

Doses : 1 granule toutes les demi-heures jusqu'à effet.

Sulfate de calabarine 1/2 milligr.

Stimule et augmente la contractilité des fibres musculaires.

C'est l'*alcaloïde amorphe* de la fève de Calabar, dont l'alcaloïde cristallisé (*ésérine*) est très utilement employé en collyre pour obtenir le resserrement de la pupille.

C'est l'action antagoniste de celle de l'atropine.

Sulfate de quinine 1 centigr.

Antipériodique ayant son indication dans toutes les fièvres intermittentes, les accès intermittents, qu'ils soient ou non accompagnés de névralgie.

Doses : 5 à 20 et 25 granules par jour.

Sulfate de strychnine 1/2 milligr.

Mêmes propriétés que l'arséniate de strychnine, mêmes applications, mêmes doses. Cependant, lorsqu'il s'agit d'obtenir un effet névrosthénique pur, le sulfate est préférable.

Sulfure de calcium 1 centigr.	Excellent parasiticide. Eminemment utile dans le traitement des affections microbiques et fièvres infectieuses : diphtérie, rougeole, variole, érésypèle, coqueluche, etc. Utilisable également dans certaines dermatoses et catarrhes bronchiques. Doses : 1 granule tous les quarts d'heure à l'état aigu; 2 granules toutes les trois ou quatre heures dans l'état chronique.

T

Tannate de cannabine 1 milligr.	D'après Van Renterghem, cet extrait alcaloïdique sera surtout utile dans la médecine des enfants pour remplacer comme hypnotique l'administration des opiacés. Peut rendre des services dans les gastralgies et, en général, contre toutes les douleurs spasmodiques dans lesquelles il est nécessaire de produire un calme exempt d'excitation. Doses : Dans l'état aigu, 2 granules tous les quarts d'heure jusqu'à effet. Dans l'état chronique, 3 granules trois à quatre fois par jour.
Tannate de pellétiérine 1 milligr.	Cét alcaloïde, ainsi dénommé en l'honneur du chimiste Pelletier, a été découvert par Tanret dans l'écorce du grenadier ordinaire. C'est un antihelmintique efficace et doux qu'on associe le plus souvent à des granules laxatifs.

Tannate de pellétiérine *(suite)* — Comme téniafuge, son dosage est trop faible; et pour en obtenir des effets utiles, il faudrait l'absorber par doses de 3 à 4 tubes à la fois, répétées de façon à atteindre la dose de deux à trois décigrammes. Dans la plupart des cas, il faudra faire suivre son usage de celui d'un laxatif.

V

Valérianate d'atropine 1/2 milligr. — La combinaison de l'acide valérianique à l'atropine en fait un agent antispasmodique. Indiqué dans les névroses convulsives, hystérie, chorée, épilepsie, et contre les anémies cérébrales, réussit mieux que l'atropine pure, la daturine et l'hyosciamine.

Valérianate de caféine 1 milligr. — Particulièrement utile dans le traitement de la migraine; c'est un antispasmodique indiqué dans les céphalalgies, les vertiges et la torpeur cérébrale.
Doses : 1 à 3 granules toutes les demi-heures jusqu'à effet.

Valérianate de fer 1 centigr. — Dans les chloro-anémies avec névralgies ou névroses diverses.
Doses : 1 à 3 granules trois fois par jour.

Valérianate de quinine 1 centigr.

Ainsi que l'indiquent ses deux composants, il est employé tout à la fois comme antipériodique et antispasmodique. Excellent tonique antiseptique.
Doses : 8 à 20 granules par jour.

Valérianate de zinc 1 centigr.

Particulièrement indiqué dans les névroses de la motilité, telle que la chorée, ainsi que dans les névropathies où le fer est contreindiqué.
Mêmes doses que pour le valérianate de fer.

Vératrine 1/2 milligr.

Extrait du *Veratrum nigrum*.
Est utilement employé comme contro-stimulant et défervescent dans le rhumatisme aigu et la pneumonie conjointement avec l'aconitine. S'emploie également dans les dermatoses congestives et dans les exanthèmes chroniques, eczéma, ecthyma, etc.
Doses : 1 à 2 granules à intervalles plus ou moins rapprochés.

QUELQUES CONSIDÉRATIONS

SUR

L'HYPODERMIE DOSIMÉTRIQUE

« La méthode hypodermique, dit Dujardin-Beaumetz, en permettant aux médicaments de pénétrer dans l'économie sans « passer par le foie qui les détruit ou les modifie en partie, a « donné à leur administration une activité et une rapidité d'action « qui leur manquait jusque-là. Elle a, de plus, donné à l'étude « des médicaments une sûreté qui lui faisait défaut.

« Aussi, toutes les fois que nous pouvons isoler le principe « actif d'un médicament, et que ce principe est soluble, a-t-on « avantage à utiliser la voie hypodermique (1) ».

Nous avons cité ces deux alinéas, non seulement parce qu'ils résument les avantages et les inconvénients de la méthode hypodermique, mais parce qu'ils expliquent très bien pourquoi la dosimétrie n'a que très peu usé, et n'usera jamais beaucoup de cette méthode.

En effet, la dosimétrie ne faisant usage que des *principes actifs* des plantes médicinales, sous une forme qui ne fatigue ni ne rebute jamais les voies digestives, n'a qu'un médiocre besoin de les introduire par toute autre voie.

D'autre part, le principe essentiel de la thérapeutique, qui consiste à administrer les granules médicamenteux à petites doses successives jusqu'à effet, ayant fait ses preuves péremp-

(1) Dujardin-Beaumetz, *L'art de formuler.*

toires depuis 25 ans, ne laisse que très peu de chose à glaner à la méthode hypodermique.

Au fond, c'est l'imperfection de la matière médicale classique et son manque de règle thérapeutique qui ont fait le succès de la méthode hypodermique en lui donnant, en outre, les apparences d'un très grand progrès.

Cependant cette méthode est précieuse, même dans la pratique dosimétrique, toutes les fois qu'il est urgent d'obtenir un effet rapide et décisif.

Ce cas se présente fréquemment. Combien n'est-il pas d'affections graves *à frigore* pour lesquelles une sudation prompte et une expuition salivaire abondante, provoquées dans la période initiale, seraient la meilleure des médications et le remède le plus précieux ?

Nitrate de pilocarpine. — Avec les granules de nitrate de pilocarpine, rien n'est plus aisé que de provoquer une sudation presque instantanée accompagnée d'une expuition abondante. Il n'y a qu'à prendre une quinzaine de ces granules, à les faire fondre dans 25 à 30 gouttes d'eau bouillie bien limpide et à pratiquer l'injection. Si l'on a des doutes sur la limpidité de la solution, on n'a qu'à la faire passer à travers d'un mouchoir en toile fine avec la seringue elle-même, d'où l'on ôte l'aiguille.

L'effet en est prompt et se montre d'habitude au bout de la troisième minute par une rougeur congestive et moite de la peau des tempes, pour s'étendre ensuite à tout le reste du corps. En même temps survient une expuition plus ou moins considérable, que l'on peut prolonger et augmenter, s'il en est besoin, par une nouvelle injection comprenant six à huit granules.

Nous avons indiqué et démontré, à l'article *pneumonie*, combien cette expuition est précieuse dans cette affection, ainsi que dans les *pleuro* et *broncho-pneumonies*.

Lorsqu'elle est provoquée au début de la pneumonie, elle peut être considérée comme le spécifique *parfait*, attendu qu'alors la *pneumonie* avorte complètement.

Sulfate de strychnine. — Cette parfaite solubilité des granules n'est pas moins précieuse dans les cas de choléra algide, lorsqu'il y a urgence pour soutenir les forces vitales et relever le système nerveux, à introduire au plus vite soit du *sulfate de strychnine*, soit du sérum anticholérique (suivant la méthode du Dr Cheron) ou même les deux à la fois.

Voici la formule du liquide habituellement injecté dans le choléra pour faire fonction de sérum : sulfate de soude, 8 gr. ; phosphate de soude, 4 gr. ; chlorure de sodium, 2 gr. ; acide phénique neigeux, 1 gr.; eau distillée, 100 gr. P. solution à injecter à doses successives depuis dix grammes jusqu'à cent grammes et plus.

Voici, d'autre part, l'injection anticholérique du Dr *Florence*, qui a fait brillamment ses preuves dans l'épidémie de 1893, à Perpignan :

Arséniate de strychnine... Aconitine.................. Hyosciamine..............	aa. 2 granules	Donner en même temps un lavement à garder de plantes aromatiques très chaud, additionné de rhum, de rancio, de café fort et de 10 gouttes de laudanum.
Bromhydrate de strychnine Cocaïne.........	aa. 6 granules	

Eau bouillante, une cuillerée à café, pour faire dissoudre.

C'est pour pouvoir suffire à ces injections quantitatives considérables, que la plupart des médecins adoptent aujourd'hui des seringues hypodermiques, pouvant contenir cent gouttes, c'est-à-dire cinq grammes de liquide.

Qu'il s'agisse de l'emploi de la pilocarpine, de la strychnine, de l'atropine, de la morphine, de la caféine, de l'ergotine, de la cocaïne, ou de tout autre alcaloïde, l'exécution est on ne peut plus commode, puisqu'il ne s'agit que de prendre dans leur tube le nombre de granules équivalent à la dose jugée nécessaire, à la faire fondre dans de l'eau bien limpide, et à l'injecter.

Ergoline. — Il y a cependant une exception à faire pour l'*ergotine* dont il serait presque impossible d'obtenir, dans de l'eau pure, un état de solubilité suffisant. Pour les besoins hypodermiques, l'on est obligé, pour la dissoudre convenablement, de faire intervenir la glycérine, suivant la proportion ci-après, qui est celle de la formule de Moutard-Martin : ergotine, 2; glycérine, 15 ; eau distillée, 15.

L'on ne doit pas perdre de vue que les solutions d'ergotine s'altèrent très vite, et qui si elles ne sont pas récentes, elles peuvent provoquer des congestions locales plus ou moins douloureuses.

Beaucoup de médecins lui préfèrent l'*ergotinine*, qui est beaucoup plus active et d'une solubilité plus aisée. La solution la plus usitée est celle de *Tanret*, qui l'a spécialisée suivant la formule ci-après : ergotinine, 1 centigr. ; acide lactique, 2 centigr. ; eau de laurier-cerise, 10 grammes, c'est-à-dire 200 gouttes. Comme il est indispensable de ne pas dépasser la dose d'un 1/2 milligramme pour une seule fois, c'est donc une dose de 10 gouttes au plus à mettre par injection.

L'anesthésie locale étant devenue d'un usage de plus en plus répandu, les injections *de cocaïne* ont suivi le même mouvement, et il n'est guère d'opération de petite chirurgie où elle ne puisse rendre ce service.

Dans ces injections, la *dose* a besoin d'être attentivement surveillée et, en général, ne doit pas dépasser 10 centigrammes. Mais on peut et l'on doit même fractionner la dose de façon à l'étendre à toute la région qu'il s'agit d'anesthésier.

Chlorhydrate de morphine. — De tous les alcaloïdes, c'est la morphine qui a été la plus employée en mode hypodermique. C'est même par elle que l'hypodermie a commencé, et malheureusement son emploi a été plus néfaste qu'utile. Les désastreux effets de la morphinomanie sont tels, qu'aujourd'hui les médecins prudents réservent son emploi pour les seules affections incurables.

Quant aux malades des autres catégories, on ne doit jamais leur enseigner à se faire les injections eux-mêmes.

« Pour diminuer les accidents du morphinisme, dit Dujardin-« Beaumetz, on a proposé d'associer la morphine à la cocaïne « ou à l'atropine. L'association à l'atropine est une chose excel-« lente, surtout lorsqu'on ne doit pas prolonger la médication. « L'atropine combat et les vomissements et la paresse intestinale « déterminée par la morphine. Elle combat aussi le spasme qui « se produit dans les coliques hépatiques et néphrétiques. »

Cette association se fait par parties égales.

« L'association de la *morphine* et de la *cocaïne* est, au con-« traire, des plus *dangereuses*. La cocaïne augmente les pro-« priétés toxiques de la morphine et amène, au bout d'un laps « de temps plus ou moins long, des troubles délirants ; et cela à

« ce point qu'on peut dire que la folie, chez les morphinomanes,
« survient toujours chez ceux qui usent de la cocaïne, et qui sont
« en même temps cocaïnomanes et morphinomanes. »

Laxatifs. — Le seul *desideratum* de l'hypodermie, c'est qu'il n'existe pas encore de substance qui, injectée sous la peau, provoque l'exonération intestinale. Les tentatives faites dans ce sens par *Luton*, de Reims, avec le sulfate de soude et de magnésie, de même que celles faites par Gubler, sont restées infructueuses.

Serait-on plus heureux avec les injections de jalapine et de colocynthine ? C'est une expérience à tenter.

Les injections hypodermiques n'ont pas que des avantages ; elles ont aussi leurs inconvénients : ce sont ceux des obstacles éventuels à l'élimination.

« Il est une loi thérapeutique qu'on ne doit pas oublier, dit
« Dujardin-Beaumetz, c'est que les médicaments n'agissent thé-
« rapeutiquement que lorsqu'ils sont éliminés. Lorsque cette
« élimination fait défaut, l'effet thérapeutique cesse pour faire
« place aux effets toxiques (1). »

Avec la méthode hypodermique, l'*élimination* intestinale ne pouvant s'effectuer, il ne reste plus que la voie pulmonaire, et surtout la voie rénale. C'est pourquoi il est de la plus haute importance de s'assurer de l'intégrité de cette dernière toutes les fois que l'on a recours aux injections hypodermiques.

(1) *L'art de formuler.*

LA THÉRAPIE PAR LES LAVEMENTS GAZEUX

DANS LA DYSENTERIE
DANS L'EMPHYSÈME PULMONAIRE; LA CONGESTION BRONCHIQUE
LA COQUELUCHE; LA PHTISIE PULMONAIRE

Quelle que soit l'idée de la théorie qu'on se forme sur le rôle des microbes ou microphytes fermentitiels, dans la genèse des maladies, il est un fait avéré et généralement admis; c'est la nécessité des agents antiseptiques dans presque toutes les maladies, et surtout dans les maladies infectieuses et fébriles.

Sous ce rapport, la thérapie intra gazeuse est très utile à connaitre, attendu qu'elle est susceptible de produire des effets thérapeutiques les plus précieux, dans bien des cas où nulle autre méthode ne pourrait les fournir, et qu'elle ne contrarie en rien l'action des médications habituelles.

C'est donc une conquête précieuse qu'a faite là le Dr Bergeon (de Lyon), et qui mérite grandement de rester dans la science, et la thérapie pratique.

Il semble, à premier abord, que rien n'était plus facile que de faire pénétrer des inhalations gazeuses par le rectum. En réalité, le problème n'était pas sans difficultés, et avant d'être parvenu à sa solution, il a fallu que l'auteur se livre à bien des expériences sur sa personne ainsi que sur des animaux.

Le gaz expérimenté le premier par M. Bergeon a été l'acide carbonique qui, à la condition d'être très pur, se laisse absorber par l'intestin, sans douleurs, sans coliques, et n'a produit que des effets salutaires.

Ce gaz, soit seul, soit mélangé à d'autres vapeurs médicinales, est absorbé par la partie inférieure de l'intestin, passe par le foie qui le restitue à la circulation veineuse, et là s'évaporant à travers les bronches et les alvéoles pulmonaires, va se répandre dans l'atmosphère ambiant.

Lorsque le gaz acide carbonique est employé seul, il fait en quelque sorte, vis-à-vis du poumon, le rôle de ventilateur. Il chasse l'air *résiduel*, qui est souvent fort vicié, surtout chez les gens sédentaires et faisant peu d'exercice au dehors.

Il semble que le moyen le plus simple pour injecter par les intestins l'acide carbonique chargé de particules sulfureuses ou autres, dût être de prendre ce gaz à un réservoir d'acide carbonique, et de le faire passer dans l'intestin au moyen d'un insufflateur en caoutchouc. La pratique n'a pas été favorable à ce procédé. Le gaz s'altérant par son seul contact avec le caoutchouc occasionne des coliques.

Il n'y a de procédé pratique que celui qui fait passer dans l'intestin l'acide carbonique absolument pur au fur et à mesure de sa production, par un courant régulier et continu. Or, il n'a été possible d'obtenir ce résultat qu'au moyen de petits cylindres de bisulfate de soude *comprimé fondu* et d'une dissolution lente. Cette compression exigeant un appareil spécial, M. Bergeon en a confié la confection, de même que celle de l'*inhalateur*, à la *Société centrale des produits chimiques de Paris*, rue des Ecoles, 42.

Le bisulfate comprimé ne pouvant se fondre que d'une façon graduelle, le courant qui en résulte est forcément régulier.

Il se produit dans l'inhalateur dont voici la composition très simple.

Ainsi que l'indique la figure ci-jointe, l'appareil se compose :

1° D'une bouteille ordinaire A contenant soit de l'eau pure, soit de l'eau minérale, suivant les effets à obtenir ;

2° D'un barboteur B auquel s'adapte le tube D ;

3° D'un paquet de bicarbonate de soude, de 20 grammer, bien pur.

4° D'un petit cylindre de bisulfate de soude comprimé.

Ces quatre choses étant prêtes, voici comment on procède :

Soulevant le bouchon en verre C, on *verse dans le barboteur* de l'eau médicamenteuse qu'on sort de la bouteille et on le remplit *à moitié*. Puis l'on met successivement dans la bouteille le paquet de bicarbonate de soude et le petit bâtonnet de bisulfate ; et de suite après on adapte le barboteur.

Pour avoir un courant plus régulier, j'ai l'habitude de couper le bâtonnet en deux ou trois morceaux qu'on met successivement dans la bouteille.

Les bulles gazeuses qui se forment en bouillonnant et qui traversent le barboteur annoncent de suite le fonctionnement de l'appareil, et invitent le malade à introduire de suite la canule dans le rectum.

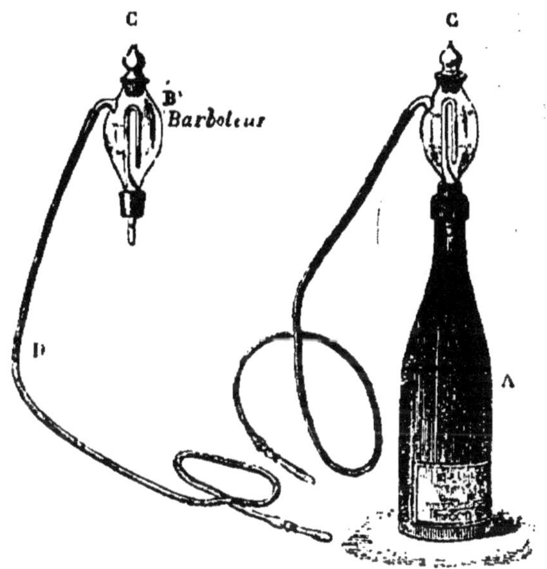

Fig. 1. — Appareil nu. Fig. 2. — Appareil monté.

En ce faisant, il aura bien soin de ne pas s'asseoir sur le tube en caoutchouc, ce qui ferait refluer le gaz.

Si le gaz est bien pur, son introduction et son absorption n'occasionnent ni coliques ni ballonnement. Cela ne peut arriver que dans le cas où la digestion ne serait pas terminée, ou bien dans celui où la surface pulmonaire serait insuffisante pour la sortie du gaz.

L'on ne doit donc procéder aux inhalations gazeuses qu'étant à jeun, ou lorsque la digestion est bien terminée.

Pour chaque inhalation, il faut un nouveau paquet de bicarbonate de soude, et un nouveau bâtonnet de bisulfate.

Ces bâtonnets de bisulfate de soude sont livrés par paquets *de douze*, dans un flacon bleu bien bouché.

Le bâtonnet étant mis en entier, le dégagement du gaz ne dure pas plus de 20 à 25 minutes ; tandis que lorsqu'il est coupé en trois parties égales, chacune fournit une durée de dix minutes.

Parmi les substances gazeuses nécrophytiques, il en est deux qui ont fait dans des circonstances multiples leurs preuves d'efficacité. Ce sont la *pyridine* et le *sulfure de carbone*.

La pyridine, substance liquide extrêmement odorante et volatile, ne doit être employée qu'à la dose de quelques gouttes. M. Bergeon s'en sert sous la formule suivante : pyridine, 6 ; bicarbonate de soude, 10 ; eau, 150, pour solution dont on verse une cuillerée à café par litre d'eau et par inhalation par conséquent.

Employée plusieurs fois contre la *coqueluche*, par M. Bergeon, la pyridine s'est montrée d'une efficacité plus prompte que le sulfure de carbone.

Il l'emploie suivant le mélange suivant : pyridine 30, copahu 100, alcool 150 — dont on met deux cuillerées à soupe dans le barbotteur, avant que de procéder au dégagement d'acide carbonique.

Dans les cas graves, on peut donner un lavement gazeux toutes les trois heures, mais pendant quelques minutes seulement pour ne pas provoquer de coliques.

Le sulfure de carbone, non moins odorant, paraît avoir une action plus persistante.

Il n'est pas douteux que ce microbicide, qui s'est montré efficace dans la gangrène *dysentérique*, ne puisse arrêter le processus microbique dans la dysenterie, lorsque celui-ci n'est qu'au début de son évolution et n'a pas encore ulcéré la muqueuse. Mais pour mieux faciliter l'action locale du médicament, il sera utile d'adapter un petit prolongement en caoutchouc à la canule, au moyen d'une grosse sonde mousse et flexible pouvant pénétrer le plus haut possible dans le gros intestin, de façon que les vapeurs sulfureuses puissent actionner toute la surface du gros intestin, même au-dessus de la valvule iléo-cæcale.

Ici, il ne sera pas nécessaire de prolonger les séances d'inhalation plus de dix minutes, sauf à les renouveler deux et trois fois par jour; et l'on pourra n'employer que 10 grammes de bicarbonate de soude et le tiers du bâtonnet de bisulfate.

Si l'inhalation rectale provoque des coliques, ou tout autre malaise digestif, c'est que le sulfure de carbone est impur. C'est un fait reconnu; car ces inhalations ont été beaucoup employées.

Pour ma part, j'en ai usé, entre autres cas, dans celui d'une lésion papillaire très gênante située derrière le voile du palais, contre laquelle avaient été vainement essayés tous les collutoires, gargarismes, attouchements au pinceau, usités en pareil cas. En désespoir de cause, j'eus recours aux inhalations de sulfure de carbone qui, en peu de jours, amenèrent une détente sensible, et qui, continuées pendant vingt-quatre séances, assurèrent un plein succès.

Dans l'asthme et dans la coqueluche, le sulfure de carbone réussit, à condition qu'on emploie le médicament à dose suffisante. « Nous avons connu un asthmatique, dit le Dr Bergeon, « qui n'avait pas été guéri par les lavements gazeux. Une demi-« bouteille d'eau sulfureuse très faible avait seule été employée; « on avait continué le traitement avec persévérance, mais sans « augmenter la dose d'eau minérale, et l'on avait fini par cesser ce « genre de traitement qui ne donnait aucun résultat. Avec une « masse d'eau plus considérable et avec quinze grammes de « sulfure de carbone nous avons obtenu la guérison. »

C'est M. Chantemesse qui, le premier, a montré l'action des lavements gazeux de sulfure de carbone dans les attaques d'asthme. Cette action est telle que bien souvent le soulagement de la dyspnée se produit une demi-heure après l'injection inhalatoire intestinale. Mais cela ne doit pas empêcher de continuer les jours suivants et jusqu'à complète cessation des attaques. Plusieurs observations de Chantemesse, de Salis Cohen, de Philadelphie, et de Bergeon, de Lyon, établissent la réalité de leur efficacité dans cette affection si rebelle.

Pour ma part, j'ai vu les lavements gazeux sulfo-carbonés produire également des effets curatifs immédiats dans un cas de chlorose très prononcée, accompagnée d'aménorrhée rebelle.

Dans la congestion bronchique alvéolaire, affection bien plus fréquente qu'on ne se le figure, les lavements gazeux à l'acide carbonique simple pour commencer et ensuite au gaz carbonique chargé des vapeurs sulfureuses, soit d'eau Bonne, soit d'eau d'Allevard, soit d'eau du Mont-Dore, rétablissant en peu de jours la perméabilité du poumon.

Quant à la phtisie pulmonaire, bien que j'aie vu cette médication amener à elle seule des cas de guérison dans des phtisies bacillaires très authentiques, j'estime que sa *grande valeur* consiste surtout à ce qu'elle peut s'allier admirablement avec toutes les autres méthodes de traitement.

TABLE DES MATIÈRES

Introduction . . . .
Considérations préliminaires 11
Causes de maladie. 16
Maladies fébriles générales 17
Fièvre muqueuse, fièvre palustre 21
Fièvre typhoïde. 30
Choléra 37
Fièvre jaune 46
Variole. 48
Rougeole 53
Scarlatine. 56
Dyspepsie. 59
Gastralgie. 64
Gastrite 68
Entérites 70
Entérite cholériforme. 73
Dysenterie 74
Affections du foie 86
Congestion chronique du foie 89
Lithiase biliaire. 93
Ictère 100

Congestion chronique de la rate 106
Maladies des voies respiratoires : Coryza aigu 115
Laryngites. 118
Angine diphtéritique et croup 122
Coqueluche 129
Bronchite et broncho-pneumonie de l'enfance 132
Pneumonie des adultes 139
Pneumonie des vieillards. 168
Phtisie pulmonaire. 145
Péritonite 177
Pleurite 179
Péricardite 183
Néphrite 185
Albuminurie 187
Lithiase rénale 188
Cystites 194
Diabète 191
Dermatoses aiguës. 201
Dermatoses chroniques 201
Erysipèle 203
Rhumatismes. 206
Affections du cœur et endocardite. 215
Cardialgies 221
Méningites. 227
Myélites 231
Névroses, hystérie 237
Chorée. 240
Epilepsie 242
Névralgies. 246
Migraine, hémicrânie 249
Mal de mer 251
Métrites 258
Uréthrites. 262
Orchites 262
Sedlitz Ch. Chanteaud. 263

Sulfhydral 265
Alcaloïdes en général 267
Aconitine 268
Digitaline 270
Strychnine 273
Vératrine 276
Table alphabétique des alcaloïdes avec les propriétés essentielles 279
Les alcaloïdes granulés en injections hypodermiques. 311
Injections gazo-rectales 317

TROYES — IMPRIMERIE MARTELET

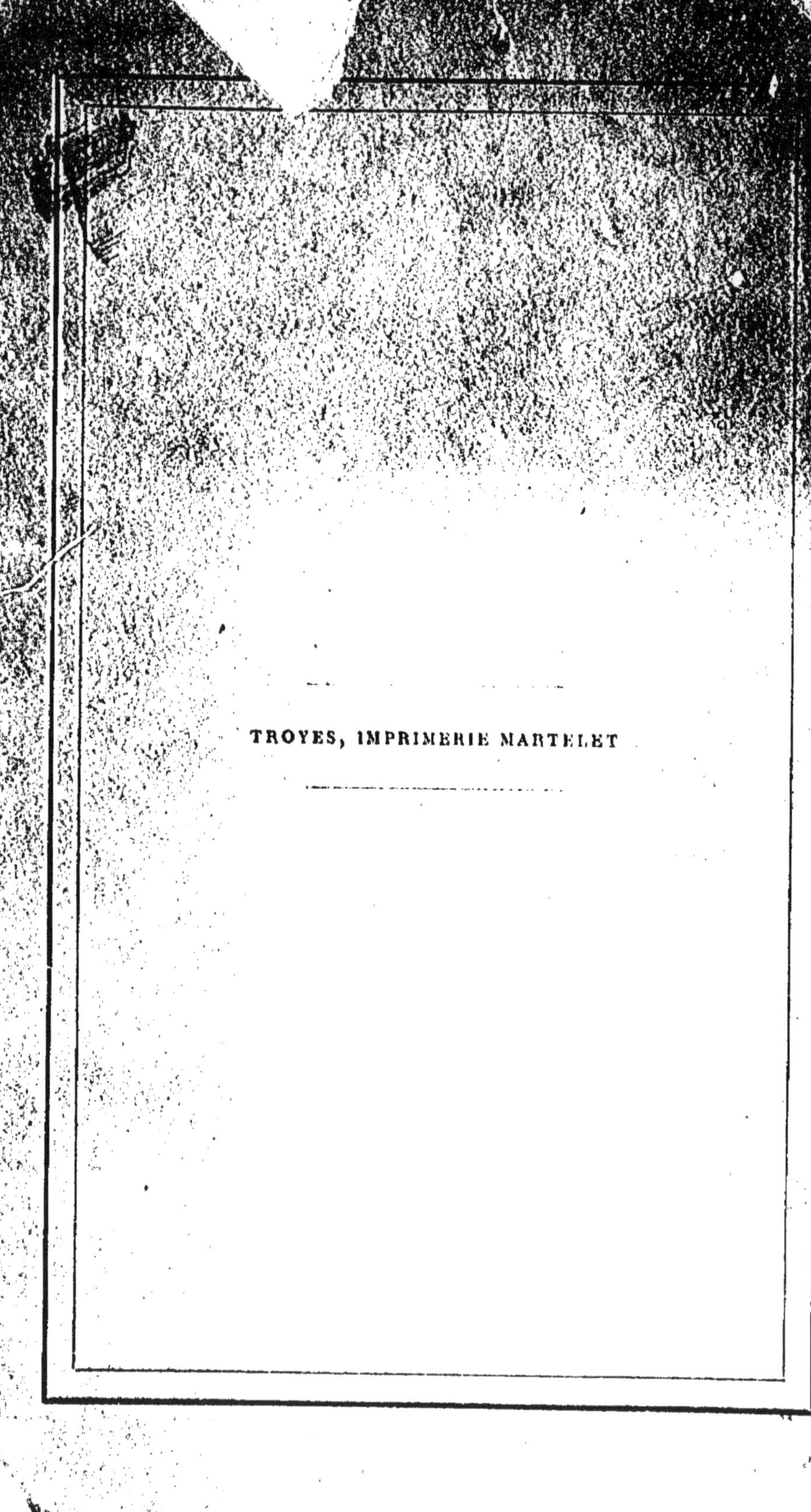

TROYES, IMPRIMERIE MARTELET

www.ingramcontent.com/pod-product-compliance
Ingram Content Group UK Ltd.
Pitfield, Milton Keynes, MK11 3LW, UK
UKHW020306230726
13925UKWH00001B/253